ポイント NEW 薬学計算

考え方から解き方まで

[第2版]

九州保健福祉大学教授

坂 本 正 徳 著

東京 廣川書店 発行

第2版　序

　初版を刊行してから8年の歳月が経過し，この間に薬剤師国家試験では確実な基礎学力，計算問題を中心にした幅広い応用力や柔軟な思考力を求める問題が多く出題されるようになった．そこで最近の薬剤師国家試験問題から良問を選び，総合演習（II）を巻末に入れ内容の充実をはかった．

　諸君は本書によって薬学計算を体系的にマスターすることを祈る．

　最後に本書の改訂を快く聞き入れて下さり刊行を推進された㈱廣川書店社長廣川節男氏，校正その他に多大の労をとっていただいた編集部各位に厚く御礼申し上げる．

2008年1月

坂 本 正 徳

まえがき

　本書は，薬剤師国家試験に合格をめざす学生を対象にした基礎薬学，医療薬学の参考書として書かれたものである．また，大学院入試にも使えるように，高度な問題もとり入れて編集してある．

　大学の物理化学は大変むずかしく，特に計算問題は解けないと嘆く学生が多い．計算力をつけるには，まず基礎を正確に理解することが肝要であり，次に基本となる式がどのように利用されているかを理解することであろう．特に基本問題をみずからの手で反復して解くことが必要である．

　そこで，最近の薬剤師国家試験問題を中心に良問を選び，計算問題については基本となる式の導き方（Why），使い方（How），解き方（$What$）を順序を追って系統的にわかりやすく，ていねいに解説を試みた．本書の記述は簡潔平易を旨としているが，単調で味気ない参考書を読むという受動的行為だけで終らないよう随所に例題を入れ，最後に総合問題を加え，内容の充実につとめた．本書で用いた学術用語の大部分は最近の薬剤師国家試験問題に基づいている．

　読者諸君は本書を通して $Why \to How \to What$ に至る論理的な考え方，解き方を学び，自然科学を筋道を立てて，総合的に理解する力を養ってほしい．

　なお，本書は「化学と薬学の教室（廣川書店）」第 115 号（1994 年 10 月）から第 124 号（1996 年 12 月）にわたって 10 回連載され，読者に好評だった「POINT NEW 薬学計

まえがき

算」を中心に加筆訂正したものである．したがって順不同である点はお許し願いたい．その点は索引を十分利用し補っていただきたいと考えている．

本書は拙著「ポイント化学計算（第3版）」，「ポイント基礎薬学計算」，「ポイント薬学計算（第2版）」の不足を補う第四部というべきものである．これら三部作をうまく併用することにより，基礎薬学，衛生薬学，医療薬学における計算の座右の書となると信じる．

本書に採録された内容は広汎な分野にわたり，筆者一人の知識の範囲をいとも簡単に逸脱してしまった．

本書の執筆にあたり多くの著書を参考にさせていただいた．それらの著者各位に心から感謝する．また，出版に際し，通読し有益な助言をいただいた坂本和彦〔医師（内科）〕，坂本茂貴〔医師（内科），薬剤師〕，坂本信雄〔医師（内科）〕，校正に協力いただいた坂本節子の諸氏に感謝する．

最後に，本書の出版を推進された廣川書店社長廣川節男氏，企画，編集に当たられた編集室長野呂嘉昭氏，荻原弘子氏につつしんで謝意を表します．

この本が薬学生に希望と勇気を与える21世紀へのメッセージとなることを祈って．

1999年7月

坂 本 正 徳

目次

第 *1* 章　化学反応速度論

1. 反応速度と反応次数 …………………… 1
2. 零次反応 ………………………………… 2
3. 一次反応 ………………………………… 6
4. 放射壊変の法則 ………………………… 13
5. 擬一次反応 ……………………………… 14
6. 二次反応 ………………………………… 15
7. 反応速度の温度依存性 ………………… 19
8. 活性化エネルギー ……………………… 22
9. 複合反応 ………………………………… 24
10. 遷移状態理論 …………………………… 27

第 *2* 章　酵素反応速度論

1. 酵素反応と Michaelis 定数 …………… 30
2. 酵素活性単位の表し方 ………………… 32
3. Michaelis–Menten の式の導き方 …… 32
4. 速度パラメーターの定義 ……………… 33
5. Michaelis–Menten の式の意味 ……… 36
6. 酵素活性 ………………………………… 39
7. 速度パラメーターの算出法 …………… 40
8. 酵素反応の阻害 ………………………… 45

第 *3* 章　電解質溶液・電離平衡

1. 酸・塩基の定義 ………………………… 54
2. 電離度と濃度 …………………………… 56
3. 水素イオン濃度 ………………………… 56
4. 水素イオン指数（pH） ………………… 58
5. 弱酸の解離 ……………………………… 59
6. 弱酸の pH と pK_a …………………… 60
7. 弱酸の Henderson–Hasselbalch の式 …… 62
8. 弱塩基の pH と pK_b ………………… 63
9. 弱塩基の Henderson–Hasselbalch の式 …… 65
10. 弱酸の溶解度 …………………………… 70
11. 弱塩基の溶解度 ………………………… 75
12. 塩の加水分解 …………………………… 77
13. 緩　衝　液 ……………………………… 80

目　次

- 14. 緩衝能（緩衝価） ……………………… 84
- 15. イオン強度 …………………………… 86
- 16. 平均活量係数 ………………………… 89
- 17. 分配平衡 ……………………………… 90

第4章　酸・塩基の強さと構造

- 1. 誘起効果 ……………………………… 98
- 2. しゃへい効果 ………………………… 99
- 3. 共鳴効果 ……………………………… 99
- 4. 有機酸の強さと構造 ………………… 100
- 5. 有機塩基の強さと構造 ……………… 106

第5章　酸と塩基・pH–分配仮説

- 1. pH–分配仮説 ………………………… 110

第6章　化学平衡

- 1. 化学平衡と質量作用の法則 ………… 118
- 2. 複合体形成による安定化 …………… 119
- 3. 薬物の分布 …………………………… 123
- 4. 薬物のたん白結合 …………………… 126
- 5. 実験結果のプロットの方法 ………… 128

第7章　酸塩基触媒反応

- 1. はじめに ……………………………… 138
- 2. 特殊酸塩基触媒反応 ………………… 139
- 3. 一般酸塩基触媒反応 ………………… 140
- 4. pH–速度プロファイル（$\log k$–pH プロファイル）… 141
- 5. 半減期の求め方 ……………………… 144
- 6. 反応速度定数などの求め方 ………… 145

第8章　薬物速度論

- 1. 1-コンパートメントモデル ………… 150
- 2. 分布容積（V_d）の算出法 …………… 153
- 3. 血中薬物濃度式の算出法 …………… 154
- 4. 生物学的半減期 ……………………… 156
- 5. クリアランス ………………………… 160
- 6. 点滴静注（定速注入） ……………… 184
- 7. 反復投与（繰り返し静注） ………… 196
- 8. 吸収速度 ……………………………… 200
- 9. バイオアベイラビリティ …………… 202

総合演習（Ⅰ） ……………………………… 209

総合演習（Ⅱ） ……………………………… 243

索　引 ………………………………………… 269

第1章 化学反応速度論

化学反応の速度を定式化し，その機構を明らかにする分野が**化学反応速度論** chemical kinetics である．薬学においては，医薬品の溶解，安定性，吸収，分布，排泄の定量的な解析，医薬品の安定性の予測などに化学反応速度論は重要な役割を果している．

1 反応速度と反応次数

反応速度 rate of reaction は反応物の濃度の変化の時間の変化に対する比率[*1]で表される．

$$反応速度 = \frac{濃度変化}{時間}$$

いま反応物 A から生成物 P ができるとき，反応速度式 rate equation は一般に

$$-\frac{d[A]}{dt} = k[A]^n \qquad (1)$$

で表される．ここで，k は**反応速度定数**[*2] rate constant である．n は**反応次数**で n が 0，1，2，… のとき，それぞれ零（ゼロ，0）次反応，一次反応，二次反応…と呼ぶ．反応次数は反応機構によって定めら

[*1] 反応速度を別に表現すると，単位時間の反応物または生成物の濃度変化である．
[*2] 反応速度定数は，温度が決まれば一定値となる．k には次元があり，k 値を示すときは単位を示さねばならない．

れるもので，その反応が何次反応であるかについては反応式からは推定できず，実験によってはじめてわかる．

② 零次反応

　反応速度が反応物の濃度に無関係で，単位時間での変化量が常に一定の反応を**零次反応** zero-order reaction という．いま，反応物 A が生成物 P に変化する反応を考えてみよう．

$$A \longrightarrow P$$

反応速度式は

$$v = -\frac{d[A]}{dt} = k \qquad (2)$$

で表される．A の濃度 [A] は時間の経過につれて減少するので，反応速度 v が正になるように負号をつけて表す．ここで，k は**零次反応速度定数**である．

　いま反応物 A の初濃度を C_0 とし，反応開始後 t 時間経過したとき，A の濃度が C となったとすると，式（2）は式（3）でも表すことができる．

$$-\frac{dC}{dt} = k \qquad (3)$$

　式（3）の左辺は単位時間あたりの濃度変化であり，反応速度である．式（3）を積分すると

$$C = -kt + I \quad (I \text{ は積分定数})$$

$t = 0$ で $C = C_0$（初濃度）であるので，この値を上式に代入すると $I = C_0$ となる．したがって任意の時

刻における A の濃度は

$$C = -kt + C_0 \quad (4)$$

で表される．上式を用いて零次反応における濃度 C と t の関係をグラフで示すと，図1のようになり，この直線の勾配から k が求められる．

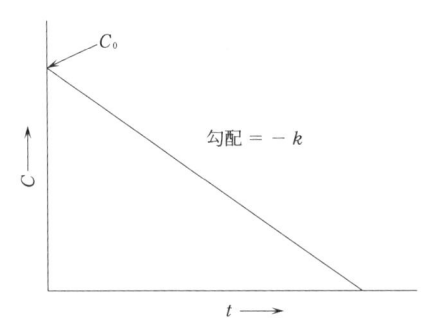

図1 零次反応

次に式(4)より

$$C_0 - C = kt$$

$$\therefore \quad k = \frac{C_0 - C}{t} \quad (5)$$

となる．ここで k の単位は〔濃度・時間$^{-1}$〕である．零次反応では式(2)より $v = k$ であるので

$$\therefore \quad v = \frac{C_0 - C}{t} \quad (6)$$

となる．零次反応では一定の時間間隔をとると，反応物の減少量は一定となる．すなわち，反応物の濃度によって反応速度は変化しない．反応物の濃度が初濃度のちょうど半分になるまでに要する時間を**半減期** half-life といい，$t_{1/2}$ で表す．

零次反応では式(5)に $C \longrightarrow C_0/2$, $t \longrightarrow t_{1/2}$ を代入して整理すると

$$t_{1/2} = \frac{C_0}{2k} \quad (7)$$

が得られる．すなわち，**半減期は初濃度 C_0 に比例する**．

例題1 ある医薬品の水溶液での安定性を検討して次の結果を得た．

初濃度〔mg・mL^{-1}〕	半減期〔hr〕
30	20
45	30
60	40

この医薬品の分解反応の反応速度定数〔mg・mL^{-1}・hr^{-1}〕として正しい値は次のどれか．

1 0.5　**2** 0.75　**3** 1.0　**4** 1.25　**5** 1.5

〔解　答〕　2

解説 この分解反応の半減期は初濃度に比例し，濃度が濃くなるほど半減期は長くなっているので零次反応で進行している．式(7)を変形して，2点で反応速度定数 k を求めると，どちらも同じで

$$k = \frac{C_0}{2t_{1/2}} = \frac{30}{2 \times 20} = 0.75 \ (\mathrm{mg \cdot mL^{-1} \cdot hr^{-1}})$$

$$k = \frac{C_0}{2t_{1/2}} = \frac{60}{2 \times 40} = 0.75 \ (\mathrm{mg \cdot mL^{-1} \cdot hr^{-1}})$$

となる．すなわち，零次反応の反応速度定数は濃度に関係なく一定である．

例題2 ある薬物を1.3 g含む懸濁剤10 mLがある．この製剤の有効期間は含量が90％以上に保たれる期間とする．この懸濁剤の有効期間に最も近い日数はどれか．ただし，この薬物の水溶液中での分解の一次反応速度定数を 2×10^{-3} (hr^{-1}) とする．また，この薬物の飽和溶解度を0.33％とし，その溶解速度は分解速度に比べて十分速いとする．

1 8日　**2** 20日　**3** 50日　**4** 80日
5 110日

薬剤師国試（67回）

解答 4

第1章　化学反応速度論

解説 固体の薬物の微粒子が溶液中に分散した懸濁剤では，次のような状態で存在し，その分解速度は飽和溶液中の分子の濃度 $[C]_{飽和}$ に関係する．

$$\text{懸濁粒子} \underset{}{\overset{速い}{\rightleftarrows}} \text{飽和溶液} \xrightarrow[\text{一次反応}]{k} \text{分解生成物}$$
$$\text{（固体）}$$

ここで飽和溶液の分解は一次反応で進行するので，溶液の溶解度を $[C]_{飽和}$ とすると，式(9)から

$$-\frac{dC}{dt} = k[C]_{飽和}$$

となるが，溶解速度は分解速度に比べて十分速いので，溶解した分子は分解しただけすぐ補充されるので $[C]_{飽和}$ は一定と見なすことができ，見かけ上零次反応となる．見かけの零次反応の**反応速度定数**を k' とすると式(3)から

$$-\frac{dC}{dt} = k[C]_{飽和} = k'$$

となる．零次反応の反応速度定数は式(5)で表されるので時間 t は

$$t = \frac{C_0 - C}{k'} = \frac{C_0 - C}{k[C]_{飽和}}$$

となる．

　上式に各値を代入して t を求める．

$$1.3 \ \mathrm{g} \times \frac{90}{100} = 1.17 \ \mathrm{g}$$

であるので10 mL中の薬物量で表すと

$$t = \frac{(1.3 \text{ g} - 1.17 \text{ g})/10 \text{ mL}}{2 \times 10^{-3} \text{ (hr}^{-1}) \times 0.033 \text{ g}/10 \text{ mL}}$$

$$= 1970 \text{ hr} = 82 \text{ 日}$$

また，w/v%で表すと

$$t = \frac{13 \text{ (\%)} - 11.7 \text{ (\%)}}{2 \times 10^{-3} \text{ (hr}^{-1}) \times 0.33 \text{ (\%)}}$$

$$= 1970 \text{ hr} = 82 \text{ 日}$$

となる．

例題3 ある薬物の水溶液中における分解の一次反応速度定数を求めたところ0.05 hr^{-1}であった．また，同一条件において測定したこの薬物の溶解度は1 w/v%であり，その溶解速度は分解速度に比べて十分速かった．水溶液5 mL中にこの薬物480 mgを含む懸濁液を調製したとき，半減期（日）はいくらか．ただし，ln 2 = 0.693とする．

[解答] 4日

[解説] 例題2参照．この薬物の濃度C_0は

$$\frac{0.48 \text{ g}}{5 \text{ mL}} \times 100 = 9.6 \text{ (w/v\%)}$$

であるが，実際は1〔w/v%〕しか溶解しないので，半減期になってもなお懸濁液の状態である．見かけの零次反応の反応速度定数をk'とすると式(7)から

$$t_{1/2} = \frac{C_0}{2k'} = \frac{C_0}{2k\text{[}C\text{]}_{飽和}}$$

$$= \frac{9.6 \text{ (w/v\%)}}{2 \times 0.05 \text{ (hr}^{-1}) \times 1 \text{ (w/v\%)}}$$

$$= 96 \text{ (hr)} = 4 \text{ (日)}$$

となる．

③ 一次反応

A（反応物）⟶ P（生成物）となる反応速度式を考える．一次反応では，反応速度がひとつの反応物 A の濃度[A]の 1 乗に比例し，他の物質の濃度に無関係なので，その反応速度式は次のように表される．

$$v = -\frac{d[A]}{dt} = k[A] \tag{8}$$

$-d[A]/dt$ のようにマイナス符号を用いたのは時間が経つにつれ A の濃度は減少するので，反応速度は常に正になるようにするためである．したがって生成物 P を用いれば反応時間とともに増加するので

$$v = \frac{d[P]}{dt} = k[A]$$

となる．k は濃度に無関係でその反応に固有の定数で**一次反応速度定数**と呼ばれ，単位は$1/t$である．

いま反応物 A の初濃度を C_0 とし，反応開始 t 時間経過したとき，A の濃度が C となったとすると式（8）は式（9）で表せる．

$$-\frac{dC}{dt} = kC \tag{9}$$

式（9）を書き換えると，

$$\frac{dC}{C} = -k\,dt$$

上式は微分方程式なので，この式を積分すると*3

$$\int_{C_0}^{C} \frac{dC}{C} = -k \int_0^t dt$$

$$\ln C - \ln C_0 = -k(t-0)$$

$$\ln C = -kt + \ln C_0 \tag{10}$$

移項し，整理すると*4

$$\log_e \frac{C}{C_0} = -kt \tag{11}$$

となる．$\log_e x = y$ とおくと，$x = e^y$ となるので，これを使って上式(11)を指数関数で表すと，

---

*3 積分の公式から
$$\int \frac{1}{x} dx = \int \frac{dx}{x} = \ln x + I$$
（I を積分定数という）

*4 $e\,(=2.718)$ を底とした x の自然対数を $\log_e x$ または $\ln x$ で表す．10を底とした x の常用対数 $\log x$ との関係は次のようになる．
$\log_e x = y$ とおくと $x = e^y$ となるので，この両辺に対数をとると，
$$\log x = \log e^y$$
$$\log x = y \log e$$
$$\therefore y = \frac{\log x}{\log e} = \frac{\log x}{\log 2.718} = \frac{\log x}{0.4343}$$
$$= 2.303 \log x$$
となる．したがって
$$\ln x = \log_e x = 2.303 \log x \tag{12}$$
となる．

$$\frac{C}{C_0} = e^{-kt} \quad \therefore C = C_0 e^{-kt} = C_0 \exp(-kt) \tag{13}$$

が導かれる．すなわち一次反応では濃度は反応時間に対し指数関数で減少し，その減少の速さは反応速度定数だけで決まる．したがって，反応速度は濃度に依存し，濃度が薄くなるほど反応速度は遅くなる．

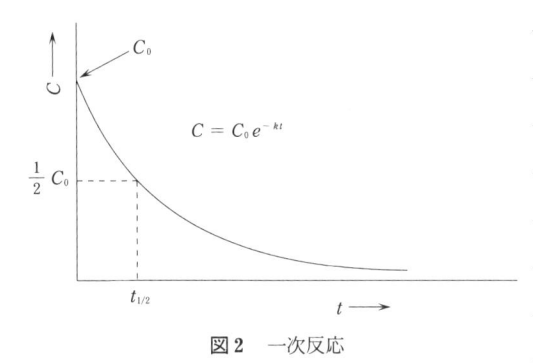

図2 一次反応

例題4 ある一定温度で加熱滅菌する時，細菌の死滅過程は，一次反応速度式で表されることが知られている．次の記述の正誤について，正しい組合せはどれか．

ただし，k は死滅速度定数，N は t 時間加熱後の生菌数，N_0 は初期の生菌数，$\ln 10 = 2.303$ である．

a 細菌の死滅過程は次式で表される．
$$kt = \ln\left(\frac{N}{N_0}\right)$$

b k は加熱温度が変化しても一定である．

c 生菌数を1/10にまで減少させるのに必要な時間 $t_{1/10}$ は次式で表される．
$$t_{1/10} = 2.303/k$$

d k が大きい程，生菌の加熱に対する抵抗力が大きい．

	a	b	c	d
1	正	正	正	誤
2	誤	誤	正	誤
3	正	誤	誤	正
4	正	誤	誤	誤
5	正	正	正	正

薬剤師国試（77回）

[解答] 2

[解説]

a　誤り．死滅速度は一次反応速度式で表されるので式(11)のように
$$\ln\left(\frac{N}{N_0}\right) = -kt \tag{11'}$$
で与えられる．マイナスを入れると正しい．

b　誤り．k は加熱により影響を受け，高温になるほど一般に大きくなる．

c　正しい．生菌数を1/10まで減少させるのに必要な

時間は式(11′)に $N = 0.1N_0$ を代入して求める.

$$\ln\left(\frac{0.1N_0}{N_0}\right) = -kt_{1/10}$$

$$2.303 \log 10^{-1} = -kt_{1/10}$$

$$2.303 = kt_{1/10}$$

$$\therefore \quad t_{1/10} = 2.303/k$$

d 誤り.k が大きいほど,生菌の死滅速度は増加する.

次に式(10)に式(12)を代入して常用対数に書き直し,整理すると式(14),式(15)が得られ,

$$2.303 \log C = -kt + 2.303 \log C_0 \tag{14}$$

$$\therefore \quad \log C = -\frac{kt}{2.303} + \log C_0 \tag{15}$$

一次反応では反応物の濃度の対数は,時間 t の増加に伴って直線的に減少するので式(15)の $\log C$ を t に対してプロットし,その勾配($= -k/2.303$)から k を求めることができる.

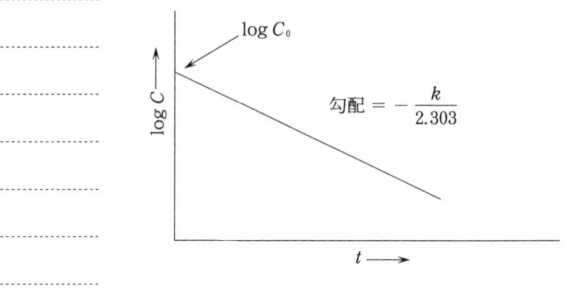

図3 一次反応

また式(14)は式(16)でも表すこともできる.

$$k = \frac{2.303}{t} \log \frac{C_0}{C} \tag{16}$$

速度定数 k は温度が一定であれば,常に一定の値となる.

一次反応を別の形で表してみよう.いま A の初濃度($t = 0$ のときの濃度)を a,反応 t 時間後 A の濃度が x だけ減少したとすると,反応 t 時間後における A の濃度 $[A] = (a - x)$ となる.これを式(8)に代入すると

$$-\frac{d(a-x)}{dt} = k(a-x) \tag{17}$$

a は定数であるから $-d(a-x)/dt = dx/dt$,したがって式(17)は

$$\frac{dx}{dt} = k(a-x) \qquad \frac{dx}{(a-x)} = k\,dt$$

となる．上式を積分すると

$$\int \frac{dx}{(a-x)} = k\int dt$$

$$-\ln(a-x) = kt + I \quad (I\text{ は積分定数である})$$

反応開始時（$t=0$）は $x=0$ であるので

$$I = -\ln a$$

となる．すなわち $-\ln(a-x) = kt - \ln a$

$$\therefore k = \frac{1}{t}\ln\frac{a}{(a-x)} = \frac{2.303}{t}\log\frac{a}{(a-x)} \quad (18)$$

となる．反応速度定数 k の単位は式(18)から時間の逆数（$1/t$）であるので，$\sec^{-1}$，hr^{-1} などで表され，濃度の単位には無関係である．

次に一次反応の半減期 $t_{1/2}$ を求めてみよう．式(11)を移項すると式(19)になる．

$$\ln \frac{C_0}{C} = kt \qquad (19)$$

$C_0 = 1$ の場合 $C = 1/2$ になるので $C_0/C = 2$ となる．したがって，この値を式(19)に代入すると

$$\ln 2 = kt_{1/2}$$

$\ln 2 = 0.693$ なので，半減期 $t_{1/2}$ は

$$t_{1/2} = \frac{\ln 2}{k} = \frac{0.693}{k} \qquad (20)$$

となる．すなわち，**一次反応の半減期は反応速度定数 k に反比例し初濃度 C_0 に関係なく一定である**．すなわち，初濃度に依存せずどの濃度から始めようと，濃度が1/2になる時間は同じである．これは一次反応の特徴である．

例題5 初濃度 10 mg/mL の医薬品 A，B の分解過程は，各々次のグラフ I，II で表される．初濃度を 5 mg/mL に変えたとき，A の半減期は（a）日，B の半減期は（b）日となる．a，b の値として最も近い数値の組合せはどれか．

ただし，保存条件はすべて同じである．

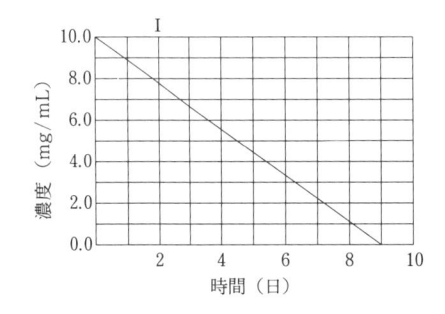

	a	b
1	2.00	4.25
2	2.25	3.50
3	2.25	3.00
4	4.50	3.00
5	4.50	2.50

第1章 化学反応速度論

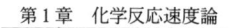

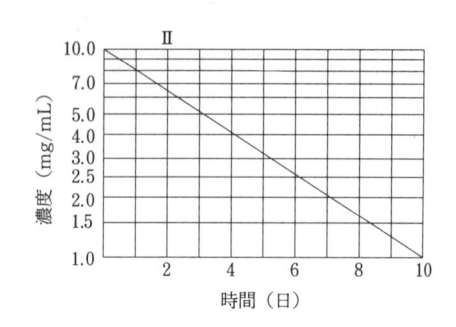

[グラフ: 濃度(mg/mL) vs 時間(日), II のラベル付き直線]

薬剤師国試 (79回)

解 答 3

解 説 グラフ I の分解過程は

$$10\,[\mathrm{mg\cdot mL^{-1}}] \xrightarrow{4.5日} 5\,[\mathrm{mg\cdot mL^{-1}}] \xrightarrow{4.5日} 0$$

なので，零次反応である．零次反応の半減期は式(7)で示され，初濃度に比例し，濃度が濃くなるほど半減期は長くなる．式(7)を変形した下式に各値を代入して k を求める．

$$k = \frac{C_0}{2t_{1/2}} = \frac{10\,[\mathrm{mg\cdot mL^{-1}}]}{2 \times 4.5\,[\mathrm{day}]}$$

$$= 1.11\,[\mathrm{mg\cdot mL^{-1}\cdot day^{-1}}]$$

半減期は式(7)に $C_0 = 5$ [mg・mL^{-1}]，$k = 1.11$ [mg・mL^{-1}・day^{-1}] を代入して求める．

$$t_{1/2} = \frac{C_0}{2k} \qquad (7)$$

$$= \frac{5\,[\mathrm{mg\cdot mL^{-1}}]}{2 \times 1.11\,[\mathrm{mg\cdot mL^{-1}\cdot day^{-1}}]}$$

$$= 2.25\,[\mathrm{day}]$$

グラフ II の分解過程は

$$10\,[\mathrm{mg\cdot mL^{-1}}] \xrightarrow{3日} 5\,[\mathrm{mg\cdot mL^{-1}}] \xrightarrow{3日}$$
$$2.5\,[\mathrm{mg\cdot mL^{-1}}]$$

なので一次反応である．一次反応の半減期は式(20)で示され，初濃度 C_0 に無関係に一定である．

$$t_{1/2} = \frac{0.693}{k} \qquad (20)$$

したがって半減期は3日である．

例題6 ある医薬品の水溶液での分解は一次反応であり，6日後に80%分解した．この分解反応の反応速度定数，半減期を求めよ．ただし $\log 5 = 0.7$ とする．

解 答 反応速度定数 $k = 0.27$ [day^{-1}]，半減期 $t_{1/2} = 2.6$ [day]

解 説 式(16)に各値を代入して k を求める．

10

$$k = \frac{2.303}{t} \log \frac{C_0}{C} \quad (16)$$

$$= \frac{2.303}{6} \log \frac{100}{20} \fallingdotseq 0.27 \ (\text{day}^{-1})$$

半減期は式(20)に代入して求める.

$$t_{1/2} = \frac{0.693}{0.27} \fallingdotseq 2.6 \ (\text{day})$$

例題 7 一次反応で分解する薬物の注射剤がある.一定温度でその半減期が2566日であるとすると,この薬物の含量が90％まで低下する日数に最も近いものは次のどれか.ただし,log 2 = 0.30,log 3 = 0.48 とする.

1 250 **2** 275 **3** 300 **4** 321 **5** 342

[解 答] 5

[解 説] 式(20)を変形した式(21)に $t_{1/2}$ を代入して k を求める.

$$k = \frac{0.693}{t_{1/2}} = \frac{0.693}{2566} = 2.7 \times 10^{-4} \ (\text{day}^{-1}) \quad (21)$$

次に式(15)を移項した下式(15′)に各値を代入し求める.

$$\log C_0 - \log C = \frac{kt}{2.303} \quad (15')$$

$$\log 100 - \log 90 = \frac{2.7 \times 10^{-4} \times t}{2.303}$$

$$\log 10^2 - \log(3^2 \times 10) = 1.17 \times 10^{-4} t$$

$$(2 \times 1) - (2 \times 0.48 + 1) = 1.17 \times 10^{-4} t$$

$$t = \frac{0.04}{1.17 \times 10^{-4}} \fallingdotseq 342 \ (\text{day})$$

例題 8 一次反応で分解する注射剤がある.一定温度で2年にわたって最初の含量の90％以上を保つためには,その薬物の半減期(年)は次のどの年数以上でなければならないか.ただし,log 2 = 0.30,log 3 = 0.48 とする.

1 5 **2** 10 **3** 15 **4** 20 **5** 25

[解 答] 3

[解 説] 式(14)に各値を代入して,反応速度定数 k をまず求める.

$$2.303 \log C = -kt + 2.303 \log C_0 \quad (14)$$

$$2.303 \log 90 = -2k + 2.303 \log 100$$

$$2k = 2.303 \ [\log 10^2 - \log(3^2 \times 10)]$$

$$\therefore \ k = 0.046$$

この値を式(20)に代入して半減期を求める.

$$t_{1/2} = \frac{0.693}{0.046} = 15 \ (\text{年})$$

例題9 ある薬物 A は25℃に保存されるとき，図に示されているように2種の分解物 B，C を同時に生成する．分解は一次反応に従い，それぞれの分解速度定数は $k_B = 5 \times 10^{-4}$ hr^{-1}，$k_C = 5 \times 10^{-5}$ hr^{-1} であるとする．A の残存率が90％になるまで有効とされているとすると，25℃で保存するときの有効期限（日）に最も近い値はどれか．ただし $\ln 10 = 2.3$，$\ln 9 = 2.2$，$\ln 2 = 0.69$ とする．

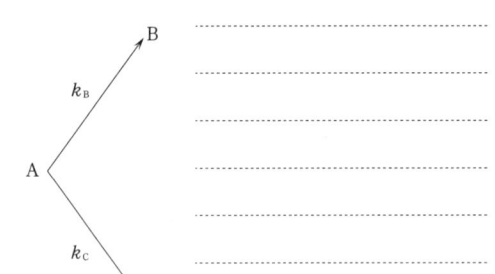

1 2　**2** 4　**3** 7　**4** 16　**5** 32

薬剤師国試（78回）

解答 3

解説 A の分解速度定数 k は

$$k = k_B + k_C = 5 \times 10^{-4} + 5 \times 10^{-5}$$
$$= 5.5 \times 10^{-4} \ [\text{hr}^{-1}]$$

A の分解は一次反応に従うので式(10)に各値を代入して求める．ここで C_0 は $t = 0$ のときの薬物 A の量である．A の残存率が90％になる時間は

$$\ln C = -kt + \ln C_0 \qquad (10)$$
$$\ln 9 = -5.5 \times 10^{-4} \times t_{90\%} + \ln 10$$
$$t_{90\%} = 181.8 \ [\text{hr}] \fallingdotseq 7.6 \ [日]$$

となる．

4 放射壊変の法則

　放射壊変は放射線の放出を伴い，ある不安定な原子核がより安定な別の原子核に自発的に変換する現象である．いま多数の放射性原子が存在する場合，単位時間 dt に壊変する原子の数 dN の割合（壊変速度）は，その時に存在する原子の数 N に比例し，一次反応に従って壊変する．したがって，反応速度式は

$$-\frac{dN}{dt} = \lambda N \tag{22}$$

となる．λ は一次反応速度定数に相当し，**壊変定数**あるいは**崩壊定数**と呼ばれる．

　式(22)を，式(11)を求めた方法と同様に積分すると，

$$\log_e \frac{N}{N_0} = -\lambda t \tag{23}$$

となる．指数関数で表すと，t 時間後に残存する原子の数 N は

$$N = N_0 e^{-\lambda t} \tag{24}$$

となる．N_0 は初めに存在する放射性原子の数である．

　半減期 T は式(23)の両辺に -1 を掛け，式(24)とし，

$$\ln \frac{N_0}{N} = \lambda t \tag{25}$$

この式に $N_0 = 1$, $N = 1/2$, $t = T$ を代入すると

$$\ln 2 = \lambda T$$

$$\therefore \ T = \frac{\ln 2}{\lambda} = \frac{0.693}{\lambda} \tag{26}$$

となる．この半減期 T を用いると式(24)は $e^{-\ln 2} = 1/2$ であることを利用して書き直すことができる[*5]．

$$N = N_0 e^{-\lambda t} = N_0 \left(\frac{1}{2}\right)^{\frac{t}{T}} \tag{27}$$

[*5] 実際の放射能は原子数 N で示すより，実際の測定より得られる「単位時間あたりの壊変原子数」λN の値を放射能と呼び A で表す．最初の測定値 $A_0 = \lambda N_0$ および任意時間 t を経過したときの測定値を A とすると式(27)は式(27′)

$$A = A_0 e^{-\lambda t} = A_0 e^{-0.693 t/T} = A_0 \left(\frac{1}{2}\right)^{\frac{t}{T}} \quad (27′)$$

とすることができる．

例題10 日本薬局方に収載されている放射性医薬品過テクネチウム酸ナトリウム（^{99m}Tc）注射液の放射能を測定したところ80 MBqであった．その24時間後の放射能は□MBqに減衰していた．^{99m}Tcの半減期を6時間として，□の中に入れるべき正しい数値はどれか．

1 20 **2** 10 **3** 5 **4** 4 **5** 2

薬剤師国試（77回）

[解答] 3

[解説] 放射能壊変の式(27′)に各値を代入すると，24時間後の放射能Aは

$$A = A_0 \left(\frac{1}{2}\right)^{\frac{t}{T}} \qquad (27)$$

$$= 80 \times \left(\frac{1}{2}\right)^{\frac{24}{6}} = 5 \text{ [MBq]}$$

となる．

5 擬一次反応

いま A＋B ⟶ P が得られる反応の反応速度式は

$$-\frac{d[A]}{dt} = k[A][B] \qquad (28)$$

で表されるが，もしBがAに比べて大過剰ある場合はどうなるか考えてみよう．その場合Bの濃度[B]は反応が進行してもほとんど変化せず，実質上一定で[B]は初濃度[B]$_0$とほぼ等しくなる．このような場合 $k' = k[B]_0$ とおき，反応速度式(28)は反応速度式(29)に変形できる．

$$-\frac{d[A]}{dt} = k'[A] \qquad (29)$$

このように実際には二次反応であるが，見かけ上一次反応をとるものを**擬一次反応** pseudo first-order reaction という．ここで k' は擬一次反応速度定数であり，この反応はAに関して一次で，Bに関して零次である．エステルの加水分解反応，ショ糖の転化反応では水の濃度変化は無視できるほど小さいので擬一次反応で進行する．

$CH_3COOC_2H_5 + H_2O \rightarrow CH_3COOH + C_2H_5OH$

$C_{12}H_{22}O_{11} + H_2O \rightarrow C_6H_{12}O_6 + C_6H_{12}O_6$

6 二次反応

二次反応 second-order reaction には2つのタイプがある．

6.1　2A ⟶ P

反応が反応物の濃度の2乗に比例する反応，たとえば $2HI \longrightarrow H_2 + I_2$ のような反応である．

その反応速度式は次のように表される．

$$v = -\frac{d[A]}{dt} = k[A]^2 \tag{28}$$

いま反応物 A の初濃度を C_0 とし，反応開始後 t 時間経過したとき，A の濃度が C になったとすると式(28)は式(29)で表せる．

$$-\frac{dC}{dt} = k[C]^2 \tag{29}$$

式(29)を移項すると

$$\frac{dC}{[C]^2} = -k\,dt$$

この式を $t = 0$ から t まで積分すると[*6]

$$\int_{C_0}^{C} \frac{dC}{[C]^2} = -k \int_0^t dt$$

$$\left[-\frac{1}{C} \right]_{C_0}^{C} = -k[t]_0^t$$

$$-\left(\frac{1}{C} - \frac{1}{C_0} \right) = -k(t - 0)$$

移項して書き直すと

$$\frac{1}{C} = kt + \frac{1}{C_0} \tag{30}$$

となる．いろいろな時間 t において，A の濃度 C を測定し，t を横軸，$1/C$ を縦軸にとって両者の関係をグラフで示すと，図4のように切片 $1/C_0$ を通る直線が得られ，その直線の勾配から k が求められる．

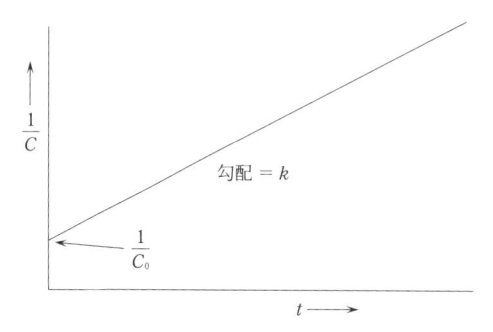

図4　二次反応 $(v = k[C]^2)$

---

*6　不定積分の基本公式を使って

$$\int x^\alpha dx = \frac{x^{\alpha+1}}{\alpha+1} + I$$

（ただし，$\alpha \neq -1$，I は積分定数）

$$\int \frac{1}{x^2} dx = \int x^{-2} dx = \frac{1}{-2+1} x^{-2+1} + I$$

$$= -\frac{1}{x} + I$$

またAの初濃度（$t=0$ のとき）を a，反応 t 時間の後にAの濃度が x だけ減少したとすると，t 時間後におけるAの濃度 $[A]=(a-x)$ となる．これらの値を式(28)に代入すると

$$-\frac{\mathrm{d}(a-x)}{\mathrm{d}t}=\frac{\mathrm{d}x}{\mathrm{d}t}=k(a-x)^2 \tag{31}$$

式(31)を書き直すと

$$\frac{\mathrm{d}x}{(a-x)^2}=k\mathrm{d}t$$

上式を積分すると*7

$$\int_0^x \frac{\mathrm{d}x}{(a-x)^2}=k\int_0^t \mathrm{d}t$$

$$\therefore \quad \frac{1}{(a-x)}=kt+I \quad (I \text{ は積分定数})$$

$t=0$ のとき，$x=0$ であるから，$I=1/a$ となる．

---

*7 不定積分 $\int \dfrac{\mathrm{d}x}{(a-x)^2}$ を求めよう．

$a-x=t$ すなわち $x=a-t$ とおけば
$\dfrac{\mathrm{d}x}{\mathrm{d}t}=-1$ であるから

$$\int \frac{1}{(a-x)^2}dx = \int \frac{1}{t^2}\cdot(-1)\mathrm{d}t$$

$$=-\left(\frac{1}{a-x}\right)\times(-1)$$

$$=\frac{1}{(a-x)}$$

この値を上式に代入し，移項すると

$$\therefore \quad k=\frac{1}{t}\cdot\frac{x}{a(a-x)} \tag{32}$$

が得られる．いろいろな時間 t において，x を測定した後，その後を式(32)に代入し k を求めたとき，k が一定であれば，この反応は二次反応である．いま濃度を〔mol・L^{-1}〕，時間を sec で測定すると式(32)から

$$\frac{\text{〔mol・L}^{-1}\text{〕}}{\text{〔s・(mol・L}^{-1}\text{)}^2\text{〕}}=\text{〔L・mol}^{-1}\cdot\text{s}^{-1}\text{〕}$$

となる．

半減期を求めるには式(32)に $x=a/2$ を代入すると求められる．

$$\therefore \quad t_{1/2}=\frac{1}{k\cdot a} \tag{33}$$

二次反応の半減期は反応物質の初濃度 a に反比例し，反応が進むと，その時点時点での半減期は長くなる．これは二次反応の特徴である．

例題11 ある医薬品の分解反応は二次反応である．初濃度が 0.1 mol/L のとき，50 分で20%が分解した．

1 この反応の速度定数を求めよ．

2 この反応の半減期を求めよ．

3 初濃度が 0.01 mol/L のとき，この医薬品が 20% 分解するのに要する時間を求めよ．

[解 答] 1 8.25×10^{-4} 〔$\mathrm{mol^{-1} \cdot L \cdot s^{-1}}$〕

2 1.2×10^4 〔s〕

3 3.0×10^4 〔s〕

[解 説] 1 式(32)に各値を代入して求める．

$$k = \frac{1}{t} \cdot \frac{x}{a(a-x)} \tag{32}$$

$$= \frac{1}{50 \times 60} \cdot \frac{0.1 \times 0.2}{0.1 \times [0.1 - (0.1 \times 0.2)]}$$

$$= 8.25 \times 10^{-4} \ \mathrm{[mol^{-1} \cdot L \cdot s^{-1}]}$$

2 式(33)に上に求めた k の値を代入して求める．

$$t_{1/2} = \frac{1}{ka} = \frac{1}{8.25 \times 10^{-4} \times 0.1} \tag{33}$$

$$= 1.2 \times 10^4 \ \mathrm{[s]}$$

3 式(32)を変形した下式に各値を代入して求める．

$$t = \frac{1}{k} \cdot \frac{x}{a(a-x)} \tag{32'}$$

$$= \frac{1}{8.25 \times 10^{-4}} \cdot \frac{0.01 \times 0.2}{0.01 \times [0.01 - (0.01 \times 0.2)]}$$

$$= 3.0 \times 10^4 \ \mathrm{[s]}$$

50 分 = $50 \times 60 = 3 \times 10^3$〔s〕なので，二次反応では初濃度を1/10にすると分解速度は1/10になる．

6.2 A + B ⟶ P 型

反応速度が A の濃度と B の濃度の積に比例するタイプで，反応速度式は式(34)のように表される．

$$-\frac{\mathrm{d}[A]}{\mathrm{d}t} = -\frac{\mathrm{d}[B]}{\mathrm{d}t} = k[A][B] \tag{34}$$

いま A および B の初濃度をそれぞれ a，b とし，反応 t 時間後にそれぞれ x だけ減少したとすれば，時間 t における A および B の濃度は $(a-x)$，$(b-x)$ となる．したがって上式は

$$-\frac{\mathrm{d}(a-x)}{\mathrm{d}t} = \frac{\mathrm{d}(b-x)}{\mathrm{d}t} = \frac{\mathrm{d}x}{\mathrm{d}t}$$

$$= k(a-x)(b-x)$$

$a \neq b$ として，積分すると[*8]

$$\int \frac{\mathrm{d}x}{(a-x)(b-x)} = k \int \mathrm{d}t$$

$$\frac{1}{(a-b)} \int \left[\frac{\mathrm{d}x}{(b-x)} - \frac{\mathrm{d}x}{(a-x)} \right] = k \int \mathrm{d}t$$

$$\therefore \ \frac{1}{(a-b)} \ln \frac{(a-x)}{(b-x)} = kt + I \ (I \text{ は積分定数})$$

$t = 0$ のとき，$x = 0$ であるので，

$$I = \frac{1}{(a-b)} \ln \frac{a}{b}$$

となる．

これから

---

*8 $\dfrac{1}{(a-x)(b-x)} = \dfrac{1}{(a-b)(b-x)}$

$\phantom{\dfrac{1}{(a-x)(b-x)}} - \dfrac{1}{(a-b)(a-x)}$

$\int \dfrac{dx}{(a-x)(b-x)} = \int \dfrac{1}{(a-b)(b-x)} - \int \dfrac{1}{(a-b)(a-x)}$

$\phantom{\int \dfrac{dx}{(a-x)(b-x)}} = \dfrac{1}{(a-b)} \int \left[\dfrac{dx}{(b-x)} - \dfrac{dx}{(a-x)} \right]$

ただし，

$\int \dfrac{dx}{(a-x)} = -\ln(a-x) + I$

$\int \dfrac{dx}{(b-x)} = -\ln(b-x) + I$

であるので[*9]

$ = \dfrac{1}{(a-b)} \ln(a-x) - \dfrac{1}{a-b} \ln(b-x) + I$

$ = \dfrac{1}{(a-b)} \ln \dfrac{(a-x)}{(b-x)} + I$

*9 $y = \ln(a-x)$ のとき，$\dfrac{dy}{dx}$ を求めてみよう．ただし，a は定数 $(a-x) \equiv u$ とおくと $y = \ln u$ となるので置換積分法を用いると

$\dfrac{dy}{dx} = \dfrac{dy}{du} \times \dfrac{du}{dx} = \dfrac{1}{u} \times (-1)$

$\phantom{\dfrac{dy}{dx}} = -\dfrac{1}{u} = -\dfrac{1}{(a-x)} + I$

∴ $k = \dfrac{1}{t(a-b)} \ln \dfrac{b(a-x)}{a(b-x)}$

$ = \dfrac{2.303}{t(a-b)} \log \dfrac{b(a-x)}{a(b-x)} \quad (a \neq b)$

(35)

となる．式(35)は式(36)に変形できる．

$\log \dfrac{b(a-x)}{a(b-x)} = \dfrac{(a-b)k}{2.303} \cdot t$ (36)

式(36)から $\log [b(a-x)/a(b-x)]$ を時間 t に対してプロットすれば，勾配 $(a-b)k/2.303$ の原点を通る直線となり，勾配より k が求められる．**二次反応の速度定数 k は一次反応と異なり，濃度を用いた単位により変化する．**

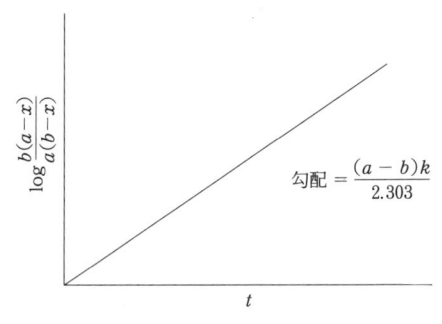

図5 二次反応 ($v = k[\mathrm{A}][\mathrm{B}]$)

7 反応速度の温度依存性

　反応速度は，一般に温度の上昇とともに増大する．反応速度定数 k は温度が一定であれば濃度に関係なく，その反応に固有の定数であるが，温度により変化する．1889 年 Arrhenius は反応速度と温度との関係について，実験的に次の式を導いた．

$$\frac{d \log_e k}{dT} = \frac{E_a}{RT^2} \tag{37}$$

ここで，E_a は活性化エネルギー，R は気体定数，T は絶対温度を示す．

　式(37)を T について積分すると

$$\log_e k = -\frac{E_a}{RT} + \log_e A \tag{38}$$

$$\log_e k - \log_e A = -\frac{E_a}{RT}$$

$$\log_e \frac{k}{A} = -\frac{E_a}{RT}$$

となる．$\log_e x = y$ とおくと，$x = e^y$ となるので，この式を使って上式を書き換えると，

$$k = A e^{-E_a/RT} = A \cdot \exp\left(\frac{E_a}{RT}\right) \tag{39}$$

　また式(38)を常用対数に直せば

$$\log k = -\frac{E_a}{2.303R} \cdot \frac{1}{T} + \log A \tag{40}$$

となる．この式は温度が上昇すると反応速度定数が急速に増加することを示している．

　ここで A は**頻度因子** frequency factor と呼び，無次元の反応固有の定数である．頻度因子は分子の衝突数と関係づけられる．

　式(40)は $\log k$ を $1/T$ に対してプロットすれば直線関係が得られ，これをアレニウスプロットと呼ぶ．式(39)または(40)を **Arrhenius の式**と呼んでいる．この式(40)の勾配（傾き）は $-E_a/2.303R$ であるので，その勾配より E_a を求めることができる．また切片より A を求めることができる．

　R はエネルギーの単位を用いる．その値は

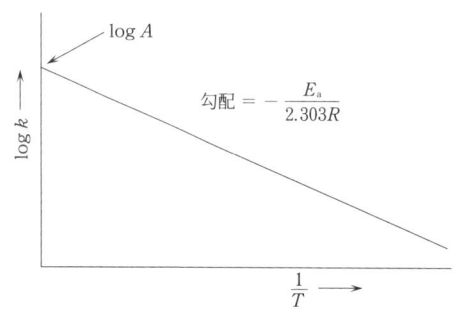

$$R = 8.31 \ [\text{J/mol} \cdot \text{K}]$$

図6　速度定数と温度の関係

である.

活性化エネルギー E_a は次の計算によっても求めることができる.温度 T_1 のときの反応速度定数を k_1,T_2 のとき k_2 とし,T_1,T_2,k_2 の関係を式を用いて表すと,まずこれらの値をそれぞれ式(40)に代入し,

$$\log k_1 = -\frac{E_a}{2.303R}\cdot\frac{1}{T_1} + \log A$$

$$\log k_2 = -\frac{E_a}{2.303R}\cdot\frac{1}{T_2} + \log A$$

2つの式の差をとると

$$\log\frac{k_2}{k_1} = -\frac{E_a}{2.303R}\left(\frac{1}{T_2} - \frac{1}{T_1}\right) \quad (41)$$

あるいは

$$\log\frac{k_2}{k_1} = \frac{E_a}{2.303R}\left(\frac{T_2 - T_1}{T_1 T_2}\right) \quad (42)$$

が得られ,この式から E_a が算出できる.また,E_a の値がわかれば k_1,k_2 を容易に求めることができる.

アレニウスの式(40)において,**頻度因子 A は温度に無関係**であり,分子どうしの衝突の回数や衝突の場所に関係する因子で,有効衝突数を表し,$A = PZ$ で表される.P は **確率因子 probability factor**,**立体因子 steric factor** などと呼ばれ,衝突する分子の中で反応に都合のよい配向をもつ分子が近づく割合を表す.E_a 以上のエネルギーをもつ二つの分子の相対的配向がよい状態で衝突して,はじめて原子の組みかえが起こり反応が起こる.E_a 以上のエネルギーをもつ二つの分子が衝突すれば必ず反応が起こるわけでなく,衝突の方向(立体的な位置)も大切であることを P は表している.Z は単位体積あたりの分子間に起こる衝突数または単位時間あたりの1個の分子の衝突数を表す.$e^{-E_a/RT}$ は全分子数のうち E_a より大きい値のエネルギーをもつ分子の割合である.

例題 12 ある化合物の反応速度が 300 K から 310 K に温度を上げると2倍になった.この反応の活性化エネルギーを求めよ.ただし,$R = 8.31\text{ JK}^{-1}\text{mol}^{-1}$ とする.

[解答] 53.6〔kJmol^{-1}〕

[解説] 式(42)に各値を代入して求める.

$$\log\frac{k_2}{k_1} = \frac{E_a}{2.303R}\left(\frac{T_2 - T_1}{T_1 T_2}\right) \quad (42)$$

$$\log\frac{2}{1} = \frac{E_a}{2.303 \times 8.31}\left(\frac{310 - 300}{300 \times 310}\right)$$

$$\therefore E_a = 53.6\text{〔kJmol}^{-1}\text{〕}$$

例題 13 ヨウ化水素の分解反応の活性化エネルギーは22.0 kcal/molである．27℃において温度を10℃だけ上昇させると反応速度はどれだけ速くなるか．

$$2\,HI \longrightarrow H_2 + I_2$$

解答 3.3倍

解説 式(42)に各値を代入して求める．

$$\log \frac{k_2}{k_1} = \frac{E_a}{2.303R}\left(\frac{T_2 - T_1}{T_1 T_2}\right) \quad (42)$$

$$= \frac{22000}{2.303 \times 1.987} \times \frac{10}{310 \times 300} = 0.517$$

$$\therefore \frac{k_2}{k_1} \fallingdotseq 3.3$$

この結果より3.3倍になる．

例題 14 ある薬物は一次反応で分解し，その半減期 $t_{1/2}$ と絶対温度 T との関係をプロットすると右図のようになった．温度13℃から30℃に上昇した時，反応速度定数は約何倍に増加するか．ただし $10^{1/2} = 3.16$ として計算せよ．

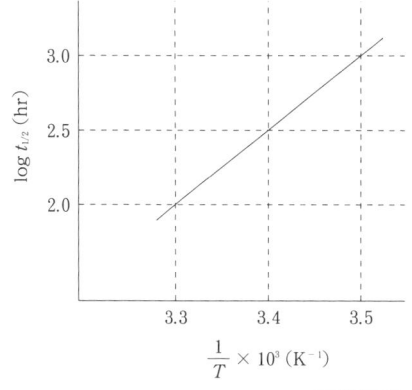

薬剤師国試（90回）

解答 10倍

解説

○温度13℃（$T = 286$ K） $\therefore \dfrac{1}{T} = 3.5 \times 10^{-3}$ 〔K^{-1}〕

グラフから $\log t_{1/2} = 3.0$ 〔hr〕 $\longrightarrow t_{1/2} = 1000$ 〔hr〕

○温度30℃（$T = 303$ K） $\therefore \dfrac{1}{T} = 3.3 \times 10^{-3}$ 〔K^{-1}〕

グラフから $\log t_{1/2} = 2.0 \longrightarrow t_{1/2} = 100$ 〔hr〕

一次反応の反応速度定数 k は式(20)より

$$k = \frac{0.693}{t_{1/2}} \quad (20')$$

であるので，各反応速度定数は

13℃ ∴ $k = \dfrac{0.693}{1000}$

30℃ ∴ $k = \dfrac{0.693}{100}$

となり，半減期は1/10に減少したので反応速度は10倍に増加する．

8 活性化エネルギー

　一般に，反応はエネルギーの高い不安定な状態，すなわち**遷移状態** transition state（または活性化状態 activation state）を通って進行する．遷移状態になるのに必要なエネルギーを**活性化エネルギー** activation energy という．また，遷移状態にある反応分子を**活性複合体**[*10] activated complex という．活性化エネルギー E_a より大きいエネルギーをもつ分子の割合は，温度が上昇するにつれて増加する．反応は E_a 以上のエネルギーをもつ分子どうしの衝突により進行するが，高温になると，この条件を満たす分子の割合が著しく増加するので反応速度は大きくなる．温度が T_1 から高温の T_2 になると分子の運動はより活発になり，E_a より大きいエネルギーをもつ分子数が増加し，反応速度は速くなる．（E_a より大きいエネルギーをもつ分子だけが，反応することができる．）

---

*10　活性複合体を活性錯体または活性錯合体ともいう．

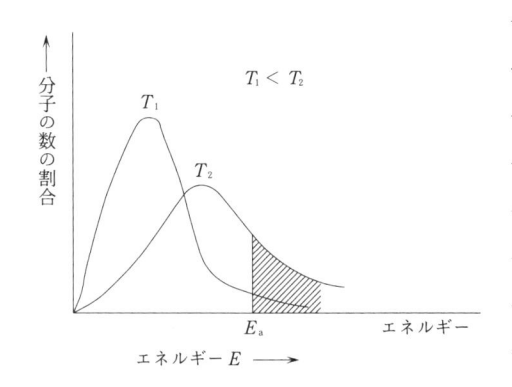

図7 活性錯体をつくる粒子の割合

活性錯体を経由して進行する反応の反応座標は次のようになる．ここで生成物と反応物のエネルギー差 ΔH は**反応エンタルピー**で反応熱を決定する．触媒を加えると，加えないときに比べて平衡に到達する速度を速くし，ふつう活性化エネルギーの小さい反応経路をとるので反応速度は大きくなる．しかし反応速度を小さくするために用いる場合もあり，それを特に**負触媒**という．負触媒を用いると活性化エネルギーが上がる．

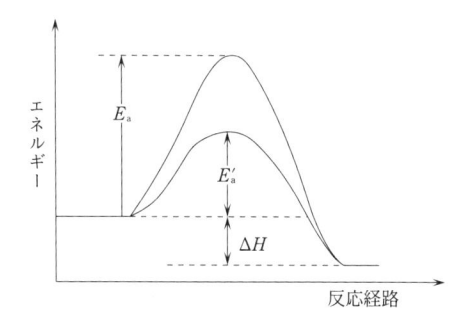

a) 発熱反応 $\Delta H < 0$

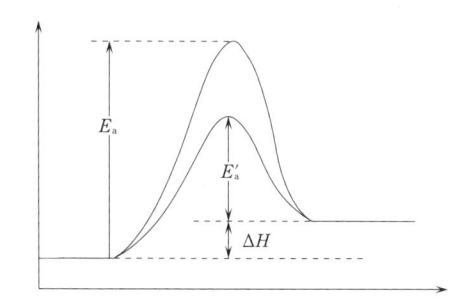

b) 吸熱反応 $\Delta H > 0$

図8 活性化エネルギーと反応エンタルピー

E_a：触媒がないときの活性化エネルギー
E_a'：触媒があるときの活性化エネルギー

⑨ 複合反応

多くの化学反応は零次,一次,二次反応速度式で単純に表すことができず,いくつかの段階を経て進行する.

そのそれぞれの段階を**素反応** elementary reaction という.いくつかの素反応の組合せでできている反応は**複合反応** complex reaction として知られている.複合反応は**逐次** consecutive または**連続** serious 反応,**併(並)発** simultaneous または**平行** parallel 反応,**可逆** reversible 反応などに分けられる.

9.1 逐次反応

いくつかの素反応が直列的に相次いで起こる反応を**逐次反応**または**連続反応**という.たとえば,A が中間体 B を経て,最終生成物 C に分解する反応である.反応は見かけ上 A → C になる.

$$A \xrightarrow{k_1} B \xrightarrow{k_2} C$$

反応が一次反応として進行する場合,速度式は次のようになる.

$$-\frac{d[A]}{dt} = k_1[A]$$

$$\frac{d[B]}{dt} = k_1[A] - k_2[B] \tag{43}$$

$$\frac{d[C]}{dt} = k_2[B]$$

反応の初期条件,すなわち,$t=0$ において $[A]=[A]_0$,$[B]=0$,$[C]=0$ とすると

$$[A] = [A]_0 e^{-k_1 t} \tag{44}$$

$$[B] = \frac{k_1}{k_2 - k_1}[A]_0 (e^{-k_1 t} - e^{-k_2 t}) \tag{45}$$

$$[C] = [A]_0 - [A] - [B]$$

$$= [A]_0 \left\{ 1 - \frac{1}{k_2 - k_1}(k_2 e^{-k_1 t} - k_1 e^{-k_2 t}) \right\} \tag{46}$$

の解が得られる.B は最初増加し,それが蓄積するにつれて分解速度は増加するので,ある極大値を通って次第に減少し,最後にゼロになる.極大値は k_1 が k_2 に比較して大きな場合ほど大きな値となる.そして B の濃度が極大に達する時間 t_{max} 及びそのときの B の量 $[B]_{max}$ は式(45)を時間 t で微分してゼロとおけば求められ,次のようになる.

$$t_{max} = \frac{\ln \frac{k_1}{k_2}}{k_1 - k_2} \tag{47}$$

$$[B]_{max} = [A]_0 \left(\frac{k_2}{k_1}\right)^{\frac{k_1}{k_1-k_2}} \quad (48)$$

t_{max} は A の初濃度 $[A]_0$ には無関係で，k_1 と k_2 の大きさによって決まり，$k_1 > k_2$ で k_1 を大きくすれば t_{max} は小さくなる．$[B]_{max}$ は初濃度 $[A]_0$ に比例し，t_{max} が小さいほど，すなわち短時間であるほど大きくなる．

9.2 併発反応

いくつかの素反応が同時に起こる反応は**併(並)発反応**または**平行反応**という．

各反応が一次反応であるとき，

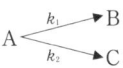

$$A \begin{array}{c} \xrightarrow{k_1} B \\ \xrightarrow{k_2} C \end{array}$$

で示され，A の減少速度を微分形速度式で表すと

$$-\frac{d[A]}{dt} = (k_1 + k_2)[A] = k[A] \quad (49)$$

となる．A の初濃度を $[A]_0$ として，式(9)から式(13)を求めた順序で，式(49)を積分し，指数式で表すと

$$[A] = [A]_0 e^{-(k_1+k_2)t} \quad (50)$$

となる．B に関する速度式は

$$\frac{d[B]}{dt} = k_1[A] = k_1[A]_0 e^{-(k_1+k_2)t} \quad (51)$$

となり，式(51)を積分すると

$$[B] = \frac{-k_1[A]_0}{k_1 + k_2} e^{-(k_1+k_2)t} + I$$

となる．$t = 0$ で $[B] = 0$ とすると，積分定数 I は

$$I = \frac{k_1[A]_0}{k_1 + k_2}$$

となり，この値を前式に代入すると

$$[B] = \frac{k_1}{k_1 + k_2}[A]_0 [1 - e^{-(k_1+k_2)t}] \quad (52)$$

$k_1 + k_2 = k$ であるので

$$[B] = \frac{k_1}{k}[A]_0 (1 - e^{-kt}) \quad (53)$$

となる．C に関する反応速度式は

$$\frac{d[C]}{dt} = k_2[A] = k_2[A]_0 e^{-(k_1+k_2)t} \quad (54)$$

となり，式(54)を，式(52)を求めた方法で積分すると

$$[C] = \frac{k_2}{k}[A]_0 (1 - e^{-kt}) \quad (55)$$

となる．式(53)と式(55)の関係から

$$\frac{[B]}{[C]} = \frac{k_1}{k_2} \quad (56)$$

となり，任意の時刻で $[B]/[C]$ を測定することにより k_1/k_2 を計算できる．また，B と C を生成する反応速度定数は異なるにもかかわらず，B と C は同じ半減期 ($t_{1/2}$) で生成するので，$t_{1/2}$ を使うことにより $k_1 + k_2$，k_1，k_2 を求めることができる．

9.3 可逆反応

反応速度論で取り扱う可逆反応は正逆両反応が同時に進行し，両方の速度定数がほとんど等しく，平衡が著しく生成物に片寄っていない複合反応を指している．

正逆反応とも一次反応の場合，反応速度式は

$$A \underset{k_2}{\overset{k_1}{\rightleftarrows}} B$$

$$-\frac{d[A]}{dt} = k_1[A] - k_2[B] \qquad (57)$$

となる．ここで反応の**平衡定数 K** を

$$K = \frac{B_{eq}}{A_{eq}}$$

と定義する．ただし，A_{eq}, B_{eq} は反応が平衡に達したときの A，B の濃度である．

平衡状態では濃度の増減がないので

$$-\frac{d[A]}{dt} = 0$$

したがって

$$k_1[A] - k_2[B] = 0$$

$$K = \frac{[B]}{[A]} = \frac{B_{eq}}{A_{eq}} = \frac{k_1}{k_2} \qquad (58)$$

となる．

例題15 下図は，薬物 A が分解し分解物 B，C または B が生成するとき，A，B，C の濃度の経時変化を示したものである．図と反応名称の対応の正しいものはどれか．

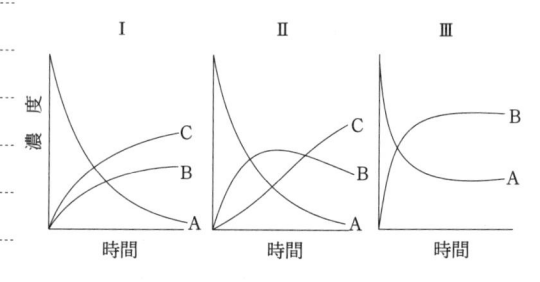

	I	II	III
1	逐次	可逆	併発
2	逐次	併発	可逆
3	可逆	逐次	併発
4	可逆	併発	逐次
5	併発	逐次	可逆
6	併発	可逆	逐次

薬剤師国試（76回）

解答 5

解説 I：A $\begin{smallmatrix}\nearrow B\\\searrow C\end{smallmatrix}$ 併発（並発）反応

A 濃度の減少に伴って B と C の濃度増加がみられる．

Ⅱ：A ⟶ B ⟶ C　逐次反応

A濃度の減少につれてまずBが増加し，Bの減少に伴ってCが増加する．

Ⅲ：A ⇌ B　可逆反応

A濃度は減少するが時間と共に一定値に達し，B濃度も増加するが同様に一定値になり，みかけ上反応が停止した可逆平衡が成立する．

10 遷移状態理論

1935年，Eyringは反応物質と活性複合体との間に平衡を想定し，反応速度に関する**遷移状態理論** transition-state theoryを確立した．その理論によればつぎの2分子反応について反応物質と活性複合体との間の濃度平衡定数をK^*とすると

$$A + B \underset{}{\overset{K^*}{\rightleftarrows}} \underset{活性複合体}{X^*} \overset{\nu^*}{\longrightarrow} C \quad (59)$$

$$K^* = \frac{[X^*]}{[A][B]} \quad (60)$$

で表される．X^*はAB^*または$(A\cdots B)^*$のように表すことができ，遷移状態にある準安定の活性複合体を意味する．また活性複合体が生成物Cに変化する頻度（確率）は理論的にkT/hで与えられる．ここでkはBoltzmann（ボルツマン）定数，hはPlanck（プランク）定数である[*11]．

したがって反応速度vは

$$v = \frac{d[C]}{dt} = k[A][B] = \nu^*[X^*] \quad (61)$$

$$= \frac{kT}{h}[X^*]$$

$$= \frac{kT}{h} K^* [A][B] \qquad (62)$$

で表される．式(61)と式(62)との比較により

$$k = \frac{kT}{h} K^* \qquad (63)$$

となる．

　つぎに熱力学的関数を使って反応速度定数 k を表してみよう．

　Gibbs の標準自由エネルギーと平衡定数の間には式(64)

$$\Delta G = -RT \log_e K \qquad (64)$$

で示される関係がある．また Gibbs の自由エネルギーとエンタルピー，エントロピーとの間には次の関係がある．

$$\Delta G = \Delta H - T \Delta S \qquad (65)$$

ので，この関係を式(59)で表される反応式に適用すると

---

*11　活性複合体が生成物の方へ行く速度 ν^*（反応に沿った振動の振動数）は $h\nu^* = kT$ とおけるので

$$\nu^* = \frac{kT}{h}$$

が得られる．反応によっては，遷移状態のすべてが生成物に転換されない場合があるので，これを補正するため，1 より小さい因子 k（透過係数）を導入しなければならないが式が複雑になるので本章では省略する．

$$\Delta G^{0*} = -RT \log_e K^* \qquad (66)$$
$$\Delta G^{0*} = \Delta H^{0*} - T \Delta S^{0*} \qquad (67)$$

が成立する．ΔG^{0*} は標準状態の活性複合体と反応物質（原系）との間のギブスの自由エネルギーの差で，ギブスの**活性化自由エネルギー**とよばれる．ΔH^{0*}，ΔS^{0*} は同様に**活性化エンタルピー**，**活性化エントロピー**とよばれる．

　式(66)は

$$K^* = e^{-\Delta G^{0*}/RT} \qquad (68)$$

となる[*12]ので，これらの量を式(68)に代入すると

$$k = \frac{kT}{h} e^{-\Delta G^{0*}/RT} \qquad (69)$$

式(67)を上式に代入すると全反応の速度定数として

$$k = \left(\frac{kT}{h} e^{\Delta S^{0*}/R} \right) \cdot e^{-\Delta H^{0*}/RT} \qquad (69')$$

が得られ，右辺のカッコ内が，式(39)の A に対応することがわかる．遷移状態理論では衝突説における P や E を ΔS^{0*} や ΔH^{0*} といった量に置き換えて処理している．

---

*12　K^* の値は量子統計力学による計算で求められるので式(8)を用いて速度定数 k も求めることができる．そのため遷移状態理論は**絶対反応速度論** absolute reaction rate theory とも呼ばれる．

式(69′) を対数をとると

$$\ln k = \ln(K/h) + \ln T + \frac{\Delta S^{0*}}{R} - \frac{\Delta H^{0*}}{RT} \quad (70)$$

式(70) と Arrhenius の式(71) を比較すると

$$\ln k = \ln A - E_a/RT \quad (71)$$

$$\ln A - \frac{E_a}{RT} = \ln(K/h) + \ln T + \frac{\Delta S^{0*}}{R} - \frac{\Delta H^{0*}}{RT} \quad (72)$$

T で微分すると

$$\frac{E_a}{RT^2} = \frac{1}{T} + \frac{\Delta H^{0*}}{RT^2} = \frac{RT + \Delta H^{0*}}{RT^2} \quad (73)$$

式(18) より

$$\Delta H^{0*} = E_a - RT \quad (74)$$

式(69) を対数関数に直すと

$$\Delta G^{0*} = RT \ln(KT/kh) \quad (75)$$

式(65) より

$$\Delta S^{0*} = \frac{\Delta H^{0*} - \Delta G^{0*}}{T} \quad (76)$$

となる.

式(69′) を T で割り, 対数をとると

$$\ln(k/T) = \ln(K/h) + \frac{\Delta S^{0*}}{R} - \frac{\Delta H^{0*}}{RT} \quad (77)$$

この式は k/T の対数と温度の逆数が直線関係となることを示す. この関係をアイリングプロット (Eyring prott) し, グラフで示すと図の傾き $a = -\frac{\Delta H^{0*}}{R}$, 切片 $b = \ln(K/h) + \frac{\Delta S^{0*}}{R}$ とを求めれば, 活性化エンタルピーと活性化エントロピーを求めることができる.

第2章　酵素反応速度論

1　酵素反応とMichaelis定数

酵素 enzyme を E，基質 substrate を S，酵素-基質複合体 enzyme-substrate complex を ES，生成物 product を P とすると，酵素反応[*1]は一般に

$$E + S \underset{k_{-1}}{\overset{k_1}{\rightleftharpoons}} ES \underset{k_{-2}}{\overset{k_2}{\rightleftharpoons}} E + P \quad (\text{I})$$

という模式によって進行する．EとSからESができ，これが分解してEとPになる二段階反応であるが，通常，基質濃度は酵素濃度に比べてはるかに大きい（$[S] \gg [E]$）ので，ES は瞬時生成し，しばらくの間一定値に留まり平衡が成立する．その結果 P の生成速度は ES の分解速度により決まるようになるので，この段階を**律速段階** rate determing step という．平衡状態では，正反応と逆反応の反応速度が等しく，ES の濃度が一定である限り，律速段階の反応速度は常に一定である．そして反応の速度は律速段階で決まる．

[*1] 酵素反応の速度論では通常，基質が酵素に比べて過剰の条件で測った反応開始時の速度（初速度）について取扱う．

ESの生成速度v_1と分解速度v_2が同じで，時間によるESの濃度が変化しない状態を**定常状態** steady state という．酵素反応では定常状態に達するまでの時間はきわめて短い．定常状態ではESは変化しないので d[ES]/dt = 0 となる．

酵素反応の初期段階ではPはほとんど生成しておらず，したがって，E + P ⟶ ES の逆反応はほとんどなく，式の取扱いではk_{-2}を無視することができる．したがって，模式（Ⅰ）は模式（Ⅱ）に簡略化される．

$$E + S \underset{k_{-1}}{\overset{k_1}{\rightleftarrows}} ES \overset{k_2}{\longrightarrow} E + P \qquad (Ⅱ)$$

いま酵素の総濃度を$[E]_t$とすると，基質を加える前は$[E]_t = [E]$であるが，基質を加えるとすぐ$[E]_t = [E] + [ES]$になる．したがって，遊離酵素濃度$[E] = ([E]_t - [ES])$となる．したがって，ESの生成速度v_1およびESの分解速度v_2は

$$v_1 = k_1([E]_t - [ES])[S] \qquad (1)$$
$$v_2 = k_2[ES] + k_{-1}[ES] \qquad (2)$$

となる．定常状態ではk_2はk_{-1}に比べて著しく小さく（$k_{-1} \gg k_2$），また$[S] > [E]_t$でありv_1とv_2が相等しい〔式（1）＝式（2）〕ので次の関係式が成立する．

$$k_2[ES] + k_{-1}[ES] = k_1([E]_t - [ES])[S]$$
$$(k_2 + k_{-1})[ES] = k_1[E]_t[S] - k_1[ES][S]$$

移項してまとめると

$$(k_2 + k_{-1} + k_1[S])[ES] = k_1[E]_t[S]$$
$$\therefore \quad [ES] = \frac{k_1[E]_t[S]}{k_2 + k_{-1} + k_1[S]}$$

k_1で分母，分子を割ると上式から

$$[ES] = \frac{[E]_t[S]}{\dfrac{k_2 + k_{-1}}{k_1} + [S]} \qquad (3)$$

を得る．いま

$$K_m = \frac{k_2 + k_{-1}}{k_1} \qquad (4)$$

と定義し，この値を式（3）に代入すると，式（3）は簡略化され

$$[ES] = \frac{[E]_t[S]}{K_m + [S]} \qquad (5)$$

が誘導される．ここで，K_mを**Michaelis**（ミカエリス）**定数** Michaelis constant といい，K_mが小さいほど，酵素と基質の親和性が高くなり，ES複合体の濃度が増し，反応に有利になる．K_mは**酵素活性，とくに酵素の基質に対する親和性を評価する大切な定数**である．

2 酵素活性単位の表し方

酵素活性は，単位時間に酵素触媒作用により変換される基質の量で表される．最適pH，30℃で1分〔min〕間に1μmolの基質の変換を触媒しうる酵素量を1Uと定義する．基質単位質量当たりの酵素活性を**比活性** specific activity といい，$U \cdot mg^{-1}$で表される．また，基質単位モル当たりの酵素活性は**モル活性** molar activity といい，$U \cdot \mu mol^{-1}$で表される．酵素活性をSI単位で表すと，標準条件下で，酵素の触媒作用によって1秒〔s〕間に1molの基質を変換する酵素活性を1 katal（カタール）〔kat〕と定義される．したがって

$$1\,U = 16.67 \times 10^{-9}\,\text{〔kat〕}$$

となる．

3 Michaelis-Menten の式の導き方

MichaelisとMentenは酵素反応において，酵素に基質を加えると瞬時ES複合体を形成し，そのES複合体が徐々に分解し，Pを生成するとして模式（Ⅱ）に従い反応速度式を誘導する．この取扱いに従うと，定常状態におけるPの生成速度v[*2]はESの分解速度に依存しているので

$$v = \frac{d[P]}{dt} = k_2[ES] \quad (6)$$

となる．式（6）に式（5）を代入すると，反応速度vは

$$v = \frac{k_2[E]_t[S]}{K_m + [S]} \quad (7)$$

で表される．いま酵素濃度を一定にして基質濃度を高めていくと，酵素が基質によって飽和され，すべてES複合体になってしまい，vは最大となり，これ以上基質を増やしても反応速度は上昇しなくなる．この状態の速度を**最大速度** maximum velocity と呼び，

---

*2 基質Sのごくわずかの部分がPに変換した初期の速度を表し，vは**初速度**v_0 initial velocity ともよばれる．

V_{max} で表す．V_{max} はすべての酵素 E_t が基質 S と結合し，ES 複合体となった状態の反応速度を表しているので，この状態では $[ES] = [E]_t$ となり，V_{max} に到達すると反応速度は基質濃度に依存しなくなる．

したがって，酵素が基質で飽和されているとき，

$$V_{max} = k_2[ES] = k_2[E]_t \qquad (8)$$

となる．すなわち，V_{max} は酵素の総濃度 $[E]_t$ がすべて ES 複合体になったときの反応速度である．この状態は基質濃度 $[S]$ が十分に高くなったときに生じてくる．

式(8)を式(7)に代入すると

$$v = \frac{V_{max}[S]}{K_m + [S]} \qquad (9)$$

が誘導される．式(9)を **Michaelis–Menten**（ミカエリス・メンテン）**の式**といい，定常状態における酵素反応の速度式である．

4 速度パラメーターの定義

いままで K_m と V_{max} を並べて取り扱ってきたが，K_m は式(4)からわかるように酵素の濃度によらない定数であるのに対し，V_{max} は式(8)からわかるように酵素濃度に比例する量であるので，K_m と V_{max} を同じレベルで比較することはできない．

$$V_{max} = k_2[E]_t \qquad (8)$$

ここで k_2 は律速段階の反応速度定数である．一般に反応段階の数と律速段階は酵素によって異なる．たとえば

$$E + S \underset{k_{-1}}{\overset{k_1}{\rightleftarrows}} ES \underset{k_{-2}}{\overset{k_2}{\rightleftarrows}} EP \overset{k_3}{\longrightarrow} E + P \qquad (\text{Ⅲ})$$

という模式で示される反応では，飽和状態では酵素は EP 複合体を形成しているので

$$V_{max} = k_3[E]_t \qquad (10)$$

となる．そこで反応が何段階かを経過し，その一つが律速段階である場合，律速段階の反応速度定数として k_{cat}（ケイ・キャットと発音する）を導入すると，Michaelis–Menten の反応〔模式(Ⅱ)〕では $k_{cat} = k_2$，模式(Ⅲ)の反応では $k_{cat} = k_3$ となる．したがって Michaelis–Menten の反応では，式(8)は式(11)で表す

ことができる.

$$V_{max} = k_{cat}[E]_t \tag{11}$$

$$\therefore\ k_{cat} = \frac{V_{max}}{[E]_t} \tag{12}$$

k_{cat} は**モル活性***3 あるいは**触媒部位活性** catalytic site activity とも呼ばれ, V_{max} を酵素の総濃度 $[E]_t$ で割った値であり, ES 複合体が生成物 P に変換する一次反応速度定数である. また, 酵素が基質で飽和しているとき, 酵素の触媒効率の指標となる.

例題 16 ある酵素反応について, 下に示す各基質における初速度を測定し, 次の結果を得た. 次の問に答えよ.

基質濃度 [S] M	初速度 〔v〕 μM/min
2.5×10^{-6}	10.5
4.0×10^{-6}	15.0
1.0×10^{-5}	26.1
2.0×10^{-5}	36.0
4.0×10^{-5}	42.0
1.0×10^{-4}	48.2
1.0×10^{-3}	52.3
1.0×10^{-2}	52.5

1 この反応が Michaelis–Menten の式に従うことを示し, V_{max} と K_m を概算せよ.

2 基質濃度が 1.0×10^{-6} M のときの初速度を概算せよ.

〔解 答〕 1　$V_{max} = 52.5\,\mu$M/min^{-1}
　　　　　　　$K_m = 9.2 \times 10^{-6}$ M
　　　　　　2　$v = 5.15\,\mu$M/min^{-1}

〔解 説〕 1　データによれば基質濃度 [S] を 1.0×10^{-3} M から 1.0×10^{-2} M に増加しても, 初速度 〔v〕はほとんど変化しないので図 1 (37頁) のグラフを参考にすると, V_{max} を $52.5\,\mu$M/min と概算できる.

次にこの酵素反応が Michaelis–Menten の式 (9) に従うか否かを 2 点で各値を代入して確かめてみよう. もとの式 (9) に従うならば, 定常状態を示す基質濃度あたりで同じ値になるはずである.

$[S] = 2.0 \times 10^{-5}$ M のとき

$$v = \frac{V_{max}[S]}{K_m + [S]} \tag{9}$$

$$36 = \frac{52.5 \times 2.0 \times 10^{-5}}{K_m + 2.0 \times 10^{-5}}$$

$$\therefore\ K_m = 9.2 \times 10^{-6}\,\text{M}$$

---

*3　K_m, k_{cat}, V_{max} のように, 純実験的に決定される諸量を**反応動力学定数** kinetic constant または**速度パラメーター** rate parameter という. k_{cat} は**触媒定数** catalytic constant とも呼ばれ, その単位は t^{-1} である.

[S] = 1.0 × 10⁻⁴ M のとき

$$48.2 = \frac{52.5 \times 1.0 \times 10^{-4}}{K_m + 1.0 \times 10^{-4}}$$

$$\therefore K_m = 9.2 \times 10^{-6} \text{ M}$$

いずれも同じ K_m 値を与えることにより，この酵素反応は Michaelis–Menten の式に従うことがわかる．

2　式(9)に各値を代入して求める．

$$v = \frac{52.5 \times 1.0 \times 10^{-6}}{9.2 \times 10^{-6} + 1.0 \times 10^{-6}}$$

$$= 5.15 \, \mu\text{M/min}$$

〔注〕　M = mol/L
　　　　μM = μmol/L
　　　　1μM = 1 × 10⁻⁶ M
　　　　　　　 = 1 × 10⁻⁶ mol/L

例題 17　酵素反応が次の模式で示され，Michaelis–Menten 式に従うとき，次の文章の正誤について答えよ．

$$\text{E} + \text{S} \underset{k_{-1}}{\overset{k_1}{\rightleftarrows}} \text{ES} \overset{k_2}{\longrightarrow} \text{E} + \text{P} \quad (\text{II})$$

1　EとSを混合して反応を開始した瞬間に，ES 複合体の濃度はゼロから急激に増加して定常状態の一定レベルに達し，以後生成物 P の濃度が増加していく反応である．

2　酵素反応は一般に $k_{-1} \gg k_2$ である．この事実は E + S ⇌ ES 段階に比べて ES → E + P はゆっくりした反応（律速段階）であることを示している．

3　酵素活性で測定には [S] ≫ [E] とし，反応のごく初期で時間に対して直線的に生成物が増加したり，基質が減少する部分から反応速度を求める．

4　Michaelis–Menten の式に従う酵素反応においては，K_m の小さい基質ほど大きい V_{max} 値を示す．

（東北大院　理）

〔**解答**〕　1〜3 は正しい．4 は誤り．

〔**解説**〕　4　K_m は式(4)からわかるように酵素濃度によらない定数であるのに対し，V_{max} は式(8)からわかるように酵素濃度に比例する量である．したがって，K_m と V_{max} を同じレベルで比較できない．K_m は $1/2 V_{max}$ に等しい速度〔v〕を生じる基質濃度である．

⑤ Michaelis–Menten の式の意味

Michaelis–Menten の式(9)の意味を考察してみよう．

$$v = \frac{V_{\max}[S]}{K_m + [S]} \qquad (9)$$

1) $[S] \ll K_m$ のとき，式は $K_m + [S] = K_m$ となるので式(9)は

$$v = \frac{V_{\max}}{K_m} \cdot [S] \qquad (13)$$

で与えられる．すなわち基質濃度を2倍にすると反応速度も2倍になる．式(13)において，K_m と $V_{\max}$ はともに定数なので $V_{\max}/K_m$ は比例定数となり，初速度 v は基質濃度 [S] に比例し，v は [S] の一次反応となる．

式(13)に式(11)を代入すると

$$v = \frac{k_{\mathrm{cat}}}{K_m}[E]_t[S] \qquad (14)$$

となり[*4]，k_{cat}/K_m は E_t と S から P ができる反応における見かけの二次反応速度定数となり，**特異性定数**と呼ばれ，一般に酵素の触媒効率を比較するのに最も使いやすい速度論パラメーターとなる．式(4)，式(8)および式(11)から

$$\frac{k_{\mathrm{cat}}}{K_m} = \frac{k_2}{K_m} = \frac{k_1 k_2}{k_{-1} + k_2} \qquad (15)$$

が得られる．この式から k_{cat}/K_m は k_1 より大きくなり得ないで $k_2 \gg k_{-1}$ のとき最大となる．すなわち，ES 複合体が E と S に戻るより，生成物 P になる方が速いとき最大となる．$\boldsymbol{k_{\mathrm{cat}}/K_m}$ 値は酵素と異なる基質に対してどのくらいよく作用するかを比較する目安になり，酵素の特異性を表す値（特異性定数）としてよく用いられる．

2) $[S] \gg K_m$ のとき，式(9)の $K_m + [S] = [S]$ となるので，反応速度 v は $V_{\max}$ に近づき

$$v = V_{\max} \qquad (16)$$

で与えられる．すなわち初速度 v は最大速度 $V_{\max}$ と相等しくなり，v は基質濃度 [S] と無関係に一定で，基質濃度 [S] に関して零次反応となる．この場合，反応速度は酵素濃度によって支配される．

したがって，反応速度 v は式(11)から式(11′)となる．

[*4] 式(14)に別の定数 k_{obs}（obs は observed の略）を用いると，式(14)は

$$k_{\mathrm{obs}} = \frac{k_{\mathrm{cat}}}{K_m}[E]_t$$
$$v = k_{\mathrm{obs}}[S]$$

となる．

$$v = V_{\max} = k_{\text{cat}}[E]_t \qquad (11')$$

3) $v = V_{\max}/2$ のとき，基質の 50 % が酵素で飽和された状態である．式(9)は

$$\frac{V_{\max}}{2} = \frac{V_{\max}[S]}{K_m + [S]}$$

となる．上式を整理すると

$$\frac{K_m + [S]}{2} = [S]$$

$$\therefore \ K_m = [S] \qquad (17)$$

となる．すなわち，K_m は酵素の活性部位に対する基質の親和性を示す値で，K_m はモル濃度の単位〔**M** または **mol/L**〕となり，酵素の活性部位の半分が基質で満たされたときの基質濃度〔mol/L〕に等しい．いいかえれば，K_m は初速度 v が最大速度 $V_{\max}$ の 1/2 を示すときの基質濃度〔mol/L〕に等しい．酵素と基質の親和性が高いほど，K_m は小さくなる．K_m は通常 $10^{-1} \sim 10^{-6}$ M であるが，K_m が小さければ小さいほど，$V_{\max}$ の 1/2 になる基質濃度も小さくなり，その酵素の基質との親和性は高くなる．

この関係をグラフで表してみよう．いま酵素濃度を一定にして，反応速度 v を縦軸に，基質濃度〔S〕を横軸にとり，反応速度と基質濃度との関係をプロットすると直角双曲線になる（図1）．しかし，$V_{\max}$ は漸近的で図1から $V_{\max}$ を正確に求めることは困難である．酵素濃度を一定にして基質濃度を増やしていくと，反応速度は基質濃度が非常に小さいときは v は〔S〕に比例し，一次反応の挙動を示す．基質濃度をさらに増すと酵素は基質によって飽和され，v は漸近的に $V_{\max}$ に近づき，事実上零次反応になり，反応速度は一定値に収束していく．

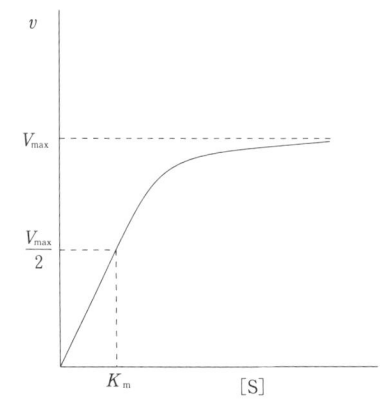

図1 Michaelis–Menten の式に従う酵素反応の $V_{\max}$ と K_m

例題 18 体内からの消失過程が Michaelis–Menten の式で表現できる薬物がある．この薬物を一定の速度で点滴静注したとき，定常状態の血中薬物濃度（C_{ss}）と投与速度（R）の関係は次図のどれか．図の縦軸は C_{ss}，横軸は R を表す．なお，V_{max} は最大消失速度（単位：薬物量/時間），K_m を Michaelis 定数（単位：濃度）とすれば，次式が成立する．

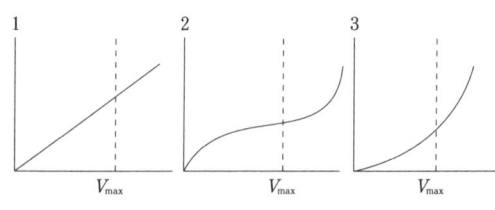

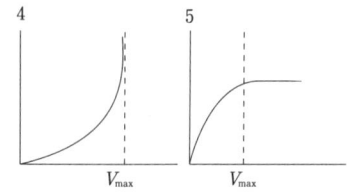

$$R = \frac{V_{max} \cdot C_{ss}}{K_m + C_{ss}}$$

1, 2, 3, 4, 5 のグラフ（横軸に V_{max}）

薬剤師国試（79回）

[解答] 4

[解説] 図1の縦と横を逆にして本問は表している．本文で解説の式（9）と本問の式は同一である．

$$v = \frac{V_{max}[S]}{K_m + [S]} \quad (9)$$

例題 19 物質 S が少量の触媒 E の作用により可逆的にいったん複合体 ES をつくり，それが生成物 P にゆっくり変化する次の反応を考える（$k_2 \ll k_{-1}, k_1$）．

$$E + S \underset{k_{-1}}{\overset{k_1}{\rightleftarrows}} ES \overset{k_2}{\longrightarrow} E + P \quad (\text{II})$$

この反応の反応速度式を導き，S の濃度が大きい場合と小さい場合とで反応速度 v がどのように変わるかを述べよ． （東北大院理　化学）

[解答][解説] 酵素反応の反応速度式は式（9）で与えられるが，その導き方は本文参照．反応速度 v は基質濃度 [S] が非常に小さいときは v は [S] に比例し，一次反応の挙動を示し，基質濃度が大きくなると，事実上零次反応になり図1のような挙動を示し収束していく．

6 酵素活性

ES複合体の解離定数K_sは**基質定数**とも呼ばれ，次の式(19)で与えられる．式(19)を酵素反応式(18)から誘導してみよう．

$$\text{ES} \underset{k_1}{\overset{k_{-1}}{\rightleftharpoons}} \text{E} + \text{S} \qquad (18)$$

いま右向きおよび左向きの反応速度をそれぞれv_1，v_2とすると

$$v_1 = k_{-1}[\text{ES}]$$
$$v_2 = k_1[\text{E}][\text{S}]$$

化学平衡が成立していれば $v_1 = v_2$ なので

$$k_{-1}[\text{ES}] = k_1[\text{E}][\text{S}]$$

となり，K_s は

$$K_s = \frac{[\text{E}][\text{S}]}{[\text{ES}]} = \frac{k_{-1}}{k_1} \qquad (19)$$

となる．K_sはEとSの親和性を表す重要なパラメーターで，K_sが小さいほどk_1は大きく，k_{-1}は小さいわけであるから，EとSは結合しやすく離れにくい．一方K_mは式(4)で表されるが，通常ES複合体からEとPが生成するより，EとSに解離して戻る方が極めて速いので多くの場合$k_{-1} \gg k_2$である[*5]．K_mとK_sはその式の分子にk_2を含むか否かによって異なる[*6]．そこでk_{-1}に比べてk_2を無視すると式(4)は

$$K_m = \frac{k_2 + k_{-1}}{k_1} \qquad (4)$$

$$K_m = \frac{k_{-1}}{k_1}$$

$$\therefore K_m = K_s \qquad (20)$$

となる．普通k_2はk_{-1}に比べて著しく小さいのでK_mはK_sにほぼ等しくなる．K_sもK_mと同じように酵素の基質に対する親和性を示し，K_sが小さいと親和性が大きくなる．

また，酵素の基質に対する親和性が大きく，ES複合体の結合が強いほど，K_mの値は小さくなる．いいかえれば，K_mが小さければ，ESからEとSに解離する傾向が低いことを示している．したがって，**K_mはES複合体の安定性，結合の強さを表す尺度を示している．**

反応速度定数k_2は，酵素の触媒作用の強さを表しているが，もしk_2が無視できないときは$K_m > K_s$となる．

[*5] 酵素カタラーゼを用いる酵素反応では$k_2 > k_{-1}$となるので$K_m = K_s$とはならない．

[*6] 式(4)と式(19)を比べるとK_mは常にK_sより大きいことがわかる．定常状態で，$k_{-1} \gg k_2$ならば$K_m = K_s$であるが，実際の酵素反応ではK_mとK_sの間にはかなり相違がある場合が多い．

酵素活性の測定には温度，pH などは一定にして行う必要がある．酵素活性が強いとは式(7)で v が大きいということを意味する．したがって K_m が小さく，k_2 が大きい酵素ほど酵素活性が強い．酵素は保存状態が悪いと，すぐ K_m が増したり，k_2 が小さくなり失活するので，毎回用いる直前に酵素活性を測定する必要がある．

7 速度パラメーターの算出法

実験データから K_m，V_max などを求めるには式(9)を直線形に変換した式に導くのが便利である．

7.1 Lineweaver–Burk の式

Michaelis–Menten の式(9)の両辺の逆数をとると式(21)が得られる．

$$v = \frac{V_\mathrm{max}[\mathrm{S}]}{K_\mathrm{m}+[\mathrm{S}]} \tag{9}$$

$$\frac{1}{v} = \frac{K_\mathrm{m}+[\mathrm{S}]}{V_\mathrm{max}[\mathrm{S}]} \tag{21}$$

式(21)の右辺の分子を各成分に分離し，整理すると Lineweaver–Burk の式(22)

$$\frac{1}{v} = \frac{K_\mathrm{m}}{V_\mathrm{max}} \cdot \frac{1}{[\mathrm{S}]} + \frac{1}{V_\mathrm{max}} \tag{22}$$

が導かれる．これをそのときの反応速度の逆数 $1/v$ を縦軸に，基質濃度の逆数 $1/[\mathrm{S}]$ を横軸にプロット（**二重逆数プロット**）すると，$y = ax + b$ の形の直線で表される．このようなプロットを **Lineweaver–Burk（ラインウィーバー・バーク）**プロットという．y 軸上の切片が $1/V_\mathrm{max}$，x 軸上の切片が $-1/K_\mathrm{m}$，

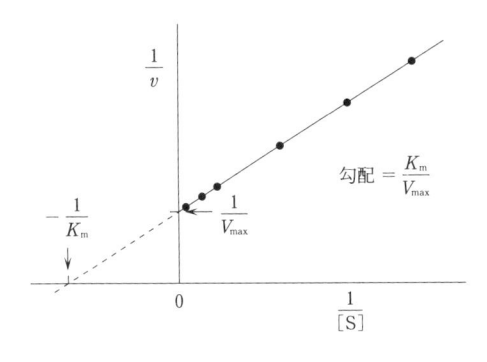

図2 Lineweaver-Burk プロット

勾配は K_m/V_{max} となり，各値がグラフより求められる．図1のグラフからは近似値しか得られないが，式(22)のグラフからは V_{max} や K_m を正確に求めることができる．しかし実測値はきちんと一直線上に並ばず，ばらつきがでてしまう．そのとき，なるべく真中を通るように直線を引くようにするが，Lineweaver-Burk プロットは正の部分だけのプロットを負側に延長して K_m を求めるので，その直線の引き方により値が大きく左右される欠点がある．それに [S] 値が小さいときの値が大きく影響する欠点もある．しかし，その長所は大変見やすいのでよく利用されている．

例題20 酵素反応

$$E + S \underset{k_{-1}}{\overset{k_1}{\rightleftarrows}} ES \overset{k_2}{\longrightarrow} E + P \quad (\text{II})$$

において定常初速度を v，Michaelis 定数を K_m，基質飽和時の最大反応速度を V_{max} として，Michaelis-Menten の式を導け．また，これを変形して，Lineweaver-Burk プロットに適した式とし，これを用いて実験結果より K_m および V_{max} を求める方法を示せ．さらに，K_m とはどのような情報を与える定数であるかを述べよ．

（京大院工　工業化学）

[解答] [解説] 本文参照

Michaelis-Menten の式(9)の誘導は本文を参照．

$$v = \frac{V_{max}[S]}{K_m + [S]} \quad (9)$$

式(9)の両辺の逆数をとると Lineweaver-Burk プロットに適した式(22)を得る．

$$\frac{1}{v} = \frac{K_m}{V_{max}} \cdot \frac{1}{[S]} + \frac{1}{V_{max}}$$

K_m と V_{max} は Lineweaver-Burk プロット（図2）から得られる．

K_m は酵素の基質に対する親和性を評価する定数である．詳細は本文参照．

例題 21　ある酵素反応について，酵素濃度 $2 \times 10^{-8}\,\mathrm{mol \cdot L^{-1}}$ で測定したところ，次のデータが得られた．この酵素の V_max，K_m，k_cat，$k_\mathrm{cat}/K_\mathrm{m}$ を求めよ．

基質の濃度 [S] 〔μmol・L^{-1}〕	初速度 v 〔μmol・L^{-1}・min^{-1}〕
1.20	2.00
1.60	2.40
2.00	2.80
3.70	3.80
10.00	5.50

[解答]　$V_\mathrm{max}=7.14$〔μM・min^{-1}〕，$K_\mathrm{m}=3.0$〔μM〕，$k_\mathrm{cat}=5.95$〔S^{-1}〕，$k_\mathrm{cat}/K_\mathrm{m}=1.98 \times 10^{6}$〔M^{-1}・S^{-1}〕

[解説]　Lineweaver–Burk プロットをして解くことにしよう．データをグラフにするため書き直すことにする．

[S]	$\dfrac{1}{[S]}$	v	$\dfrac{1}{[v]}$
1.20	0.83	2.00	0.50
1.60	0.63	2.40	0.42
2.00	0.50	2.80	0.36
3.70	0.27	3.80	0.26
10.00	0.10	5.50	0.18

この値をプロットすると次のようになる．

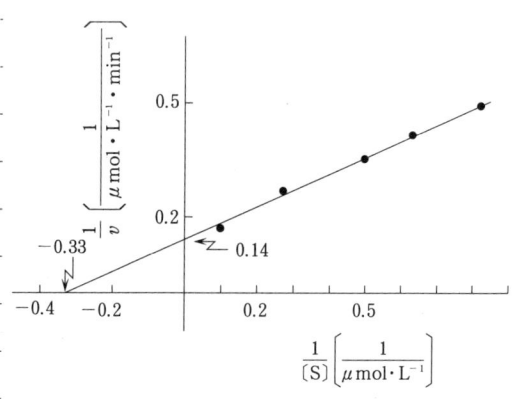

図 3　Lineweaver–Burk プロット

グラフの値より

$$\dfrac{1}{V_\mathrm{max}} = 0.14 \quad V_\mathrm{max} = 7.14 \text{〔}\mu\mathrm{mol \cdot L^{-1} \cdot min^{-1}}\text{〕}$$

$$= 7.14 \text{〔}\mu\mathrm{M \cdot min^{-1}}\text{〕}\text{*}7$$

＊7　$\mu\mathrm{mol \cdot L^{-1}} = \mu\mathrm{M}$，$1 \times 10^{-6}\mathrm{M} = 1\,\mu\mathrm{M}$

$$-\frac{1}{K_m} = -0.33 \quad K_m = 3.0 (\mu\text{mol} \cdot \text{L}^{-1})$$
$$= 3.0 (\mu\text{M})$$

式(11)から

$$V_{max} = k_{cat} [\text{E}]_t \tag{11}$$

$$\therefore k_{cat} = \frac{V_{max}}{[\text{E}]_t} = \frac{7.14 (\mu\text{mol} \cdot \text{L}^{-1} \cdot \text{min}^{-1})}{2 \times 10^{-2} (\mu\text{mol} \cdot \text{L}^{-1})}$$

$$= 357 (\text{min}^{-1})$$

$$= 5.95 (\text{S}^{-1})$$

$$\frac{k_{cat}}{K_m} = \frac{357 (\text{min}^{-1})}{3.0 (\mu\text{M})}$$

$$= \frac{5.95 (\text{S}^{-1})}{3.0 \times 10^{-6} (\text{M})}$$

$$= 1.98 \times 10^6 (\text{M}^{-1} \cdot \text{S}^{-1})$$

7.2 Eadie-Hofstee の式

Michaelis-Menten の式(9)は次の式に容易に変形できる．この式(23)を Eadie-Hofstee の式という．

$$v = V_{max} - \frac{K_m v}{[\text{S}]} \tag{23}$$

v を縦軸に，$v/[\text{S}]$ を横軸にプロットすると $y = -ax + b$ の形の直線で表される．これを **Eadie-Hofstee（イーディー・ホフスティー）プロット**という．y 軸の切片が V_{max}，x 軸上の切片が V_{max}/K_m，勾配は $-K_m$ となり，各値はグラフより正確に求められる．Eadie-Hofstee プロットは大きな範囲で S を変えて測定したときの値を図中に収め，平等に加重が置かれる点が大変優れている．

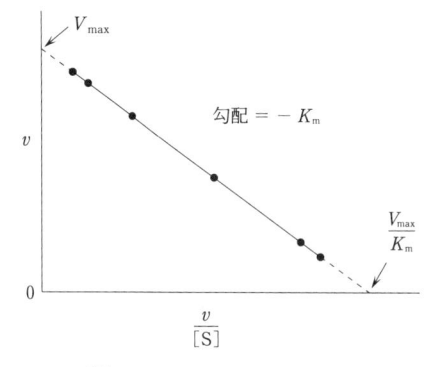

図4 Eadie-Hofstee プロット

例題22 Michaelis-Menten の式(9)から Eadie-Hofstee の式(23)を導け．

$$v = \frac{V_{max}[\text{S}]}{K_m + [\text{S}]} \tag{9}$$

[解答] 式(9)を移項したのち [S] で両辺を割ると

$$v(K_m + [S]) = V_{max}[S]$$

$$\frac{v(K_m + [S])}{[S]} = \frac{V_{max}[S]}{[S]}$$

$$\frac{K_m v}{[S]} + v = V_{max}$$

$$\therefore v = V_{max} - \frac{K_m v}{[S]} \tag{23}$$

7.3 Hanes-Woolf の式

Hanes-Woolf（ヘーンズ・ウールフ）の式(24)は Lineweaver-Burk の式(22)の両辺に [S] を掛け，変形したものである．

$$\frac{[S]}{v} = \frac{1}{V_{max}} \cdot [S] + \frac{K_m}{V_{max}} \tag{24}$$

[S]/v を縦軸に，[S] を横軸にプロットすると，$y = ax + b$ の直線で表される．x 軸上の切片が $-K_m$，勾配は $1/V_{max}$ となり，各値がグラフより求められる．

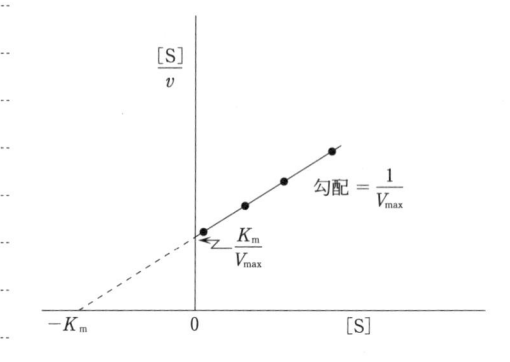

図5 Hanes-Woolf プロット

8 酵素反応の阻害

酵素反応の速度は，反応物以外の種々の物質によって**阻害** inhibition される．酵素と結合して触媒作用を妨げる物質を**阻害剤** inhibitor という．酵素の阻害には**不可逆阻害** irreversible inhibition と**可逆阻害** reversible inhibition がある．不可逆阻害剤は酵素の特定の官能基に不可逆的に共有結合を形成し，その酵素を阻害する．一方，可逆阻害剤は酵素と一時的に可逆的に結合し，その酵素を阻害する．可逆阻害には**競合阻害**（拮抗阻害，競争阻害）competitive inhibition, **不競合阻害**（反競合阻害，不拮抗阻害，不競争阻害）uncompetitive inhibition, **非競合阻害**（非拮抗阻害，非競争阻害，混合阻害）noncompetitive inhibition がある．これらの阻害は阻害剤が酵素（E）のみと相互作用する場合（競合阻害），阻害剤が酵素-基質複合体（ES）と相互作用する場合（不競合阻害），阻害剤が E と ES の両者と相互作用する場合（非競合阻害）である．

8.1 競合阻害 competitive inhibition

酵素 E の活性中心またはその近くに基質 S と阻害剤 I が競合して可逆的に結合し阻害する阻害型式を**競合阻害**という．阻害剤 I は E の同じ部位に結合するので，S の濃度を高くすれば I は作用しなくなる．

$$E + S \underset{k_{-1}}{\overset{k_1}{\rightleftharpoons}} ES \underset{k_{-2}}{\overset{k_2}{\rightleftharpoons}} E + P \qquad (\text{IV})$$

$$+$$

$$I$$

$$\downarrow\uparrow K_\text{I}$$

$$EI$$

EI は酵素阻害剤複合体，K_I は競合阻害の**阻害定数** inhibition constant と呼ばれる平衡定数で，式(25)で表される．

$$K_\text{I} = \frac{[\text{E}][\text{I}]}{[\text{EI}]} \qquad (25)$$

酵素の総濃度は

$$[\text{E}]_\text{t} = [\text{E}] + [\text{EI}] + [\text{ES}] \qquad (26)$$

となる．

定常状態では ES 複合体の生成と分解の速度は釣り合っているので模式（I）から誘導すると次の関係が成立する．

$$k_1[\text{E}][\text{S}] + k_{-2}[\text{E}][\text{P}] = k_2[\text{ES}] + k_{-1}[\text{ES}] \qquad (27)$$

通常，反応の初期段階では P はほとんど生成していないので，$\text{E} + \text{P} \xrightarrow{k_{-2}} \text{ES}$ の反応は無視することができる．したがって，式(27)は

$$k_1[E][S] = (k_2 + k_{-1})[ES]$$

$$[E][S] = \frac{(k_2 + k_{-1})}{k_1} \cdot [ES] \qquad (28)$$

ここで，式(4)から

$$K_m = \frac{k_2 + k_{-1}}{k_1} \qquad (4)$$

であるので，式(28)は

$$[E] = \frac{K_m[ES]}{[S]} \qquad (29)$$

となる．

酵素－阻害剤複合体の濃度[EI]は式(25)を変形し，式(29)を代入して

$$[EI] = \frac{[E][I]}{K_I} = \frac{K_m[ES][I]}{[S]K_I} \qquad (30)$$

ついで，式(29)，(30)をそれぞれ式(26)に代入すると

$$[E]_t = \frac{K_m[ES]}{[S]} + \frac{K_m[ES][I]}{[S]K_I} + [ES]$$

$$= [ES]\left\{\frac{K_m}{[S]} + \frac{K_m[I]}{[S]K_I} + 1\right\}$$

$$= [ES]\left\{\frac{K_m}{[S]}\left(1 + \frac{[I]}{K_I}\right) + 1\right\}$$

上式を変形して

$$[ES] = \frac{[E]_t}{\frac{K_m}{[S]}\left(1 + \frac{[I]}{K_I}\right) + 1}$$

さらに上式の分子，分母に[S]を掛けて整理すると，

$$[ES] = \frac{[E]_t[S]}{K_m\left(1 + \frac{[I]}{K_I}\right) + [S]} \qquad (31)$$

となる．

式(6)から $v = k_2[ES]$ であるので，式(6)に式(31)を代入すると

$$v = k_2[ES] = \frac{k_2[E]_t[S]}{K_m\left(1 + \frac{[I]}{K_I}\right) + [S]}$$

また，式(8)より $V_{max} = k_2[E]_t$ であるので，この式を上式に代入して

$$v = \frac{V_{max}[S]}{K_m\left(1 + \frac{[I]}{K_I}\right) + [S]} \qquad (32)$$

を得る．

例題23 競合阻害の酵素反応速度式を定常状態法により導け． (九大院理　化学)

[解答] 式(25)から式(32)を本文に従って導けばよい．

この式(32)は Michaelis-Menten の式(9)と同じ形で，K_m が阻害剤濃度によって変わるので補正されているだけである．すなわち，分母の（$1+[\mathrm{I}]/K_\mathrm{I}$）の項が違っている．この項は常に1より大きい．阻害剤存在下での見かけの K_m（$K_\mathrm{m,\,app}$ と書く）は次のように定義される．

$$K_\mathrm{m,\,app} = K_\mathrm{m}\left(1 + \frac{[\mathrm{I}]}{K_\mathrm{I}}\right) \tag{33}$$

$K_\mathrm{m,\,app}$ は阻害剤濃度[I]が大きくなるほど，また，K_I が小さくなるほど大きくなる．

式(33)を式(32)に代入すると，競合阻害の反応速度式は

$$v = \frac{V_\mathrm{max}[\mathrm{S}]}{K_\mathrm{m,\,app} + [\mathrm{S}]} \tag{34}$$

となる．app は appearance（見かけ）の略名である．競合阻害では十分量の基質が存在すれば，酵素は基質で飽和され，阻害剤が排除される．すなわち**競合阻害剤が共存しても，見かけの最大速度 V_max は変化しない**．

式(32)の逆数をとると，式(35)が得られる．

$$\frac{1}{v} = \left(1 + \frac{[\mathrm{I}]}{K_\mathrm{I}}\right)\frac{K_\mathrm{m}}{V_\mathrm{max}} \cdot \frac{1}{[\mathrm{S}]} + \frac{1}{V_\mathrm{max}} \tag{35}$$

この式を Lineweaver-Burk の式(22)と比較すると，勾配だけが変化したことを意味する．すなわち，競合阻害剤は Lineweaver-Burk プロットの勾配を大きく

するが，V_max を変えない．したがって**競合阻害の $K_\mathrm{m,\,app}$ 値（見かけの K_m 値）は阻害剤を加えない場合の K_m より大きくなる**．

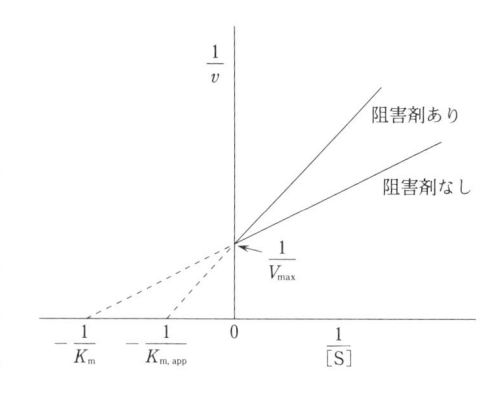

図6 競合阻害の Lineweaver-Burk プロット

例題24 下の式にしたがって進む反応を仮定する．反応速度を解析して速度パラメーター K_m と k_2 を求めた．

$$\mathrm{E} + \mathrm{S} \underset{k_{-1}}{\overset{k_1}{\rightleftarrows}} \mathrm{ES} \overset{k_2}{\longrightarrow} \mathrm{E} + \mathrm{P} \tag{II}$$

1 K_m は素過程の速度定数とどのような関係に

あるか．$k_{-1} \gg k_2$ のとき，K_m は何を表すか．
2 　基質濃度を大過剰にしたときに得られる最大速度 V_{max} は k_2 とどのような関係にあるか．
3 　この反応系に競合阻害剤を加えた．K_m の値に変化が見られるか．

(九大院理　化学)

[解答] 1
$$K_m = \frac{k_2 + k_{-1}}{k_1} \qquad (4)$$

$k_{-1} \gg$ のとき，$K_m = \frac{k_{-1}}{k_1}$

$$K_m = K_s \qquad (20)$$

Michaelis 定数 K_m は ES 複合体の解離定数（基質定数）K_s と等しくなる．

2 　$V_{max} = k_2 [E]_t \qquad (8)$

3 　競合阻害剤を加えた K_m の値（$K_{m, app}$）は式(33)で与えられる．

$$K_{m, app} = K_m \left(1 + \frac{[I]}{K_I}\right) \qquad (33)$$

ただし，K_m は競合阻害剤を加えないときの K_m の値，すなわち $\left(1 + \frac{[I]}{K_I}\right)$ は常に 1 より大きいので，競合阻害剤を加えた見かけの K_m の値（$K_{m, app}$）は加えないときより大きくなる．

例題 25 酵素反応がミカエリス-メンテンのモデルのように進むものとし，反応速度を v，基質濃度を $[S]$，酵素反応の最大速度を V_{max}，ミカエリス定数を K_m とすると，反応速度

$$v = \frac{V_{max}[S]}{K_m + [S]} \qquad (9)$$

となる．

縦軸を v，横軸を $v/[S]$ として，競合阻害剤（濃度を $[I]$，阻害定数を K_I とする）を加えたときのグラフを書き，縦軸および横軸との交点を求めよ．

(北大院　薬)

[解答] 競合阻害剤を加え，式(9)を誘導すると式(32)を得る（詳細は本文参照）．

$$v = \frac{V_{max}[S]}{K_m \left(1 + \frac{[I]}{K_I}\right) + [S]} \qquad (32)$$

式(32)を例題 22 を参考に Eadie-Hofstee の式(23)の誘導と同様に導くと，式(36)が誘導される．

$$v = V_{max} - K_m \left(1 + \frac{[I]}{K_I}\right) \frac{v}{[S]} \qquad (36)$$

式(36)をグラフで示すと図 7 のようになる．

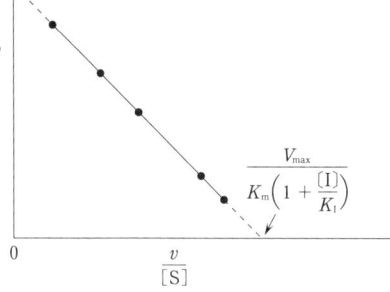

図7　競合阻害の Eadie-Hofstee プロット

8.2　不競合阻害 uncompetitive inhibition

阻害剤 I は遊離の酵素と直接結合せず，ES 複合体とだけ可逆的に結合する阻害型式を**不競合阻害**という．

$$E + S \rightleftharpoons ES \rightleftharpoons E + P \quad (V)$$
$$+$$
$$I$$
$$\downarrow\uparrow K_I'$$
$$ESI$$

K_I' は不競合阻害の阻害定数と呼ばれる平衡定数で式(37)で表される．

$$K_I' = \frac{[ES][I]}{[ESI]} \quad (37)$$

この場合，酵素の総濃度は

$$[E]_t = [E] + [ES] + [ESI] \quad (38)$$

となる．式(38)に式(29)と式(37)を代入すると

$$[E]_t = \frac{K_m[ES]}{[S]} + [ES] + \frac{[ES][I]}{K_I'}$$

$$= [ES]\left(\frac{K_m}{[S]} + 1 + \frac{[I]}{K_I'}\right)$$

$$\therefore [ES] = \frac{[E]_t}{\left(\frac{K_m}{[S]} + 1 + \frac{[I]}{K_I'}\right)}$$

が導かれる．

式(6)によれば $v = k_2[ES]$ であるので，この式に上式を代入すると

$$v = k_2[ES] = \frac{k_2[E]_t}{\left(\frac{K_m}{[S]} + 1 + \frac{[I]}{K_I'}\right)}$$

また，式(8)より $V_{max} = k_2[E]_t$ であるので

$$v = \frac{V_{max}}{\left(\frac{K_m}{[S]} + 1 + \frac{[I]}{K_I'}\right)}$$

上式の分子，分母に $[S]$ を掛けて整理すると

$$v = \frac{V_{max}[S]}{K_m + [S]\left(1 + \frac{[I]}{K_I'}\right)} \quad (39)$$

が得られる．

また，式(39)の逆数をとれば，式(40)が得られる．

$$\frac{1}{v} = \frac{K_m}{V_{max}} \cdot \frac{1}{[S]} + \frac{1}{V_{max}}\left(1 + \frac{1}{K_I'}\right) \quad (40)$$

この式を，Lineweaver-Burk の式(22)と比較すると，一連の平行線となり，勾配は等しく，$1/v$ と $1/[S]$ の切片が（$1+[I]/K_I'$）だけ変化したことを意味する．$1/v$ 軸，$\frac{1}{[S]}$ 軸との切片はそれぞれ

$$\frac{1}{V_{max, app}} = \frac{1 + \frac{[I]}{K_I'}}{V_{max}}$$

$$-\frac{1}{K_{m, app}} = -\left(\frac{1 + \frac{[I]}{K_I'}}{K_m}\right)$$

で与えられる．すなわち，**不競合阻害剤は見かけの K_m（$K_{m, app}$）と見かけの V_{max}（$V_{max, app}$）を同じ割合で下げる**．

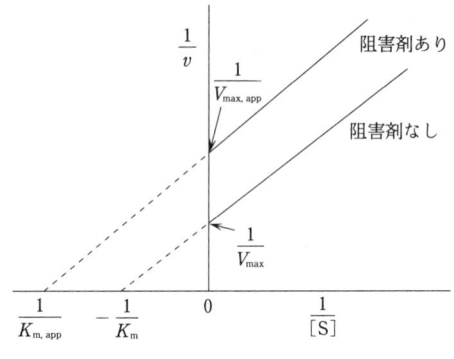

図8 不競合阻害の Lineweaver-Burk プロット

8.3 非競合阻害 noncompetitive inhibition

阻害剤 I が E と ES 複合体の両方に相互作用し，可逆的に結合し阻害する阻害型式を**非競合阻害**という．

$$\begin{array}{ccc}
E + S & \underset{k_{-1}}{\overset{k_1}{\rightleftharpoons}} ES & \overset{k_2}{\longrightarrow} E + P \quad (VI) \\
+ & + & \\
I & I & \\
\downarrow\uparrow K_I & \downarrow\uparrow K_I' & \\
EI & ESI & \\
\end{array}$$

$$K_I = \frac{[E][I]}{[EI]} \quad (25)$$

$$K_I' = \frac{[\text{ES}][\text{I}]}{[\text{ESI}]} \quad (37)$$

この場合，酵素の総濃度は

$$[\text{E}]_t = [\text{E}] + [\text{EI}] + [\text{ES}] + [\text{ESI}] \quad (41)$$

となる．式(41)に式(25)，式(37)の変形した値を代入すると

$$[\text{E}]_t = [\text{E}]\left(1 + \frac{[\text{I}]}{K_I}\right) + [\text{ES}]\left(1 + \frac{[\text{I}]}{K_I'}\right)$$

上式に式(29)の [E] を代入して

$$[\text{E}]_t = [\text{ES}]\left\{\frac{K_m}{[\text{S}]}\left(1 + \frac{[\text{I}]}{K_I}\right) + \left(1 + \frac{[\text{I}]}{K_I'}\right)\right\}$$

上式を変形して

$$[\text{ES}] = \frac{[\text{E}]_t}{\frac{K_m}{[\text{S}]}\left(1 + \frac{[\text{I}]}{K_I}\right) + \left(1 + \frac{[\text{I}]}{K_I'}\right)} \quad (42)$$

となる．

式(42)の分子，分母に [S] を掛けて整理すると

$$[\text{ES}] = \frac{[\text{E}]_t[\text{S}]}{K_m\left(1 + \frac{[\text{I}]}{K_I}\right) + [\text{S}]\left(1 + \frac{[\text{I}]}{K_I'}\right)} \quad (43)$$

定常状態の仮定を用い，式(6)によれば

$$v = k_2[\text{ES}] \quad (6)$$

であるので，式(6)に式(43)を代入すると

$$v = k_2[\text{ES}] = \frac{k_2[\text{E}]_t[\text{S}]}{K_m\left(1 + \frac{[\text{I}]}{K_I}\right) + [\text{S}]\left(1 + \frac{[\text{I}]}{K_I'}\right)}$$

また，式(8)より

$$V_{\max} = k_2[\text{E}]_t \quad (8)$$

であるので，

$$v = \frac{V_{\max}[\text{S}]}{K_m\left(1 + \frac{[\text{I}]}{K_I}\right) + [\text{S}]\left(1 + \frac{[\text{I}]}{K_I'}\right)} \quad (44)$$

が得られる．

式(44)の逆数をとると非競合阻害の場合の Lineweaver-Burk 式(45)が得られる．

$$\frac{1}{v} = \frac{K_m}{V_{\max}}\left(1 + \frac{[\text{I}]}{K_I}\right)\frac{1}{[\text{S}]} + \frac{1}{V_{\max}}\left(1 + \frac{[\text{I}]}{K_I'}\right) \quad (45)$$

式(45)で $K_I = K_I'$ のときには図9のように，Lineweaver-Burk プロットは横軸上の一点 ($-1/K_m$) で交わる．したがって，**非競合阻害剤は K_m を変えない**ことがわかる．この場合の見かけの $V_{\max}$ ($V_{\max, \text{app}}$) は

$$V_{\max, \text{app}} = \frac{V_{\max}}{1 + \frac{[\text{I}]}{K_I'}} \quad (46)$$

となり，阻害剤を加えない場合の $V_{\max}$ の値より小さくなる．

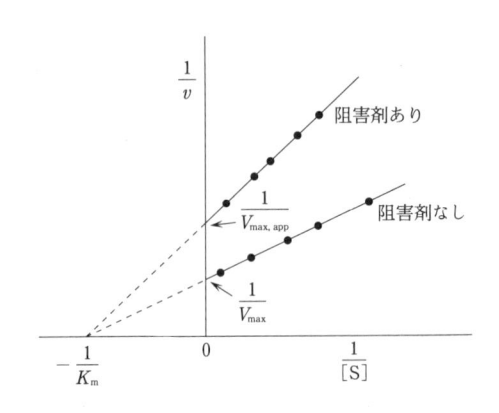

図9 非競合阻害の Lineweaver-Burk プロット（ただし，$K_I = K_I'$ のとき）

例題26 一つの酵素を基質 A および B に同じ条件下で作用させたとき，$(K_m)_A = 1.0 \times 10^{-4}$ M，$(K_m)_B = 5.0 \times 10^{-4}$ M，$(k_{cat})_A = 20$ sec^{-1}，$(k_{cat})_B = 150$ sec^{-1} の値が得られた．次の問いに答えよ．

1 A と B ではどちらが比較的よい基質であるか．

2 酵素に対する親和性はどちらの基質が大きいと考えられるか．

3 これらの反応系に分解を受けない物質 I_A と I_B を独立に加えた．I_A の場合，K_m の値に変化がなく，k_{cat} が小さくなった．I_B の場合には，k_{cat} に変化がなく，K_m の値が大きくなった．I_A と I_B はそれぞれどのような物質であるか．

(九大院理　化学)

[解答] 1 K_m が小さく，k_{cat} が大きい酵素ほど酵素活性が強い．両者の特異性定数 k_{cat}/K_m を比較すると

A $\quad \dfrac{k_{cat}}{K_m} = \dfrac{20 (\text{sec}^{-1})}{1.0 \times 10^{-4} (\text{M})}$

$\qquad = 2 \times 10^5 (\text{M}^{-1} \cdot \text{S}^{-1})$ (15)

B $\quad \dfrac{k_{cat}}{K_m} = \dfrac{150 (\text{sec}^{-1})}{5.0 \times 10^{-4} (\text{M})}$

$\qquad = 3 \times 10^5 (\text{M}^{-1} \cdot \text{S}^{-1})$

となる．したがって，B の方がよい基質である．

2 酵素と基質の親和性が高いほど，K_m は小さくなる．したがって，基質 A の方が酵素に対する親和性が大きい．

3 I_A は K_m の値に変化なく，k_{cat} が小さくなったので非競合阻害している．k_{cat} が小さくなると式(11) より K_m が減少する．したがって，I_A は非競合阻害剤である．I_B は k_{cat} に変化がなく，K_m の値が大き

くなったので競合阻害している．k_{cat} が変化しないので式(11)より V_{max} も変化しない．したがって，I_B は競合阻害剤である．

酵素反応の阻害の型式をまとめると表1のようになる．

表1 酵素反応速度に対する阻害剤の効果

阻害型式	反応速度式	V_{max}	K_m
阻害剤なし	$v = \dfrac{V_{max}[S]}{K_m + [S]}$	V_{max}	K_m
競合阻害	$v = \dfrac{V_{max}[S]}{K_m\left(1+\dfrac{[I]}{K_I}\right) + [S]}$	V_{max} (不変)	$K_m\left(1+\dfrac{[I]}{K_I}\right)$ (増大)
不競合阻害	$v = \dfrac{V_{max}[S]}{K_m + [S]\left(1+\dfrac{[I]}{K_I'}\right)}$	$\dfrac{V_{max}}{\left(1+\dfrac{[I]}{K_I'}\right)}$ (減少)	$\dfrac{K_m}{\left(1+\dfrac{[I]}{K_I'}\right)}$ (減少)
非競合阻害	$v = \dfrac{V_{max}[S]}{K_m\left(1+\dfrac{[I]}{K_I}\right) + [S]\left(1+\dfrac{[I]}{K_I'}\right)}$	$\dfrac{V_{max}}{\left(1+\dfrac{[I]}{K_I'}\right)}$ (減少) (ただし，$K_I = K_I'$)	K_m (不変)

第3章 電解質溶液・電離平衡

1 酸・塩基の定義

1.1 Arrhenius（アレニウス）の定義

「酸（acid）とは，水溶液中で水素イオン H^+ を放出する物質であり，塩基（base）とは，水溶液中で水酸化物イオン OH^- を放出する物質である．」と定義した．しかし，水溶液中の水素イオンは，通常，すぐ水分子と結合してオキソニウムイオン[*1] H_3O^+ として存在している．

$$H_2O + H^+ \longrightarrow H_3O^+$$

1.2 Brønsted–Lowry（ブレンステッド・ローリー）の定義

「酸とは，水素イオン H^+ を相手に与える物質であり，塩基とは，水素イオン H^+ を受け取る物質である．」この定義は水素イオンのやりとりだけで酸と塩基を定義するので，水以外の溶媒中など，より広い範囲の物質に適用できる．

[*1] ヒドロニウムイオン（hydronium ion）ともいう．

1.3 Lewis（ルイス）の定義

「酸とは電子対を受け入れることのできる分子またはイオン（電子対受容体），塩基とは電子対を与えることのできる分子またはイオン（電子対供与体）である．」と定義した．

例題 27 次の酸・塩基反応について酸・塩基の定義を用いて解説せよ．
1. $NH_3 + H_2SO_4 \longrightarrow NH_4^+ + HSO_4^-$
2. $NH_3 + BF_3 \longrightarrow H_3\overset{+}{N}-BF_3$
3. $CH_3COOH + H_2O \rightleftarrows CH_3COO^- + H_3O^+$

[解答] [解説]
1. NH_3 は酸を中和するがアレニウスの定義では OH^- がないので塩基として説明できない．しかし，ブレンステッド・ローリーの定義より NH_3 は H^+ を受け取る物質なので塩基である．

$$NH_3 + H_2SO_4 \longrightarrow NH_4^+ + HSO_4^-$$
　　　塩基　　酸　　　共役酸　　共役塩基

2. $H_3N: + BF_3 \longrightarrow H_3\overset{+}{N}-BF_3$
ルイス塩基　ルイス酸

3. CH_3COOH は H^+ を与えるので酸であり，H_2O は H^+ を受け取って H_3O^+ を生じるので塩基である．そして，CH_3COO^- は CH_3COOH の**共役塩基** conjugated base であり，H_3O^+ は H_2O の**共役酸** conjugated acid である．

$$CH_3COOH + H_2O \rightleftarrows CH_3COO^- + H_3O^+$$
　　酸　　　　塩基　　　共役塩基　　共役酸

例題 28 Brønsted および Lewis の酸，塩基についての定義を述べ，具体的例をもとにして説明せよ．

（新潟大院理　化学）

[解答] [解説] 本文および例題 27 参照．

2 電離度と濃度

電離したときに，溶液中の酸や塩基がイオンに分かれている割合を**電離度**[2]という．電離度は，温度や濃度が一定のとき，物質によって決まった値をもつ．しかし電離度は物質の種類や温度，濃度によって値が変化する．また，**電離度は一般に同じ物質について温度が高くなるほど，濃度が小さくなるほど大きくなる．**

$$電離度\ \alpha = \frac{電離した電解質の物質量}{溶解した電解質の物質量}$$

電離度が1に近い値を示す酸や塩基を**強酸**あるいは**強塩基**，電離度が1よりかなり小さい酸や塩基を**弱酸**あるいは**弱塩基**という．

表1　主な酸・塩基の強弱

強酸	HCl, HBr, HI, HClO$_4$, HNO$_3$, H$_2$SO$_4$
弱酸	HF, HCN, CO$_2$, H$_2$S, CH$_3$COOH, H$_3$BO$_3$
強塩基	NaOH, KOH, Ca(OH)$_2$, Ba(OH)$_2$
弱塩基	NH$_3$, Fe(OH)$_3$, Al(OH)$_3$, Cu(OH)$_2$

---

[2]　電離度は解離度ともいう．電離度は，0.016 を 1.6% というようにパーセント〔%〕で表すこともある．

3 水素イオン濃度

水は，ごくわずかに電離している．

$$H_2O \rightleftharpoons H^+ + OH^- \qquad (1)$$

このとき，水中の水素イオン濃度〔H$^+$〕[3]と水酸化物イオン濃度〔OH$^-$〕は等しく，それぞれ次のようになる．

$$[H^+] = [OH^-] = 1.0 \times 10^{-7}\ 〔mol/L〕\ (25℃)$$

また，式(1)の**平衡定数をK**とすると，次式が成り立つ．

$$K = \frac{[H^+][OH^-]}{[H_2O]} \qquad (2)$$

水の電離度は非常に小さいので，水のモル濃度〔H$_2$O〕はほぼ一定とみなすことができる．したがって，式(2)を変形した式(3)において $K[H_2O]$ を1つの定数 K_W として表すことができる．

$$[H^+][OH^-] = K[H_2O] = K_W \qquad (3)$$

$$K_W = 1.0 \times 10^{-14}\ 〔(mol/L)^2〕\ (25℃)$$

この平衡定数 K に水の濃度（電離によって水の濃度は変わらないものとする）を掛けた積 K_W を水のイ

---

[3]　〔H$^+$〕や〔OH$^-$〕のように，〔　〕をつけると，その物質のモル濃度〔mol/L〕を示す．

オン積といい，温度一定のもとでは常に一定である．
水のイオン積は温度が高くなると大きくなる．

表2　水のイオン積

温度〔℃〕	K_W〔(mol/L)^2〕
10	0.29×10^{-14}
25	1.01×10^{-14}
40	2.92×10^{-14}

表3　酢酸の濃度と電離度（25℃）

濃度〔mol/L〕	電離度〔α〕	水素イオン濃度*4 〔H$^+$〕〔mol/L〕
1.0	0.004	0.004
0.1	0.013	0.0013
0.01	0.043	0.00043
0.00001	0.75	0.0000075

---

*4　[H$^+$] = $C\alpha$ で表される．

第3章　電解質溶液・電離平衡

例題29　60℃で pH 5.0 を示す水溶液の水酸化物イオン（OH$^-$）濃度〔mol/L〕の値として，正しいものはどれか．ただし，この濃度におけるpK_Wは13とする．

1　10^{-9}　　**2**　10^{-4}　　**3**　10^{-5}
4　10^{-8}　　**5**　10^{-13}

薬剤師国試（65回）

[解答]　4

[解説]　pH = 5.0　∴ [H$^+$] = 1.0×10^{-5}〔mol/L〕
　　　　pK_W = 13　∴ K_W = 1.0×10^{-13}〔(mol/L)^2〕

式(3)より

$$[H^+][OH^-] = K_W \quad\quad (3)$$

$$\therefore [OH^-] = \frac{K_W}{[H^+]}$$

$$= \frac{1.0 \times 10^{-13}}{1.0 \times 10^{-5}}$$

$$= 1.0 \times 10^{-8} \text{〔mol/L〕}$$

となる．

4 水素イオン指数(pH)

　水溶液の酸性や塩基性の強弱は，水素イオン濃度 $[H^+]$ の大小で表すことができる．しかし，水素イオン濃度の値は小さく，大きく変化するので比較するのに不便である．そこで指数が変化する数値を対数[*5]で表し，次のように**水素イオン指数 pH**[*6]を定義する．そのようにすると，pH は溶液中のプロトン濃度のよい指標となる．

$$[H^+] = 10^{-x} \text{ (mol/L)} \text{ のとき } pH = x$$

すなわち，

$$pH = \log\frac{1}{[H^+]} = -\log[H^+] \quad (4)$$

式(4)を用いると

$$pH = -\log\frac{K_w}{[OH^-]} \quad (5)$$

となる．pH は酸性およびアルカリ性の指標に用いられ，pH = pOH = 7.0（25℃）のとき中性である．

[*5] $y = 10^x$ であるとき，x を y の常用対数といい，$x = \log y$ と表す．
　　$[H^+]$ が $a \times 10^{-b}$ 〔mol/L〕（$1 \leq a < 10$，b は整数）のとき，$pH = -\log(a \times 10^{-b}) = -\log a - \log 10^{-b} = -\log a + b$

[*6] ピー・エイチと読む．p は power（指数）の意味．

例題30　アンモニアは水によく溶け，次のように反応する．

$$NH_3 + H_2O \rightleftharpoons NH_4^+ + OH^- \quad (6)$$

アンモニアの濃度が 0.1 〔mol/L〕のとき，アンモニアの 2.0% がアンモニウムイオンになっていたとすると，アンモニア水の pH はいくらか．ただし，$\log 2 = 0.3$ とする．

[解答] 11.30

[解説]

$$NH_3 + H_2O \rightleftharpoons NH_4^+ + OH^- \quad (6)$$
　　塩基　　酸　　　共役酸　共役塩基

式(6)より $[NH_4^+] = [OH^-]$ であるので，

$$[OH^-] = 0.1 \times \frac{2.0}{100} = 2.0 \times 10^{-3} \text{ 〔mol/L〕}$$

となる．

$$pH = -\log\frac{K_w}{[OH^-]} \quad (5)$$

$$= -\log\frac{1.0 \times 10^{-14}}{2.0 \times 10^{-3}} = -\log\left(\frac{1}{2} \times 10^{-11}\right)$$

$$= 11.30$$

5 弱酸の解離

弱酸 HA が水溶液中で解離平衡[*7]の状態にあるとき，

$$HA + H_2O \rightleftarrows H_3O^+ + A^-$$

となり，この可逆反応の平衡定数 K は

$$K = \frac{[H_3O^+][A^-]}{[HA][H_2O]}$$

で表すことができる．希薄溶液中では，溶媒の水は多量に存在し，解離によってあまり変化しないので，一定とみなすことができる．したがって $K[H_2O]$ を K_a とし，H_3O^+ を H^+ と略記すると，上式は次のように表される．

$$K_a = K[H_2O] = \frac{[H^+][A^-]}{[HA]} \quad (7)$$

このとき，K_a は定数で，**酸解離定数**（acid dissociation constant）または**酸の電離定数**という．**K_a は温度が変わらなければ濃度に関係なく一定の値を示し**，

[*7] 高校時代に学んだ水溶液中の電離，電離度，電離平衡，電離定数という用語を，水溶液から体液，非水溶液など広い範囲に拡大して，大学では解離，解離度，解離平衡，解離定数という用語がよく用いられる．しかし両者に本質的な相違がないので同じ意味に理解してよい．K_a の a は（acid），K_b の b は（base）を意味する．

それぞれの酸の強さを定量的に表す定数である．

しかし，K_a は弱酸では小さな値で，比較するには不便な定数なので，一般に K_a の逆数の対数である**酸解離指数 pK_a** で表すことにしている．

$$pK_a = \log \frac{1}{K_a} = -\log K_a \quad (8)$$

もしある弱酸が $K_a = 1.0 \times 10^{-3}$ の値をもっているとすれば

$$pK_a = -\log(1.0 \times 10^{-3})$$
$$= 3$$

となる．**弱酸の pK_a 値の小さいほど，酸性は強い**．

例題31 フッ化水素は水溶液中で弱酸で，次のような解離平衡の状態にある．

$$HF \rightleftarrows H^+ + F^- \quad (I)$$
$$F^- + HF \rightleftarrows HF_2^-$$

1 [mol/L] のフッ化水素酸の $[F^-] = 3.00 \times 10^{-3}$ [mol/L]，$[HF_2^-] = 7.50 \times 10^{-2}$ [mol/L] とすると，

1 水素イオン濃度 $[H^+]$ はいくらか．

2 反応(I)の酸解離定数 K_a はいくらか．

[解答] 1　7.80×10^{-2} 〔mol/L〕
2　2.762×10^{-4} 〔mol/L〕

[解説] 1　いま $[H^+] = x$ mol/L とすると

$$HF \rightleftharpoons H^+ + F^-$$

$$\begin{array}{ccc} 1-x & x & x-7.50\times 10^{-2} \\ & & = 3.00\times 10^{-3} \end{array}$$

$$\therefore\ x = 7.80 \times 10^{-2}\ \text{〔mol/L〕}$$

2　$K_a = \dfrac{[H^+][F^-]}{[HF]}$

$$= \dfrac{(7.80\times 10^{-2})\times(3.00\times 10^{-3})}{1-(7.80\times 10^{-2}+7.50\times 10^{-2})}$$

$$\fallingdotseq 2.762 \times 10^{-4}\ \text{〔mol/L〕}$$

6　弱酸のpHとpK_a

　濃度 C〔mol/L〕の酢酸が解離平衡の状態にあるとき，解離度（電離度）を α とすると，水溶液中の各物質の濃度と酸解離定数 K_a は次式のようになる．

$$CH_3COOH \rightleftharpoons CH_3COO^- + H^+ \qquad (9)$$

$C(1-\alpha)$〔mol/L〕　　$C\alpha$〔mol/L〕　　$C\alpha$〔mol/L〕

$$K_a = \dfrac{[CH_3COO^-][H^+]}{[CH_3COOH]} \qquad (10)$$

$$= \dfrac{C\alpha \times C\alpha}{C(1-\alpha)} = \dfrac{C\alpha^2}{1-\alpha}$$

　酢酸は弱酸であるので，C が大きいとき（約0.02〔mol/L〕以上）は解離度 α が1に比べて非常に小さいので，$1-\alpha \fallingdotseq 1$ とみなすことができる．

　したがって，**解離度** α は

$$K_a = C\alpha^2$$

$$\therefore\ \alpha = \sqrt{\dfrac{K_a}{C}} \qquad (11)$$

となる[*8]．一般に弱酸の水溶液では，温度一定のとき，解離度 α と濃度の間に式(11)のような関係が成立する．すなわち，弱酸の解離度は，その濃度の平方根に反比例し，濃度が薄くなるほど解離度は大きくなる．

[*8]　式(11)をオストワルドの希釈律という．

また，水素イオン濃度 $[H^+]$ は
$$[H^+] = C\alpha = \sqrt{K_a C} \tag{12}$$
となる．すなわち，水素イオン濃度は，弱酸の濃度の平方根に正比例する．式(12)から弱酸の pH を pK_a と濃度 C で表すと，
$$pH = -\log[H^+] = -\frac{1}{2}(\log K_a + \log C)$$
$$= \frac{1}{2}pK_a - \frac{1}{2}\log C \tag{13}$$
となる．

例題 32 0.08 [mol/L] 酢酸の解離度 α と pH を求めよ．ただし，酢酸の $K_a = 1.8 \times 10^{-5}$ [mol/L]，$\log 2 = 0.301$，$\log 3 = 0.477$ とする．

[解答] $\alpha = 1.5 \times 10^{-2}$, pH = 2.9

[解説] 式(11)に各値を代入して解離度 α を求める．
$$\alpha = \sqrt{\frac{K_a}{C}} \tag{11}$$
$$= \sqrt{\frac{1.8 \times 10^{-5}}{0.08}} = 1.5 \times 10^{-2}$$

水素イオン濃度は式(12)から
$$[H^+] = C\alpha \tag{12}$$
$$= 0.08 \times 1.5 \times 10^{-2}$$
$$= 1.2 \times 10^{-3} \text{ [mol/L]}$$

pH は式(4)から求める．
$$pH = -\log[H^+] \tag{4}$$
$$= -\log(1.2 \times 10^{-3})$$
$$= 4 - \log 12$$
$$= 4 - 2\log 2 - \log 3$$
$$\fallingdotseq 2.9$$

7 弱酸の Henderson-Hasselbalch の式

先に学んだ弱酸の pH と pK_a の関係を別の形で表してみよう．

式(7)の両辺に負の対数をとり符号を変え移項すると

$$K_a = \frac{[\text{H}^+][\text{A}^-]}{[\text{HA}]} \qquad (7)$$

$$-\log[\text{H}^+] = -\log K_a + \log\frac{[\text{A}^-]}{[\text{HA}]}$$

ここで，$-\log[\text{H}^+] = \text{pH}$，$-\log K_a = \text{p}K_a$ であるので，これらの式を上式に代入すると

$$\text{pH} = \text{p}K_a + \log\frac{[\text{A}^-]}{[\text{HA}]} \qquad (14)^{*9}$$

すなわち

$$\text{pH} = \text{p}K_a + \log\frac{[\text{イオン形の酸}]}{[\text{非イオン形の酸}]} \qquad (15)$$

[*9] 式(14)は
$$\text{pH} = \text{p}K_a + \log\frac{[\text{salt}]}{[\text{acid}]} \qquad (14')$$
または
$$\text{pH} = \text{p}K_a + \log\frac{[\text{共役塩基}]}{[\text{酸}]}$$
として表すことができる．

となる．式(14)から pK_a は $[\text{A}^-] = [\text{HA}]$，すなわち，HA の半分が解離したときの溶液の pH に等しいことがわかる．式(14)，式(15)は Henderson-Hasselbalch（ヘンダーソン-ハッセルバルヒ）の式と呼ばれ，溶液中の弱電解質のイオン形と非イオン形（非解離形）の比率の計算に利用される．

式(15)を移項して，$y = \log_{10} x \longrightarrow 10^y = x$ の式を用いて指数関数に直すと式(16)となる．

$$\text{pH} - \text{p}K_a = \log\frac{[\text{イオン形の酸}]}{[\text{非イオン形の酸}]}$$

$$10^{\text{pH}-\text{p}K_a} = \frac{[\text{イオン形の酸}]}{[\text{非イオン形の酸}]} \qquad (16)$$

[非イオン形の酸] + [イオン形の酸] = 1 なので [イオン形の酸] = 1 − [非イオン形の酸] を式(16)に代入して整理すると式(17)が得られる．

$$10^{\text{pH}-\text{p}K_a} = \frac{1-[\text{非イオン形の酸}]}{[\text{非イオン形の酸}]}$$

$$= \frac{1}{[\text{非イオン形の酸}]} - 1$$

$$1 + 10^{\text{pH}-\text{p}K_a} = \frac{1}{[\text{非イオン形の酸}]}$$

$$\therefore [\text{非イオン形の酸}]^{*10} = \frac{1}{1+10^{\text{pH}-\text{p}K_a}} \qquad (17)$$

[*10] 非イオン形分率または分子形分率ともいう．

また解離度 α [*11] はイオン形の酸の濃度，すなわち［イオン形の酸］に等しいので式(15)を移項して，$y = \log_{10} x \longrightarrow 10^y = x$ の式を用いて指数関数に直すと式(18)が導かれる．

$$pK_a - pH = \log \frac{[非イオン形の酸]}{[イオン形の酸]}$$

$$10^{pK_a - pH} = \frac{[非イオン形の酸]}{[イオン形の酸]}$$

$$= \frac{1 - [イオン形の酸]}{[イオン形の酸]}$$

$$= \frac{1}{[イオン形の酸]} - 1$$

$$1 + 10^{pK_a - pH} = \frac{1}{[イオン形の酸]}$$

$$\therefore 解離度\ \alpha = [イオン形の酸] = \frac{1}{1 + 10^{pK_a - pH}}$$

(18)

式(17)，式(18)は先に学んだ Henderson-Hasselbalch の式(14)と基本的に同じであるが，溶液の pH と薬物の pK_a 値から非イオン形の酸の濃度，解離度を求めるには大変便利な式である．式(18)より **pH が大きくなれば，弱酸の解離度 α が大きくなる**．また，**pH が一定であれば，弱酸 pK_a の値が大きいほど（弱酸になるほど）α は小さくなる**．

---

*11 イオン形分率またはイオン化率ともいう．

8 弱塩基の pH と pK_b

濃度 C [mol/L] のアンモニア水が解離平衡の状態にあるとき，解離度を α とすると，水溶液中の各物質の濃度と**塩基解離定数 K_b** は次式のようになる．

$$NH_3 + H_2O \rightleftarrows NH_4^+ + OH^- \quad (6)$$

$C(1-\alpha)$ [mol/L]　　　$C\alpha$ [mol/L]　$C\alpha$ [mol/L]

$$K = \frac{[NH_4^+][OH^-]}{[NH_3][H_2O]}$$

希薄溶液中では，溶媒の水は多量に存在し，解離によってあまり変化しないので，一定とみなすことができる．したがって，上式は式(19)に変形できる．

$$K_b = K[H_2O] = \frac{[NH_4^+][OH^-]}{[NH_3]} \quad (19)$$

$$= \frac{C\alpha \times C\alpha}{C(1-\alpha)} = \frac{C\alpha^2}{1-\alpha}$$

アンモニア水は弱塩基であるので，解離度 α は1に比べて非常に小さいので $1-\alpha \fallingdotseq 1$ とみなすことができる．したがって，解離度 α は

$$K_b = C\alpha^2$$

$$\therefore \alpha = \sqrt{\frac{K_b}{C}} \quad (20)$$

一般に弱塩基の水溶液では，温度一定のとき，解離度と濃度の間に式(20)のような関係が成立する．

水酸化物イオン濃度 [OH⁻] は

$$[\text{OH}^-] = C\alpha = \sqrt{K_b C} \quad (21)$$

で表される．このときの水素イオン濃度は，式(3)から

$$[\text{H}^+] = \frac{K_w}{[\text{OH}^-]} = \frac{K_w}{\sqrt{K_b C}}$$

となる．上式から弱塩基の水溶液の pH を pK_b と濃度 C で表すと

$$\begin{aligned} \text{pH} &= -\log[\text{H}^+] \\ &= -\log K_w + \frac{1}{2}(\log K_b + \log C) \\ &= pK_w - \frac{1}{2}pK_b + \frac{1}{2}\log C \\ &= 14 - \frac{1}{2}(pK_b - \log C) \quad (22) \end{aligned}$$

となる．

また，酸の場合と同様に，K_b が大きいほど式(6)の平衡は右に片寄り，強い塩基となる．この K_w を K_b で割ると次のようになる．

$$\begin{aligned} \frac{K_w}{K_b} &= [\text{H}^+][\text{OH}^-] \times \frac{[\text{NH}_3]}{[\text{NH}_4^+][\text{OH}^-]} \\ &= \frac{[\text{NH}_3][\text{H}^+]}{[\text{NH}_4^+]} \\ &= K_a \end{aligned}$$

これは，次の反応式における NH_3 の共役酸 NH_4^+ の酸としての解離定数 K_a〔式(24)参照〕である．

$$\text{NH}_4^+ \longrightarrow \text{NH}_3 + \text{H}^+$$

この K_a の値が小さいと酸としては弱く，逆に塩基として強いことになり，K_b の代わりに K_a を用いて弱塩基の強さを表すことができる．

例題 33 0.05〔mol/L〕アンモニア水溶液の OH^- の濃度とアンモニアの解離度 α はいくらか．アンモニアの塩基解離定数を 1.8×10^{-5}〔mol/L〕として計算し，有効数字 2 桁で答えよ．

(九大院理 化学)

[解答] $[\text{OH}^-] = 9.5 \times 10^{-3}$〔mol/L〕
$\alpha = 1.9 \times 10^{-2}$

[解説] 式(20)を用いて解離度 α を求める．

$$\begin{aligned} \alpha &= \sqrt{\frac{K_b}{C}} \quad (20) \\ &= \sqrt{\frac{1.8 \times 10^{-5}}{0.05}} = 1.9 \times 10^{-2} \end{aligned}$$

水酸化物イオン濃度 $[\text{OH}^-]$ は式(21)から求める．

$$\begin{aligned} [\text{OH}^-] &= C\alpha \quad (21) \\ &= 0.05 \times 1.9 \times 10^{-2} \text{〔mol/L〕} \end{aligned}$$

$$= 9.5 \times 10^{-4} \text{ [mol/L]}$$

塩基解離定数 K_b は弱塩基では小さな値で，比較するには不便な定数なので，一般に K_b の逆数の対数である**塩基解離指数 pK_b** で表すことにしている．

$$pK_b = \log \frac{1}{K_b} = -\log K_b \quad (23)$$

pK_b の値によって塩基の強さを比較すると，**pK_b 値の小さいほど強い塩基**となる．塩基が強いほどその共役酸の酸性は弱く，その共役酸の強さから塩基の強さを表すことができる．

$$NH_3 + H_2O \rightleftarrows NH_4^+ + OH^- \quad (6)$$
$$NH_4^+ \rightleftarrows NH_3 + H^+$$

共役酸 NH_4^+ の酸としての強さを考えると酸解離定数 K_a は

$$K_a = \frac{[NH_3][H^+]}{[NH_4^+]}$$

となる．アンモニアの共役酸 NH_4^+ の pK_a 値は

$$pK_a = -\log K_a = -\log \frac{[NH_3][H^+]}{[NH_4^+]} \quad (24)$$

となり，共役酸の **pK_a** 値が大きいほどその塩基は強く，共役酸の **pK_a** が小さいほどその塩基は弱くなる．

9 弱塩基の Henderson-Hasselbalch の式

塩基の場合，水溶液では

$$B + H_2O \rightleftarrows BH^+ + OH^- \quad (25)$$

また塩基 B の強さを B の共役酸である BH^+ の酸の強さとして考えると，共役酸の酸解離定数 K_a は

$$BH^+ \rightleftarrows H^+ + B \quad (26)$$

$$K_a = \frac{[H^+][B]}{[BH^+]} \quad (27)$$

共役酸の pK_a は

$$pK_a = -\log K_a$$

となる．

また，式(25)から，塩基解離定数 K_b [*12] は式(19)と同様に次のように表される．

$$K_b = K[H_2O] = \frac{[BH^+][OH^-]}{[B]} \quad (28)$$

式(27)と式(28)より

$$K_a \times K_b = [H^+][OH^-]$$

---

*12 $K_b = \dfrac{K_w}{K_a}$ なる関係があるので BH^+ の K_a が大きければ，B の K_b は小さくなり，B は弱塩基となる．薬学では塩基について，共役酸の酸解離定数 K_a で表現される場合が多い．

$$= 1.0 \times 10^{-14} \,[(\text{mol/L})^2] \quad (25\text{℃})$$
$$\therefore\ \mathrm{p}K_\mathrm{a} + \mathrm{p}K_\mathrm{b} = 14$$

式(28)の両辺に負の対数をとり符号を変え移項すると,

$$-\log K_\mathrm{b} = \log[\mathrm{B}] - \log[\mathrm{BH}^+] - \log[\mathrm{OH}^-]$$

ここで

$$-\log K_\mathrm{b} = \mathrm{p}K_\mathrm{b}$$
$$-\log[\mathrm{OH}^-] = \mathrm{pOH} = \mathrm{p}K_\mathrm{w} - \mathrm{pH}$$

なので,これらの値を前式に代入すると

$$\mathrm{p}K_\mathrm{b} = \mathrm{p}K_\mathrm{w} - \mathrm{pH} + \log\frac{[\mathrm{B}]}{[\mathrm{BH}^+]}$$
$$\therefore\ \mathrm{pH} = \mathrm{p}K_\mathrm{w} - \mathrm{p}K_\mathrm{b} + \log\frac{[\mathrm{B}]}{[\mathrm{BH}^+]}$$

となる.また,$[\mathrm{H}^+][\mathrm{OH}^-] = K_\mathrm{w}$ なので,次の関係が成立する.

$$K_\mathrm{a} \cdot K_\mathrm{b} = K_\mathrm{w}$$
$$\mathrm{p}K_\mathrm{a} + \mathrm{p}K_\mathrm{b} = \mathrm{p}K_\mathrm{w}$$
$$= 14$$
$$\therefore\ \mathrm{p}K_\mathrm{a} = \mathrm{p}K_\mathrm{w} - \mathrm{p}K_\mathrm{b}$$

これらの値を上式に代入すると

$$\mathrm{pH} = \mathrm{p}K_\mathrm{a}{}^{*13} + \log\frac{[\mathrm{B}]}{[\mathrm{BH}^+]} \quad (29)^{*14}$$

すなわち,

$$\mathrm{pH} = \mathrm{p}K_\mathrm{a} + \log\frac{[\text{非イオン形の塩基}]}{[\text{イオン形の塩基}]} \quad (30)$$

となる.pH = pK_a のとき,式(29)では $[\mathrm{B}] = [\mathrm{BH}^+]$,すなわち**溶液の pH が p$K_\mathrm{a}$ に等しいとき,非イオン形とイオン形の濃度は等しくなる**.式(29),式(30)は弱塩基の **Henderson–Hasselbalch の式**と呼ばれる.

例題 34 次の Henderson–Hasselbalch の式に関する記述について,正しいものの組合せはどれか.

$$\mathrm{pH} = \mathrm{p}K_\mathrm{a} + \log\frac{[\text{salt}]}{[\text{acid}]} \quad (14')$$

$$\mathrm{pH} = \mathrm{p}K_\mathrm{a} + \log\frac{[\text{base}]}{[\text{salt}]} \quad (30')$$

a pH が同じなら,pK_a の値が大きい塩基 (base) ほどイオン形 (salt) の割合が小さい.

b pH が同じなら,pK_a の小さい酸 (acid) ほどイオン形 (salt) の割合が大きい.

---

*13 式(27)から pK_a は次の式で与えられる.
$$\mathrm{p}K_\mathrm{a} = -\log K_\mathrm{a} = -\log\frac{[\mathrm{H}^+][\mathrm{B}]}{[\mathrm{BH}^+]} \quad (24')$$

*14 式(29)は
$$\mathrm{pH} = \mathrm{p}K_\mathrm{a} + \log\frac{[\text{base}]}{[\text{salt}]} \quad (30')$$
$$\mathrm{pH} = \mathrm{p}K_\mathrm{a} + \log\frac{[\text{塩基}]}{[\text{共役酸}]}$$

として表すことができる.式(30')より pK_a の値が大きいほど強い塩基である.

c pK_a が同じなら，pH が大きいほど非イオン形（base）の割合が小となる．

d pK_a が同じなら，pH が小さいほど非イオン形（acid）の割合が大となる．

1 （a, b）　　2 （a, c）　　3 （a, d）
4 （b, c）　　5 （b, d）　　6 （c, d）

薬剤師国試（74回）

[解答] 5

[解説]

a 誤り．pH が同じなら，式(30′)から pK_a が大きい塩基（base）では $\log \frac{[\text{base}]}{[\text{salt}]}$ が小さくなる必要があるので，イオン形（salt）の割合が大きくなる．

b 正しい．pH が同じなら，式(14′)から pK_a の小さい酸（acid）ほど $\log \frac{[\text{salt}]}{[\text{acid}]}$ が大きくなる必要があるので，イオン形（salt）の割合が大きくなる．

c 誤り．pK_a が同じなら，式(30′)から pH が大きいほど，非イオン形（base）の割合は大きくなる．

d 正しい．pK_a が同じなら，式(14′)から pH が小さいほど，非イオン形（acid）の割合は大きくなる．

例題35 有機アミン（RNH$_2$）が水中で次に示すイオン解離平衡にあるとき，その解離度 α を水溶液の pH および有機アミン共役酸の pK_a で示す式として正しいものはどれか．

$$\text{RNH}_3^+ + \text{H}_2\text{O} \rightleftarrows \text{RNH}_2 + \text{H}_3\text{O}^+$$

1 $\alpha = 10^{\text{pH}} / 10^{\text{p}K_a}$
2 $\alpha = 1/(1 + 10^{\text{p}K_a - \text{pH}})$
3 $\alpha = 1/(1 + 10^{\text{pH} - \text{p}K_a})$
4 $\alpha = 1/(1 - 10^{\text{p}K_a - \text{pH}})$
5 $\alpha = 1/(1 - 10^{\text{pH} - \text{p}K_a})$

薬剤師国試（58回）

[解答] 3

[解説] 解離度 α は［イオン形の塩基］に等しいので，式(30)から導く．

式(30)を移項して式(30′)とし，$y = \log_{10} x \longrightarrow 10^y = x$ の式を用いて指数関数に直すと式(31)となる．この式を式(18)の誘導と同様に変形すると

$$\text{pH} - \text{p}K_a = \log \frac{[\text{非イオン形の塩基}]}{[\text{イオン形の塩基}]} \quad (30')$$

$$10^{pH-pK_a} = \frac{[非イオン形の塩基]}{[イオン形の塩基]} \quad (31)$$

$$= \frac{1}{[イオン形の塩基]} - 1$$

$$1 + 10^{pH-pK_a} = \frac{1}{[イオン形の塩基]}$$

$$\therefore 解離度 \alpha = [イオン形の塩基]$$

$$= \frac{1}{1 + 10^{pH-pK_a}} \quad (32)$$

となる.

次に非イオン形塩基の濃度 [非イオン形の塩基] を求めてみよう.

式(30)を移項し,式(33)としたのち,指数関数に直すと

$$pK_a - pH = \log \frac{[イオン形の塩基]}{[非イオン形の塩基]} \quad (33)$$

$$10^{pK_a-pH} = \frac{[イオン形の塩基]}{[非イオン形の塩基]}$$

$$= \frac{1 - [非イオン形の塩基]}{[非イオン形の酸塩基]}$$

$$= \frac{1}{[非イオン形の塩基]} - 1$$

$$1 + 10^{pK_a-pH} = \frac{1}{[非イオン形の塩基]}$$

$$\therefore [非イオン形の塩基] = \frac{1}{1 + 10^{pK_a-pH}} \quad (34)$$

が誘導される.

例題 36 次の図はある両性化合物溶液の非イオン形分率と pH との関係を示したものである.次の記述のうち,正しいものはどれか.

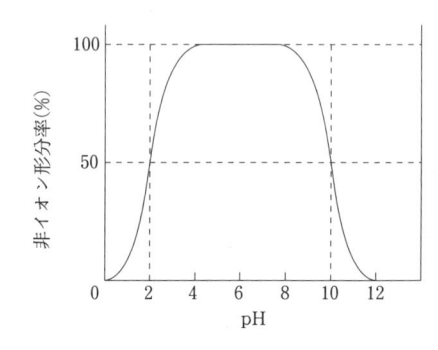

1 この化合物は分子内に pK_a が 2 の酸と,共役酸の pK_a が 10 の塩基を含む.

2 この化合物は分子内に共役酸の pK_a が 2 の塩基と,pK_a が 10 の酸を含む.

3 この化合物は,分子内に酸解離定数 10^{-2} 〔mol/L〕の酸と,塩基解離定数 10^{-10} 〔mol/L〕の塩基を含む.

4 この化合物は,分子内に塩基解離定数 10^{-2}

〔mol/L〕の塩基と，酸解離定数10^{-10}〔mol/L〕の酸を含む．

5 　この化合物は，分子内に酸解離定数10^{-2}〔mol/L〕の酸と，共役酸の酸解離定数10^{-10}〔mol/L〕の塩基を含む．

薬剤師国試（77回）

[解答] 2

[解説] 非イオン形（分子形）の濃度とイオン形の濃度が等しくなる点（pH = pK_a）のpHを見ると2と10である．

pH = 2：pHが2より高くなると非イオン形分率が多くなるので塩基性基の共役酸（BH$^+$）のpK_aを表しpK_a = 2である．

pH = 10：pHが10より高くなるとイオン形分率が多くなるので，酸のpK_aを表しpK_a = 10である．

両性化合物の例としてスルファニルアミドがある．

スルファニルアミド（両性 p$K_{a,1}$ = 2.4　p$K_{a,2}$ = 10.4）

pH = 2.4では（Ⅰ）=（Ⅱ），pH < 2.4では（Ⅰ）>（Ⅱ）

pH = 10.4では（Ⅱ）=（Ⅲ），pH > 10.4では（Ⅱ）<（Ⅲ）

$$\underset{(Ⅰ)}{\overset{\oplus NH_3}{\underset{SO_2NH_2}{\bigcirc}}} \underset{-H^+}{\overset{H^+}{\rightleftarrows}} \underset{(Ⅱ)}{\overset{NH_2}{\underset{SO_2NH_2}{\bigcirc}}} \underset{H^+}{\overset{-H^+}{\rightleftarrows}} \underset{(Ⅲ)}{\overset{NH_2}{\underset{SO_2NH^{\ominus}}{\bigcirc}}}$$

10 弱酸の溶解度

　医薬品の多くは弱酸あるいは弱塩基である．これら弱電解質はその溶媒の pH によってイオン解離の程度が強く影響されるので，pH は総溶解度に大きく影響する．

　固体の弱酸 HA を水に溶解させ，飽和させると

$$HA（固体） \rightleftarrows HA（溶液） \rightleftarrows H^+ + A^-$$
$$\qquad\qquad\quad（溶解平衡）\qquad（解離平衡）$$

の平衡が成り立つ．HA の酸解離定数 K_a は

$$K_a = \frac{[H^+][A^-]}{[HA]} \qquad (7)$$

ここで

　　S_o：非イオン形の HA の溶解度 [HA]

　　S：HA の総溶解度（飽和溶解度）

とし，S_o は pH あるいは HA のイオン形濃度 $[A^-]$ に無関係に一定であるとすれば

$$S = [HA]+[A^-] = [HA]\left(1+\frac{K_a}{[H^+]}\right)$$
$$= S_o\left(1+\frac{K_a}{[H^+]}\right) \qquad (35)$$

となる．$pH = -\log[H^+]$，$pK_a = -\log K_a$，$K_a = 10^{-pK_a}$ であるので，式(35)は

$$S = S_o(1+10^{pH-pK_a}) \qquad (36)$$

となる[*15]．すなわち，**弱酸の場合，pH が大きくなるにつれて HA の総溶解度 S は増加する**．また，$pH = pK_a$ のとき，つまり弱酸 HA が 50 % イオン化したとき，$S = 2S_o$ となる．

　式(14)を pH について書き直すと

$$pH = pK_a + \log\left(\frac{S-S_o}{S_o}\right) \qquad (37)$$

となる[*16]．この式は弱酸の Henderson-Hasselbalch

[*15] 式(35)の中の $K_a/[H^+] = X$ とおいて，両辺の対数をとると，
$$\log K_a - \log[H^+] = \log X$$
$$pH - pK_a = \log X$$
$y = \log_{10}x \longrightarrow x = \log_{10}x$ を用いて次のように上式を変形する．
$$X = 10^{pH-pK_a} = \text{antilog}(pH-pK_a)$$
上式を式(35)に代入すると，HA の総溶解度 S は
$$S = S_o(1+\text{antilog}(pH-pK_a))$$
$$= S_o(1+10^{pH-pK_a}) \qquad (36)$$
となる．

[*16] 式(37)から式(36)へ逆に式の誘導をしてみよう．
$y = \log_{10}x \longrightarrow x = 10^y$ を用いて式(37)を変形すると
$$\frac{S_o}{S-S_o} = \frac{S}{S_o} - 1 = 10^{pH-pK_a}$$
$$\frac{S}{S_o} = 1 + 10^{pH-pK_a}$$
$$\therefore\ S = S_o(1+10^{pH-pK_a}) \qquad (36)$$

の式と呼ばれる．また式(37)は式(7)から誘導できる．

式(7)から

$$[H^+] = K_a \times \frac{[HA]}{[A^-]}$$

$$= K_a \times \frac{S_o}{S - S_o}$$

上式の両辺に負の対数をとると

$$-\log[H^+] = -\log K_a + \log\left(\frac{S - S_o}{S_o}\right)$$

$$\therefore \quad pH = pK_a + \log\left(\frac{S - S_o}{S_o}\right) \tag{37}$$

となる．

例題37 弱酸の溶解度 C_s を表す式として正しいものはどれか．

ただし，C_o = 非イオン形の溶解度
K_a = 酸解離定数
$[H^+]$ = 水素イオン濃度

1 $C_s = C_o\left(1 + \dfrac{[H^+]}{K_a}\right)$

2 $C_s = C_o\left(1 - \dfrac{K_a}{[H^+]}\right)$

3 $C_s = C_o\left(1 + \dfrac{K_a}{K_a + [H^+]}\right)$

4 $C_s = C_o\left(1 - \dfrac{K_a + [H^+]}{K_a}\right)$

5 $C_s = C_o\left(1 + \dfrac{K_a}{[H^+]}\right)$

薬剤師国試（69回）

[解 答] 5

[解 説] 本問の $C_s = S$，$C_o = S_o$ とすると式(35)と同一式は5である．詳細は本文参照．

例題38 ある弱酸性医薬品（$pK_a = 4$）の pH 4 の水溶液中での溶解度は，pH 1 の水溶液中での溶解度の約何倍か．

[解 答] 2倍

[解 説] $pK_a = 4 \quad \therefore K_a = 1.0 \times 10^{-4}$

$pH = 4 \quad \therefore [H^+] = 1.0 \times 10^{-4}$

$pH = 1 \quad \therefore [H^+] = 1.0 \times 10^{-1}$

式(35)に各値を代入して求める．

$$S = S_o\left(1 + \frac{K_a}{[H^+]}\right) \tag{35}$$

pH = 1

$$S = S_o\left(1 + \frac{1.0 \times 10^{-4}}{1.0 \times 10^{-1}}\right)$$
$$\fallingdotseq S_o$$
pH = 4
$$S = S_o\left(1 + \frac{1.0 \times 10^{-4}}{1.0 \times 10^{-4}}\right)$$
$$\fallingdotseq 2S_o$$

例題 39 フェノバルビタールの非イオン形分子の水に対する溶解度は 5.0×10^{-3} 〔mol/L〕,酸解離定数 $K_a = 3.9 \times 10^{-8}$ 〔mol/L〕とすると,フェノバルビタールの pH 7 および pH 8 の総溶解度を求めよ.

薬剤師国試（64回,改）

〔**解 答**〕 pH = 7 : $S = 6.95 \times 10^{-3}$ 〔mol/L〕
pH = 8 : $S = 2.45 \times 10^{-2}$ 〔mol/L〕

〔**解 説**〕 フェノバルビタールは弱酸性医薬品なので式(35)に各値を代入して求める.

$$S = S_o\left(1 + \frac{K_a}{[H^+]}\right) \tag{35}$$

pH = 7 のとき : $S = 5.0 \times 10^{-3}\left(1 + \dfrac{3.9 \times 10^{-8}}{10^{-7}}\right)$
$$= 6.95 \times 10^{-3}\ \text{〔mol/L〕}$$

pH = 8 のとき : $S = 5.0 \times 10^{-3}\left(1 + \dfrac{3.9 \times 10^{-8}}{10^{-8}}\right)$
$$= 2.45 \times 10^{-2}\ \text{〔mol/L〕}$$

弱酸は pH が高くなるほど,総溶解度は大きくなる.

例題 40 分子内に一つの解離基をもつ弱酸性薬物がある.この薬物の水に対する飽和溶解度 (C_s) と溶液の pH との関係を示す図はどれか.

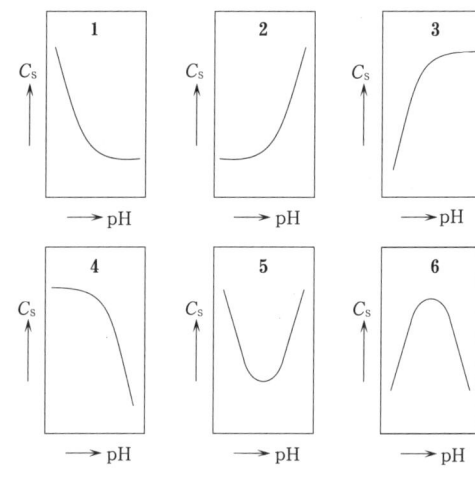

薬剤師国試（76回）

解答 2

解説 弱酸性薬物の溶解度は式(36)で与えられる．
$$S = S_o(1 + 10^{pH - pK_a}) \quad (36)$$
本問では $S = C_s$ で示してある．式(36)と(36')は全く同じ式である．
$$C_s = C_o(1 + 10^{pH - pK_a}) \quad (36')$$
したがって，pH > pK_a となる pH 領域では pH が高くなるほど飽和溶解度（総溶解度）C_s は大きくなる．

一方，pH < pK_a となる領域では，pH が減少するにつれて $10^{pH - pK_a} \longrightarrow 10^{-pK_a}$ に近づく．このような挙動を示すものは 2 である．

例題41 一定温度においてある酸性医薬品の溶解度は pH 2 以下で 0.010〔mol/L〕であった．また，pH 5 における溶解度は 0.020〔mol/L〕であった．
1　この医薬品の pK_a はいくらか
2　pH 6 におけるイオン形濃度は，非イオン形濃度の約何倍か

薬剤師国試（75回，改）

解答 1　5，2　10

解説 pH 2 以下で，この医薬品の溶解度が 0.01〔mol/L〕であることから非イオン形濃度〔HA〕= 0.01〔mol/L〕と近似できる．

したがって，この医薬品の pH = 5 における溶解度 S は式(36)で表される．
$$S = S_o(1 + 10^{pH - pK_a}) \quad (36)$$

1　この式に各値を代入して pK_a を求める．
$$0.020 = 0.010 \times (1 + 10^{5 - pK_a})$$
$$10^{5 - pK_a} = 1$$
両辺の対数をとると，
$$(5 - pK_a)\log 10 = \log 1$$
$$= 0$$
$$5 - pK_a = 0 \quad \therefore pK_a = 5$$

〔別解〕式(35)に各値を代入して求めてもよい．
$$S = S_o\left(1 + \frac{K_a}{[H^+]}\right) \quad (35)$$
$$0.02 = 0.01 \times \left(1 + \frac{K_a}{[10^{-5}]}\right)$$
$$K_a = 10^{-5}$$
$$\therefore pK_a = 5$$

2　弱酸の Henderson–Hasselbalch の式(15)に代入して求める．

$$\mathrm{pH} = \mathrm{p}K_\mathrm{a} + \log\frac{[イオン形の酸]}{[非イオン形の酸]} \qquad (15)$$

$$6 = 5 + \log\frac{[イオン形の酸]}{[非イオン形の酸]}$$

$$1 = \log\frac{[イオン形の酸]}{[非イオン形の酸]}$$

$y = \log_{10} x \longrightarrow 10^y = x$ の式を用いて指数関数に直すと

$$\frac{[イオン形の酸]}{[非イオン形の酸]} = 10$$

∴ 10 倍

〔別解〕 式(7)を変形したのち, 各値を代入して求める.

$$K_\mathrm{a} = \frac{[\mathrm{H}^+][\mathrm{A}^-]}{[\mathrm{HA}]} \qquad (7)$$

$$\frac{[\mathrm{A}^-]}{[\mathrm{HA}]} = \frac{K_\mathrm{a}}{[\mathrm{H}^+]}$$

ここで,

$\mathrm{p}K_\mathrm{a} = -\log K_\mathrm{a}$ から $K_\mathrm{a} = 10^{-\mathrm{p}K_\mathrm{a}}$

$\mathrm{pH} = -\log[\mathrm{H}^+]$ から $[\mathrm{H}^+] = 10^{-\mathrm{pH}}$

の値を上式に代入すると

$$\frac{[\mathrm{A}^-]}{[\mathrm{HA}]} = \frac{10^{-\mathrm{p}K_\mathrm{a}}}{10^{-\mathrm{pH}}}$$

$$= \frac{10^{-5}}{10^{-6}}$$

$$= 10$$

となる.

例題 42 一定温度において, ある酸性薬物 ($\mathrm{p}K_\mathrm{a} = 8$) の pH 4 での溶解度は 0.1 〔mg/mL〕である. この薬物の 100〔mg/mL〕濃度の水溶液を調製するには, pH をどれほどにすればよいか. 最も近い数値は次のどれか.

1 3 **2** 5 **3** 7 **4** 9 **5** 11

薬剤師国試 (77 回)

〔解答〕 5

〔解説〕 $\mathrm{p}K_\mathrm{a} = 8$ の酸性薬物は pH 4 ではほとんど非イオン形で存在している. 弱酸性医薬品の溶解度は式(36)で表される.

$$S = S_\mathrm{o}(1 + 10^{\mathrm{pH}-\mathrm{p}K_\mathrm{a}}) \qquad (36)$$

式(36)に各値を代入して解く.

$100 〔\mathrm{mg/mL}〕 = 0.1 〔\mathrm{mg/mL}〕 (1 + 10^{\mathrm{pH}-8})$

$1000 = 1 + 10^{\mathrm{pH}-8}$

$10^3 \fallingdotseq 10^{\mathrm{pH}-8}$

両辺の対数をとると

$\mathrm{pH} - 8 = 3$

$\mathrm{pH} = 11$

となる.

〔別解〕 pH 4 で 0.1〔mg/mL〕しか溶解しない酸性医薬品を pH を変え 100〔mg/mL〕溶解した状態にす

るには，非イオン形 ⟶ イオン形にする必要がある．したがって，Henderson-Hasselbalch の式(15)に［イオン形の酸］＝ 100〔mg/mL〕として代入して解いてよい．

$$\mathrm{pH} = \mathrm{p}K_\mathrm{a} + \log \frac{［イオン形の酸］}{［非イオン形の酸］} \quad (15)$$

$$\mathrm{pH} = 8 + \log \frac{100〔\mathrm{mg/mL}〕}{0.1〔\mathrm{mg/mL}〕}$$

$$\mathrm{pH} = 8 + 3$$

$$\therefore \quad \mathrm{pH} = 11$$

11 弱塩基の溶解度

固体の弱塩基 B を水に溶解させ，飽和させると

$$\mathrm{B}\,(固体) \underset{(溶解平衡)}{\rightleftarrows} \mathrm{B}\,(溶液) \overset{\mathrm{H_2O}}{\underset{(解離平衡)}{\rightleftarrows}} \mathrm{BH}^+ + \mathrm{OH}^-$$

の平衡が成り立つ．

$$\mathrm{BH}^+ \rightleftarrows \mathrm{H}^+ + \mathrm{B} \quad (26)$$

B の共役酸である BH^+ の酸解離定数 K_a は

$$K_\mathrm{a} = \frac{[\mathrm{H}^+][\mathrm{B}]}{[\mathrm{BH}^+]} \quad (27)$$

となる．
ここで，

S_o：非イオン形の B の溶解度 ［B］

S：B の総溶解度（飽和溶解度）

とし，S_o は pH あるいは B のイオン形濃度［BH^+］に無関係に一定であるとすると

$$S = [\mathrm{B}] + [\mathrm{BH}^+] = [\mathrm{B}]\left(1 + \frac{[\mathrm{H}^+]}{K_\mathrm{a}}\right)$$

$$= S_\mathrm{o}\left(1 + \frac{[\mathrm{H}^+]}{K_\mathrm{a}}\right) \quad (38)$$

となる．$\mathrm{pH} = -\log [\mathrm{H}^+]$，$\mathrm{p}K_\mathrm{a} = -\log K_\mathrm{a}$，$K_\mathrm{a} = 10^{-\mathrm{p}K_\mathrm{a}}$ であるので，式(38)は

$$S = S_\mathrm{o}(1 + 10^{\mathrm{p}K_\mathrm{a} - \mathrm{pH}}) \quad (39)$$

となる*17. すなわち，弱塩基の場合には，**pH が大きくなれば溶解度 S は低下する**. また，pH = pK_a のとき，$S = 2S_0$ となる.

式(38)を pH について書き直すと

$$\mathrm{pH} = \mathrm{p}K_a - \log\left(\frac{S - S_0}{S_0}\right) \quad (40)$$

となる．この式は弱塩基の Henderson–Hasselbalch の式と呼ばれる.

例題 43 ある弱塩基性医薬品（pK_a = 9）の pH 9 の水溶液中の溶解度は，pH 12 の水溶液中での溶解度の約何倍か.

薬剤師国試（60 回，改）

---

*17 式(38)の中の $[\mathrm{H}^+]/K_a = X$ とおいて，両辺の対数をとると
  $\log[\mathrm{H}^+] - \log K_a = \log X$
  $\mathrm{p}K_a - \mathrm{pH} = \log X$
  $y = \log_{10} x \longrightarrow x = 10^y$ を用いて次のように上式を変形する.
  $X = 10^{\mathrm{p}K_a - \mathrm{pH}} = \mathrm{antilog}(\mathrm{p}K_a - \mathrm{pH})$
  上式を式(38)に代入すると，B の総溶解度 S は
  $S = S_0(1 + \mathrm{antilog}(\mathrm{p}K_a - \mathrm{pH}))$
    $= S_0(1 + 10^{\mathrm{p}K_a - \mathrm{pH}}) \quad (39)$
  となる.

[解答] 2 倍

[解説] pK_a = 9　∴ $K_a = 1.0 \times 10^{-9}$
　　　　pH = 9　∴ pH = 1.0×10^{-9}
　　　　pH = 12　∴ $[\mathrm{H}^+] = 1.0 \times 10^{-12}$

式(38)に各値を代入して求める.

$$S = S_0\left(1 + \frac{[\mathrm{H}^+]}{K_a}\right)$$

pH = 12

$$S = S_0\left(1 + \frac{1.0 \times 10^{-12}}{1.0 \times 10^{-9}}\right) \fallingdotseq S_0$$

pH = 9

$$S = S_0\left(1 + \frac{1.0 \times 10^{-9}}{1.0 \times 10^{-9}}\right) = 2S_0$$

12 塩の加水分解

　塩化ナトリウム水溶液のように強酸と強塩基とからできた塩の水溶液は，一般に加水分解せず中性を示す．しかし，弱酸と強塩基とからできた塩の水溶液は塩基性を示し，強酸と弱塩基との塩の水溶液は酸性を示す．このように塩が水に溶けて解離し，酸性または塩基性を示す現象を**塩の加水分解**（または**塩の加水解離**）という．

12.1　弱酸と強塩基との塩

　酢酸ナトリウムの水溶液は弱い塩基性を示す．この現象は次のように説明される．多くの塩は強電解質で，水溶液中でほぼ完全に解離している．

$$CH_3COONa \longrightarrow CH_3COO^- + Na^+$$

しかし酢酸の解離は小さいから，ここで生じた酢酸イオン CH_3COO^- は水と反応して酢酸分子を生じる方向へ平衡が移動し，水酸化物イオンの濃度 $[OH^-]$ が増加する．

$$CH_3COO^- + H_2O \rightleftarrows CH_3COOH + OH^- \quad (41)$$

そのため酢酸ナトリウム水溶液では $[OH^-] > [H^+]$ となり，水溶液は塩基性を示す．

　いま式(41)の**加水分解定数**（hydrolysis constant）K_h は次の式で表される．

$$K_h = K[H_2O] = \frac{[CH_3COOH][OH^-]}{[CH_3COO^-]} \quad (42)$$

　式(42)の右辺の分母及び分子に $[H^+]$ を掛けて式を整理すると

$$K_h = \frac{[CH_3COOH][H^+][OH^-]}{[CH_3COO^-][H^+]}$$

ここで，

$$K_a = \frac{[CH_3COO^-][H^+]}{[CH_3COOH]} \quad (10)$$

$$K_w = [H^+][OH^-] \quad (3)$$

であるので，これらの値を上式に代入すると

$$K_h = \frac{K_w}{K_a} \quad (43)$$

となる．すなわち，弱酸と強塩基との塩では酸解離定数 K_a が小さいほど，いいかえればその塩を構成する弱酸が弱ければ弱いほど，K_h は大きくなる．

　ここで，式(41)における酢酸ナトリウムの濃度 C 〔mol/L〕，水と反応して加水分解する度合い，すなわち**加水分解度**を h で表すと，

$$CH_3COO^- + H_2O \rightleftarrows CH_3COOH + OH^- \quad (41)$$
$$C(1-h)〔mol/L〕 \qquad Ch〔mol/L〕\ Ch〔mol/L〕$$

となるので，この値を式(42)に代入すると

$$K_h = \frac{[CH_3COOH][OH^-]}{[CH_3COO^-]} = \frac{Ch \times Ch}{C(1-h)} = \frac{Ch^2}{1-h}$$

となる.

　弱酸と強塩基との塩では加水分解度 h は 1 に比べて著しく小さいので, $1-h \fallingdotseq 1$ とみなすことができる. したがって,

$$K_h = Ch^2$$

$$\therefore \ h = \sqrt{\frac{K_h}{C}} = \sqrt{\frac{K_w}{K_a C}} \tag{44}$$

また, $[OH^-] = Ch = \sqrt{\dfrac{K_w C}{K_a}}$ (45)

なので

$$[H^+] = \frac{K_w}{[OH^-]} = \sqrt{\frac{K_w K_a}{C}} \tag{46}$$

となる. pH は式(46)の両辺に負の対数をとり整理すると求められる.

$$-\log [H^+] = -\frac{1}{2} \log K_w - \frac{1}{2} \log K_a + \frac{1}{2} \log C$$

$$\therefore \ pH = 7 + \frac{1}{2} pK_a + \frac{1}{2} \log C \tag{47}$$

となる.

　式(47)より, 温度一定のもとで弱酸の **pK_a が大きい（酸が弱い）**ほど, また, 塩の濃度が高いほど塩基性が強く（**pH が大きく**）なる.

例題 44 0.1 [mol/L] 酢酸ナトリウムの水素イオン濃度 [H^+] と pH を求めよ. ただし, 酢酸の $K_a = 1.75 \times 10^{-5}$, $\log 1.75 = 0.243$ とする.

[解 答] $[H^+] = 1.32 \times 10^{-9}$ [mol/L], pH = 8.88

[解 説] 式(46)から

$$[H^+] = \sqrt{\frac{K_w K_a}{C}} \tag{46}$$

$$= \sqrt{\frac{(1.0 \times 10^{-14}) \times (1.75 \times 10^{-5})}{1.0 \times 10^{-1}}}$$

$$= 1.32 \times 10^{-9} \text{ [mol/L]}$$

$$pK_a = -\log K_a \tag{8}$$

$$= -\log (1.75 \times 10^{-5}) = 5 - \log 1.75$$

$$= 4.76$$

$$pH = 7 + \frac{1}{2} pK_a + \frac{1}{2} \log C \tag{47}$$

$$= 7 + \frac{1}{2} \times 4.76 + \frac{1}{2} \log 10^{-1} = 8.88$$

12.2　強酸と弱塩基との塩

　強酸と弱塩基との塩, たとえば, 塩化アンモニウムの水溶液は弱い酸性を示す. 塩は水に溶けてほぼ完全に解離し, 一部の NH_4^+ は H^+ を水分子に与え NH_3 の形で存在し酸性を示す. いま [H_3O^+] を [H^+] で表すと [H^+] > [OH^-] となり, 酸性を示す.

$$NH_4Cl \longrightarrow NH_4^+ + Cl^-$$

$$NH_4^+ + H_2O \rightleftarrows NH_3 + H_3O^+ \quad (48)$$

いま式(48)の $[H_3O^+]$ を $[H^+]$ と略記すると，加水分解定数 K_h は次の式で表される．

$$K_h = K[H_2O] = \frac{[NH_3][H^+]}{[NH_4^+]} \quad (49)$$

式(49)の右辺の分母及び分子に $[OH^-]$ を掛けて式を整理すると

$$K_h = \frac{[NH_3][H^+][OH^-]}{[NH_4^+][OH^-]}$$

ここで

$$K_b = \frac{[NH_4^+][OH^-]}{[NH_3]} \quad (19)$$

$$K_w = [H^+][OH^-] \quad (3)$$

であるので，これらの値を上式に代入すると

$$K_h = \frac{K_w}{K_b} \quad (50)$$

となる．すなわち，強酸と弱塩基との**塩基解離定数 K_b が小さいほど，いいかえればその塩を構成している塩基が弱ければ弱いほど，K_h は大きくなる．**

ここで，塩化アンモニウムの濃度 C [mol/L]，加水分解度を h で表すと，式(6)(65頁)のように

$$NH_4^+ + H_2O \rightleftarrows NH_3 + H_3O^+ \quad (48)$$
$$C(1-h)\text{[mol/L]} \qquad Ch\text{[mol/L]} \quad Ch\text{[mol/L]}$$

となるので，$[H_3O^+]$ と $[H^+]$ と略記し，この値を式(49)に代入すると

$$K_h = \frac{[NH_3][H^+]}{[NH_4^+]} = \frac{Ch \times Ch}{C(1-h)} = \frac{Ch^2}{1-h}$$

強酸と弱塩基の塩も $1-h \fallingdotseq 1$ と近似できるので

$$K_h = Ch^2$$

$$h = \sqrt{\frac{K_h}{C}} = \sqrt{\frac{K_w}{K_b C}} \quad (51)$$

$$[H^+] = Ch = \sqrt{K_h C} = \sqrt{\frac{K_w C}{K_b}} \quad (52)$$

となる．pH は式(52)の両辺に負の対数をとり，整理すると求められる．

$$-\log[H^+] = -\frac{1}{2}\log K_w - \frac{1}{2}\log C + \frac{1}{2}\log K_b$$

$$\therefore \ pH = 7 - \frac{1}{2}pK_b - \frac{1}{2}\log C \quad (53)$$

例題45 5.0×10^{-2} [mol dm^{-3}] の塩化アンモニウム水溶液の水素イオン濃度を求めよ．ただし，アンモニアの $K_b = 1.8 \times 10^{-5}$ [mol dm^{-3}] とする．ただし，$\sqrt{27.8} = 5.27$，$\log 5.27 = 0.72$ とする．

(東北大院理　化学)

[解答] $[H^+] = 5.27 \times 10^{-6}$ [mol/L]

解説

式(52)に各値を代入して求める．

$$[H^+] = \sqrt{\frac{K_w C}{K_b}}$$

$$= \sqrt{\frac{1.0 \times 10^{-14} \times 5.0 \times 10^{-2}}{1.8 \times 10^{-5}}}$$

$$= \sqrt{2.78 \times 10^{-11}}$$

$$= 5.27 \times 10^{-6} \text{ [mol/L]}$$

〔注〕　mol dm^{-3} = mol/L

pH = $-\log [H^+]$

$= -\log (5.27 \times 10^{-6}) = 5.28$

13 緩衝液

　一般に，弱酸とその塩の混合溶液，または弱塩基とその塩の混合溶液は，酸や塩基を少量加えてもpHがほとんど変化しない．また，水でうすめてもほとんどpHが変わらない．このような水溶液を**緩衝液**（buffer solution）または**緩衝溶液**という．また，このような作用を**緩衝作用**という．

　健康なヒトの体内ではたん白質や塩類などによる緩衝作用によってpHが一定に保たれている．口の中はpH = 6.4～6.8，胃の中はpH = 1.6～1.8，小腸の中はpH = 5～7，血液のpH = 7.35～7.45である．また，血液は二酸化炭素や炭酸水素塩の緩衝作用でpHは7.4に保たれている．点眼剤や注射剤の調製に際し刺激を少なくするためのpHの調整に緩衝液が用いられる．

　酢酸と酢酸ナトリウムの緩衝液では酢酸ナトリウムはほぼ完全に解離しているので，酢酸イオンの濃度が圧倒的に大きくなり，酢酸はほとんど解離せず，酢酸分子として多く存在している[18]．

---

[18] 生成したNa$^+$は，解離平衡には影響を与えないと考えてよい．

$$CH_3COOH \rightleftharpoons CH_3COO^- + H^+ \quad (9)$$

$$CH_3COONa \longrightarrow CH_3COO^- + Na^+$$

平衡状態にある化学反応に対して，外部から反応条件を変化させると，その影響を打ち消す方向に変化が起こり，新しい平衡状態になる．これを**ルシャトリエの原理（平衡移動の原理）**という．

水溶液中に含まれるイオンと同じイオンを生じる物質を外から加えたとき，ルシャトリエの原理により，もとのイオンの濃度を減少させる方向に平衡が移動する．これを**共通イオン効果**という．

そのために，外部から酸を加えると，酸の H^+ は CH_3COO^- と結合して酢酸分子となってしまい，H^+ はあまり増えない．

$$CH_3COO^- + H^+ \longrightarrow CH_3COOH$$

また，塩基を加えると酢酸分子が H^+ を解離して補充する．すなわち，加えた H^+ や OH^- イオンが減少する方向に解離平衡が移動するため pH はあまり変わらない．

$$CH_3COOH \rightleftharpoons CH_3COO^- + H^+ \quad (9)$$

$$H^+ + OH^- \longrightarrow H_2O$$

この場合でも，式(9)による解離平衡が成立する．

$$K_a = \frac{[CH_3COO^-][H^+]}{[CH_3COOH]} \quad (10)$$

書き換えると

$$[H^+] = K_a \times \frac{[CH_3COOH]}{[CH_3COO^-]} \quad (54)$$

となる．ここで溶液中の酢酸の濃度は最初に加えた酢酸の濃度に等しく，また，溶液中の酢酸イオンの濃度は，加えた酢酸ナトリウムの濃度に等しいと近似できるので式(54)を一般式で表すと

$$[H^+] = K_a \times \frac{C_A}{C_S} \quad (55)$$

C_A：弱酸のモル濃度

C_S：弱酸の塩のモル濃度

したがって，pH を求める式は，式(55)の両辺に負の対数をとると，

$$-\log[H^+] = -\log K_a - \log C_A + \log C_S$$

$$pH = pK_a - \log C_A + \log C_S$$

$$\therefore \quad pH = pK_a + \log \frac{C_S}{C_A} \quad (56)$$

弱酸とその塩からなる緩衝液の Henderson-Hasselbalch の式(56)は式(57)でも表すことができる．

$$pH = pK_a + \log \frac{[salt]}{[acid]} \quad (57)$$

式(57)では $[acid] = [salt]$ のとき，$pH = pK_a$ となる．すなわち，**溶けている酸と塩の濃度が等しいとき，溶液の pH を測定すれば，酸の pK_a を求める**ことができる．

例題 46 0.1 M CH_3CO_2H − 0.2 M CH_3CO_2Na 水溶液の水素イオン濃度を求めよ。ただし、酢酸の解離定数 $K_a = 1.82 \times 10^{-5}$ とする。

(東大院 薬)

解答 $[H^+] = 9.1 \times 10^{-6}$ 〔mol/L〕

解説 式(55)に各値を代入して求める。

$$[H^+] = K_a \times \frac{C_A}{C_S} \tag{55}$$

$$= 1.82 \times 10^{-5} \times \frac{0.1}{0.2}$$

$$= 9.1 \times 10^{-6} \text{ 〔mol/L〕}$$

〔注〕 M = mol/L

pH = $-\log [H^+]$

$= -\log (9.1 \times 10^{-6}) = 5.04$

例題 47 酢酸と酢酸ナトリウムを混合して pH 4 の緩衝液をつくるには両者の濃度比をいくらにすればよい。酢酸の解離定数を 1.8×10^{-5} 〔mol/L〕として計算し、酢酸ナトリウムは完全に解離するものとする。

(九大院理 化学)

解答 酢酸:酢酸ナトリウム = 10 : 1.8

解説 pH = 4 ∴ $[H^+] = 1.0 \times 10^{-4}$ 〔mol/L〕

式(55)に各値を代入して求める。

$$[H^+] = K_a \times \frac{C_A}{C_S} \tag{55}$$

$$\frac{1.0 \times 10^{-4}}{1.8 \times 10^{-5}} = \frac{C_A}{C_S} \quad \therefore \quad C_A : C_S = 10 : 1.8$$

例題 48 ギ酸（$pK_a = 3.75$）とギ酸ナトリウムを成分とする緩衝液で、ギ酸が 0.1 〔mol/L〕、ギ酸ナトリウムの濃度が 1.0 〔mol/L〕の場合、この緩衝液の pH として妥当なものはどれか。ただし、イオン強度の影響は無視するものとする。

1　2.75　　2　3.75　　3　4.75
4　5.75　　5　6.75

薬剤師国試（67回）

解答 3

解説 式(56)に各値を代入して求める。

$$pH = pK_a + \log \frac{C_S}{C_A} \tag{56}$$

$$= 3.75 + \log \frac{1.0}{0.1}$$

$$= 3.75 + \log 10$$
$$= 4.75$$

アンモニア水に塩化アンモニウムを溶かした水溶液のように，弱塩基とその塩の水溶液も緩衝液となる．

$$NH_3 + H_2O \rightleftarrows NH_4^+ + OH^- \quad (6)$$
$$NH_4Cl \longrightarrow NH_4^+ + Cl^-$$

この場合でも，式(18)による解離平衡が成立する．

$$K_b \,[\text{mol/L}] = K[H_2O] = \frac{[NH_4^+][OH^-]}{[NH_3]} \quad (28')$$

書き換えると

$$[OH^-] = K_b \times \frac{[NH_3]}{[NH_4^+]} \quad (58)$$

この式を一般式で示すと

$$[OH^-] = K_b \times \frac{C_B}{C_S} \quad (59)$$

C_B：塩基のモル濃度

C_S：塩基の塩のモル濃度

式(59)の両辺に負の対数をとると

$$-\log[OH^-] = -\log K_b - \log C_B + \log C_S$$
$$pOH = pK_b - \log C_B + \log C_S \quad (60)$$

$pOH = pK_W - pH$ を上式に代入して，変形すると

$$pH = pK_W - pK_b + \log C_B - \log C_S$$
$$= pK_a + \log \frac{C_B}{C_S} \quad (61)$$

弱塩基とその塩からなる緩衝液の Henderson–Hasselbalch の式(61)は式(62)で表すことができる．

$$pH = pK_a + \log \frac{[\text{base}]}{[\text{acid}]} \quad (62)$$

式(62)では $[\text{base}] = [\text{acid}]$ のとき，$pH = pK_a$ となる．

14 緩衝能（緩衝価）

緩衝液は酸またはアルカリの添加によるpHの変化を和らげ（緩衝作用），pHを一定に保つよう調製された弱酸とその塩，あるいは弱塩基とその塩の混合溶液である．緩衝液に強酸または強塩基を加えたとき，そのpHを維持しようとする能力を緩衝液の**緩衝能** buffer capacity，あるいは**緩衝価** buffer value といい，次式によって示される．

$$\beta = \frac{\Delta B}{\Delta pH} \quad (63)$$

ここでβは緩衝能または緩衝価といい，溶液の緩衝作用の大きさを示す尺度である．ΔBは加えられた強酸あるいは強塩基の量，ΔpHはそのときのpHの変化を示す．

緩衝液の緩衝能は D. D. van Slyke により次式が導かれた．

$$\beta = \frac{\Delta B}{\Delta pH} = \frac{2.303 K_a C [H_3O^+]}{(K_a + [H_3O^+])^2} \quad (64)$$

ここで酸を添加したとき，pHは必ず減少するのでβは常に正の値になるようにΔBに負の符号をつける．Cは緩衝液成分の総モル濃度，βが最大（β_{max}）とな

るのは $K_a = [H_3O^+]$，すなわち[*19] pH = pK_a のときである．

したがって

$$\beta_{max} = 2.303 C \cdot \frac{[H_3O^+]^2}{(2[H_3O^+])^2} \quad (65)$$

$$= 0.576 C \quad (66)$$

となる．すなわち，必要なpHにできるだけ近いpK_aを有する酸を選択することにより，緩衝能の大きな buffer solution を得ることができる．

例題 49 緩衝液に関する次の記述の正誤について，正しい組合せはどれか．

a 加えた強酸，強塩基の増分（ΔB）とそれに対応するpHの変動（ΔpH）を求めれば，そのpHにおける緩衝価（β）が得られる．

	a	b	c	d
1	正	正	正	正
2	誤	正	誤	正
3	正	誤	正	正
4	正	誤	正	誤
5	正	正	正	誤

[*19] $K_a = [H_3O^+]$
両辺にマイナスの対数をとると $-\log K_a = -\log [H_3O^+]$ となるので pH = pK_a となる．

b 緩衝液を調製するとき，目的とするpHになるべく近いpK_aをもつ弱酸または弱塩基を選ぶ．

c pHと緩衝液成分である弱酸または弱塩基のpK_aが等しいときに最大緩衝価（β_{max}）が得られる．

d 緩衝液成分の全濃度が増加すれば緩衝価（β）は低下する．

薬剤師国試（67回）

[解答] 5

[解説]

a 緩衝価（β）は式(63)より

$$\beta = \frac{\Delta B}{\Delta pH} \quad (63)$$

で与えられる．正しい．

b, c 式(64)よりpH = pK_aのとき，β_{max}が得られるのでb, cは正しい．

d 式(65)より

$$\beta_{max} = 0.576C \quad (66)$$

となるので緩衝液の濃度が増大すれば，βも増大することがわかる．しかし，濃度をn倍増大してもβは0.576n倍になるにすぎない．誤り．

例題50 緩衝剤及び弱酸とその塩からなる緩衝液に関する次の記述の正誤について，正しい組合せはどれか．ただし，弱酸とその塩の濃度及び酸解離定数をそれぞれC_A, C_S, K_aで表す．

a 炭酸マグネシウムや炭酸水素ナトリウムは，酸性薬物の錠剤やカプセル剤の緩衝剤として使用される．

	a	b	c	d
1	誤	誤	正	正
2	正	正	正	正
3	正	誤	正	正
4	正	誤	正	誤
5	正	誤	誤	正

b 注射剤用の緩衝剤としてホウ酸やホウ砂を用いることができる．

c 弱酸とその塩を用いた緩衝液のpHは式(56)で表される．

$$pH = pK_a + \log \frac{C_S}{C_A} \quad (56)$$

d 緩衝能（β）を式(64)で表す時，pK_a = pHの時にβは最大となる．ただし，Bは緩衝液に添加した強アルカリの濃度，$C = C_A + C_S$である．

$$\beta = \frac{\Delta B}{\Delta pH} = \frac{2.3K_a C[H_3O^+]}{(K_a + [H_3O^+])^2} \quad (64)$$

薬剤師国試（77回）

[解答] 1

[解説]

a　誤り．炭酸マグネシウムや炭酸水素ナトリウムは緩衝剤として用いられない．

b　誤り．注射液にはホウ酸やホウ砂は溶血性があるため用いられない．

c　正しい．式(56)は正しい．弱酸の塩のモル濃度 C_S と弱酸のモル濃度 C_A がちょうど等しいとき，pH = pK_a となる．

d　正しい．本文参照．

15 イオン強度

電解質溶液中のイオン-イオン相互作用は**イオン強度** I で，次のように定義される．

$$I = \frac{1}{2}\sum_{i=1}^{n} C_i Z_i^2 \tag{67}$$

$$= \frac{1}{2}(C_1 Z_1^2 + C_2 Z_2^2 + \cdots\cdots + C_n Z_n^2) \tag{68}$$

ここで $\sum$ は溶液中のすべてのイオン種の和である．C_i は i 番目のイオンのモル濃度，Z_i はその電荷数である．

イオン強度 I の SI 単位は，mol・m^{-3} である．C_i を質量モル濃度 m_i を用いると

$$I = \frac{1}{2}\sum_{i=1}^{n} m_i Z_i \tag{69}$$

$$= \frac{1}{2}(m_1 Z_1^2 + m_2 Z_2^2 + \cdots\cdots + m_n Z_n^2) \tag{70}$$

となる．このとき I の SI 単位は mol・kg^{-1} となる．

例題 51　イオン強度について正しい記述はどれか．

1　イオン強度とは電解質のイオン化傾向を表すものである．

2 イオン強度とは溶媒が電解質をイオン化する強さを表すものである．
3 イオン強度とはイオンが水和する傾向を表すものである．
4 イオン強度とはイオン間相互作用に関係するもので，溶液中の i イオンの濃度を C_i，原子価を Z_i としたとき，$\frac{1}{2}\sum_i C_i Z_i^2$ で算出される．
5 イオン強度とは溶液中のイオン濃度の総和を表すものである．

薬剤師国試（68回）

[解 答] 4

[解 説]
1 誤り．イオン強度はイオン化傾向とは関係ない．
2 誤り．イオン強度はイオン化する強さを表すものではない．
3 誤り．イオン強度はイオンが水和する傾向を表すものではない．
4 正しい．式(67)参照
5 誤り．イオン強度はイオン濃度の総和を表すものではない．

例題 52 次の記述は，イオン強度に関するものである．正しいものの組合せはどれか．

a イオン強度は溶液中のすべてのイオン種について，それぞれのイオンのモル濃度と原子価の積を加え合わせたものの $\frac{1}{2}$ である．

b イオン強度は溶液中のすべてのイオン種について，それぞれのイオンのモル濃度と原子価の2乗の積を加え合わせたものの $\frac{1}{2}$ である．

c イオン強度は溶液中のすべてのイオン種について，それぞれのイオンのモル濃度の2乗と原子価の2乗の積を加え合わせたものの $\frac{1}{2}$ である．

d 1価のイオンと1価のイオンとからなる電解質ではモル濃度の2倍の値がそのイオン強度となる．

e 2価のイオンと2価のイオンとからなる電解質ではモル濃度の4倍の値がそのイオン強度となる．

1 （a, d）　2 （a, e）　3 （b, d）
4 （b, e）　5 （c, d）　　薬剤師国試（65回）

[解答] 4

[解説]
イオン強度　$I = \dfrac{1}{2}(C_1 Z_1^2 + C_2 Z_2^2 + \cdots + C_n Z_n^2)$
(68)

したがって，a，c は誤り．b は正しい．

d　誤り．

（1価－1価）：$I = \dfrac{1}{2}(C \times 1^2 + C \times 1^2)$
$= C$

イオン強度はモル濃度に等しい．

e　正しい．

（2価－2価）：$I = \dfrac{1}{2}(C \times 2^2 + C \times 2^2)$
$= 4C$

モル濃度の4倍の値がそのイオン強度と等しくなる．

例題 53　0.01〔mol/L〕の塩化カルシウム水溶液のイオン強度を計算せよ．

[解答]　$I = 0.03 \text{ mol} \cdot \text{m}^{-3}$

[解説]　$CaCl_2$ は次のように解離する．
$$CaCl_2 \longrightarrow Ca^{2+} + 2Cl^-$$

式(68)に各値を代入して求める．

$I = \dfrac{1}{2}\{0.01 \times 2^2 + (0.01 \times 2) \times (-1)^2\}$

$= 0.03$〔mol/L〕

$= 0.03$〔mol・m^{-3}〕

〔注〕mol/L $=$ mol・m^{-3}

例題 54　0.06〔mol・kg^{-1}〕の塩化ナトリウム水溶液のイオン強度を計算せよ．

[解答]　$I = 0.06$〔mol・kg^{-1}〕

[解説]　塩化ナトリウムは次のように解離する．
$$NaCl \longrightarrow Na^+ + Cl^-$$

式(70)に各値を代入して求める．

$I = \dfrac{1}{2}\{0.06 \times 1^2 + 0.06 \times (-1)^2\}$

$= 0.06$〔mol・kg^{-1}〕

16 平均活量係数

　希薄溶液では溶質分子のまわりは溶媒分子でおおわれ，溶質分子どうしの分子間相互作用がなく，理想溶液からのずれが小さい．しかし，一般に電解質溶液では，アニオンとカチオンの間に静電引力が，カチオンどうし，アニオンどうしの間には静電斥力が働き，そのイオン間の相互作用により，その力を十分に発揮できなくなる．また非電解質溶液でも，濃度が高くなると，溶質間の相互作用により理想溶液の性質を示さなくなる．

　そこで実在の溶液について，その有効濃度として**活量** activity a を用いて表すことにしている．

　活量 a は濃度 C にある係数を乗じた式

$$a = \gamma C \qquad (71)$$

で与えられる．ここで，γ は**活量係数** activity coefficient とよばれ，低濃度では1に近いが，高濃度では1より小さくなる値である．電解質溶液では，単独イオンの活量，活量係数は実際に求められないので**平均活量，平均活量係数**を用いることにしている．いま 1〔$mol \cdot kg^{-1}$〕の強電解質が解離して $\nu_+ mol \cdot kg^{-1}$ の陽イオンと $\nu_- mol \cdot kg^{-1}$ の陰イオンが生じたとすると，その電解質の活量を a，陽イオンと陰イオンの活量をそれぞれ a_+，a_- とすると

$$a = a_+^{\nu_+} \cdot a_-^{\nu_-}$$

と表され，両イオンの**平均活量** $a_\pm$ を $\nu = \nu_+ + \nu_-$ とおくと

$$a_\pm = (a_+^{\nu_+} \cdot a_-^{\nu_-})^{1/\nu} = a^{1/\nu}$$

　同様に**平均活量係数**は

$$\gamma_\pm = (\gamma_+^{\nu_+} \cdot \gamma_-^{\nu_-})^{1/\nu}$$

で表される．

　完全に解離する強電解質の希薄溶液中における**イオン平均活量係数**は

$$\log \gamma_\pm = -0.509 |Z_+ Z_-| \sqrt{I} \qquad (72)$$

で表される．式(72)は**デバイ–ヒュッケルの極限法則**（Debye–Hückel's limiting law）と呼ばれ，その値は 0.01 $mol \cdot dm^{-3}$ 以下の希薄溶液で実測値とよく一致する．ただし，Z_+，Z_- はイオンの電荷数，I はイオン強度〔$mol \cdot kg^{-1}$〕である．

例題55　25℃における $Al_2(SO_4)_3$ の 1.0×10^{-4}〔$mol \cdot m^{-3}$〕溶液のイオン平均活量係数 $\gamma_\pm$ を求めよ．

[解答]　$\gamma_\pm = 0.768$

[解説] イオン強度は式(68)に各値を代入して求める.

$$Al_2(SO_4)_3 \longrightarrow 2Al^{3+} + 3SO_4^{2-}$$

$$I = \frac{1}{2}(2.0 \times 10^{-4} \times 3^2 + 3.0 \times 10^{-4} \times 2^2)$$

$$= 15.0 \times 10^{-4} \ [\text{mol} \cdot \text{m}^{-3}]$$

希薄溶液なので式(72)に代入して求める.

$$\log \gamma_\pm = -0.509 |Z_+ Z_-| \sqrt{I}$$

$$= -0.509 \times |3 \times 2| \times (15.0 \times 10^{-4})^{1/2}$$

$$= -0.1142$$

$$\therefore \ \gamma_\pm = 0.768$$

17 分 配 平 衡

互いに混ざり合わない2液相をなす2種の溶媒に,いずれの溶媒にも溶ける1つの溶質を溶かすと,溶質は2つの液層の間にも分配される.この分配が平衡に達したときには,2つの層に溶けている溶質の濃度比は一定温度では一定となる.これを**分配の法則**(distribution law, partition law)という.いま2つの相における溶質の濃度をそれぞれ C_A, C_B とすると

$$K = \frac{C_A}{C_B} \tag{73}$$

で表される.この濃度の比 K を**分配係数**(distribution coefficient, partition coefficient)という.また,通常,溶媒Aは有機溶媒,溶媒Bは水とする.この法則が成立するのは,2つの層にある溶質分子が同じ状態の場合に成立するので,溶質分子が会合したり解離したりすると分配の法則は補正しないと成立しなくなる.

例題 56 25℃でホウ酸6.65 mmolを100 mLの水に溶解し,同量のアミルアルコールと振とうしたところ,ホウ酸は水層とアミルアルコー

ル層とに分配し，水中における濃度が0.0510 mol/L となった．ホウ酸の分配係数（アミルアルコール/水）に最も近い値は次のどれか．ただし，あらかじめ水はアミルアルコールを，アミルアルコールは水を飽和したものを用いた．

1　0.083　　2　0.233　　3　0.304
4　3.03　　　5　3.29

薬剤師国試（75回）

[解答]　3

[解説]　式(73)に各値を代入して求める．

$$K = \frac{C_A}{C_B} = \frac{(0.0655 - 0.0510)\,[\mathrm{mol/L}]}{0.0510\,[\mathrm{mol/L}]}$$

$$\fallingdotseq 0.304$$

〔注〕6.65〔mmol〕/100〔mL〕= 0.0655〔mol/L〕

例題57　クロロホルム/水の油水分配係数が2の中性薬物300 mg を水に溶解して50 mL とした．クロロホルム 50 mL を用いて2回抽出した時，水層に残存する薬物量〔mg〕としてもっとも近い値はどれか．

1　13.3　　2　23.3　　3　33.3
4　43.3　　5　53.3

薬剤師国試（72回）

[解答]　3

[解説]　有機溶媒に抽出される溶質の量は式(73)を変形した下記の式(75)で求められる．

W_0〔g〕の溶質を含む水溶液 V〔mL〕を，水に溶けない有機溶媒 S〔mL〕を使って抽出したとき，W_1〔g〕の溶質が抽出されたとすると1回目の抽出における分配係数 K 及び抽出される溶質 W_1〔g〕は

$$K = \frac{C_A}{C_B} = \frac{\dfrac{W_1}{S}}{\dfrac{W_0 - W_1}{V}} \tag{73}$$

$$= \frac{W_1 V}{(W_0 - W_1) S} \tag{74}$$

$$\therefore\ W_1 = W_0 \times \frac{KS}{V + KS} \tag{75}$$

となる．

2回目の抽出．

$(W_0 - W_1)$〔g〕の溶質を含む水溶液を再び新しい有機溶媒 S mL を使って抽出したとき，分配係数 K 及び抽出される溶質 W_2〔g〕は

$$K = \frac{C_A}{C_B} = \frac{\dfrac{W_2}{S}}{\dfrac{W_0 - W_1 - W_2}{V}}$$

$$= \frac{W_2 V}{(W_0 - W_1 - W_2)S} \quad (76)$$

$$\therefore W_2 = (W_0 - W_1)\frac{KS}{V + KS} \quad (77)$$

となる.

1回目:式(75)に各値を代入すると

$$W_1 = 300 \times \frac{2 \times 50}{[50 + (2 \times 50)]}$$

$$= 200 \text{ [mg]}$$

2回目:式(77)に各値を代入すると

$$W_2 = (300 - 200) \times \frac{2 \times 50}{[50 + (2 \times 50)]}$$

$$≒ 66.7 \text{ [mg]}$$

∴ 水層に残る薬物量〔mg〕

$$= (300 - W_1 - W_2) \text{ [mg]}$$

$$= (300 - 200 - 66.7) \text{ [mg]}$$

$$= 33.3 \text{ [mg]}$$

[別解] 分配係数2であるので,第1回の抽出で上層の水に100 mg残り,下層のクロロホルム層に200 mg転溶する.次に第2回の抽出で,水層には(100/3) mg残り,下層のクロロホルム層に$(100 \times \frac{2}{3})$ mg転溶する.したがって水層に残存するこの中性薬物は約33.3 mgである.

水-ベンゼン系に安息香酸を分配させると,ベンゼン層で安息香酸は2分子会合した状態で存在する.

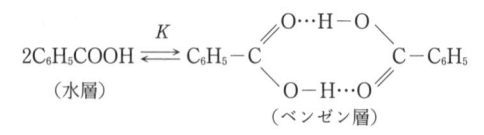

$$2C_6H_5COOH \underset{}{\overset{K}{\rightleftarrows}} C_6H_5-C\begin{smallmatrix}O\cdots H-O\\ \\O-H\cdots O\end{smallmatrix}C-C_6H_5$$
(水層) (ベンゼン層)

この場合はベンゼン層の濃度と水層の濃度の2乗との比が一定となり,分配係数 K は式(78)で表される.

$$K = \frac{C_A}{C_B^2} \quad (78)$$

また水層で解離するような弱酸の見かけの分配係数[20] P_{obs} を真の分配係数 P,酸解離定数 K_a を用いて表すことにしよう.

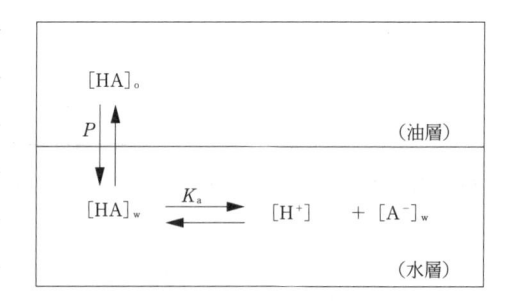

```
          [HA]o
           ↑
         P ↓                          (油層)
                    Ka
         [HA]w  ⇌  [H+] + [A−]w
                                      (水層)
```

[20] P_{obs} の obs. は observed(観察された)の意味である. P_{obs} は見かけの分配係数(apparent partition coefficient) P_{app} で表すこともある. P_{obs} は実測された分配係数である.

弱酸 HA の解離を伴う分配平衡における真の油水分配係数 P は

$$P = \frac{[\text{HA}]_\text{o}}{[\text{HA}]_\text{w}} \tag{79}$$

で与えられる[*21]．しかし，水層中では HA は解離しているので

$$\text{HA} \rightleftharpoons \text{H}^+ + \text{A}^-$$

$$K_\text{a} = \frac{[\text{H}^+][\text{A}^-]}{[\text{HA}]} \tag{7}$$

水層中の弱酸の総濃度 C_w は

$$C_\text{w} = [\text{HA}]_\text{w} + [\text{A}^-]_\text{w} \tag{80}$$

となる．したがって見かけの油水分配係数は

$$P_\text{obs} = \frac{C_\text{o}}{C_\text{w}} = \frac{[\text{HA}]_\text{o}}{[\text{HA}]_\text{w} + [\text{A}^-]_\text{w}} \tag{81}$$

一般に非イオン形のみが油層に分配するので

$$[\text{HA}] = [\text{HA}]_\text{w}, \quad [\text{A}^-] = [\text{A}^-]_\text{w}$$

と置き換えられる．したがって，式(81)を式(7)および式(79)を用いて変形すると

$$P_\text{obs} = \frac{[\text{HA}]_\text{o}}{\dfrac{[\text{H}^+][\text{A}^-]}{K_\text{a}} + \dfrac{K_\text{a}[\text{HA}]_\text{w}}{[\text{H}^+]}}$$

$$= \frac{[\text{HA}]_\text{o}}{[\text{HA}]_\text{w}} \times \frac{1}{\dfrac{[\text{H}^+][\text{A}^-]}{K_\text{a}[\text{HA}]_\text{w}} + \dfrac{K_\text{a}}{[\text{H}^+]}}$$

[*21] $[\text{HA}]_\text{o}$ の o は oil（油層），$[\text{HA}]_\text{w}$ の w は water（水層）を意味する．

$$= P \cdot \frac{1}{1 + \dfrac{K_\text{a}}{[\text{H}^+]}} \tag{82}$$

となる．ここで

$$-\log [\text{H}^+] = \text{pH} \longrightarrow 10^{-\text{pH}} = [\text{H}^+]$$

$$-\log K_\text{a} = \text{p}K_\text{a} \longrightarrow 10^{-\text{p}K_\text{a}} = K_\text{a}$$

なので，これらの値を式(82)に代入すると

$$P_\text{obs} = P \cdot \frac{1}{1 + \dfrac{10^{-\text{p}K_\text{a}}}{10^{-\text{pH}}}}$$

$$= P \cdot \frac{1}{1 + 10^{\text{pH}-\text{p}K_\text{a}}} \tag{83}$$

となる．
また，式(82)の分母，分子に $[\text{H}^+]$ を掛けると

$$P_\text{obs} = P \cdot \frac{[\text{H}^+]}{K_\text{a} + [\text{H}^+]} \tag{84}$$

となる．
弱酸の HA の $\text{pH} = \text{p}K_\text{a}$ のとき，式(83)から

$$P_\text{obs} = \frac{1}{2} \cdot P \tag{85}$$

また，式(83)の両辺に対数をとると

$$\log P_\text{obs} = \log P - \log(1 + 10^{\text{pH}-\text{p}K_\text{a}}) \tag{86}$$

式(86)から
$\text{pH} \ll \text{p}K_\text{a}$ のとき

$$\log P_\text{obs} = \log P$$

$$\therefore \quad P_\text{obs} = P \tag{87}$$

pH ≫ pK_a のとき

$$\log P_{obs} = \log P + pK_a - pH \quad (88)$$

となる．

例題58 弱電解質 A の pK_a を推定する目的で，種々のpHでAの水溶液（10 mg/mL）を調製し，その5 mLずつに，それぞれ，クロロホルム5 mLを加えてよく振り混ぜ，分配平衡に達した後，水層中のAの濃度を測定した．結果は表に示してある．また，相互作用はないものとする．

水層のpH	1	2	3	4	5	6	7	8
水層中のAの濃度(mg/mL)	10.0	10.0	9.2	5.5	1.8	1.1	1.0	1.0

次の記述のうち，正しいものはどれか．

1　AはpK_a約3の酸である．
2　AはpK_a約4の酸である．
3　AはpK_a約5の酸である．
4　AはpK_a約4の塩基である．
5　AはpK_a約5の塩基である．
6　AはpK_a約6の塩基である．

薬剤師国試（76回）

解　答　5

解　説　pHが高くなるほど，見かけの分配係数（P_{obs}）は大きくなり，pHが低くなるほど，水層中のAの濃度が増大しているので，Aは弱塩基性物質である．pH 7以上ではほとんど非イオン形で存在しているのでpH 8では

$$P_{obs} \fallingdotseq P = \frac{C_O}{C_W} = \frac{9.0 \text{ mg/mL}}{1.0 \text{ mg/mL}}$$
$$= 9.0$$

pH 1では

$$P_{obs} \fallingdotseq P = \frac{C_O}{C_W} = \frac{0}{10 \text{ mg/mL}}$$
$$= 0$$

溶液のpH = pK_aのとき，［非イオン形］＝［イオン形］となる．

$$pH = pK_a における分配係数 = \frac{(9.0 - 0)}{2} = 4.5$$

この値はpH 5における見かけの分配係数 $= \frac{8.2}{1.8} = 4.55$ にほぼ等しい．したがって

$$\therefore \quad pK_a \fallingdotseq 5$$

となる．

例題59 非イオン形のみが油相に分配すると仮定したとき，酸性化合物の真の油水分配係数（P），化合物のpK_a，水相のpH及び見かけの油水分配係数（P_{obs}）の間には次式の関係がある．

$$P_{obs} = \frac{P}{1 + K_a/[H^+]} \tag{82}$$

pK_a 5 の酸性化合物の，オクタノールとpH 7 緩衝液間の見かけの油水分配係数を0.01とするとき，この化合物の真の油水分配係数として算出される値はどれか．

1　0.85　　　2　1.01　　　3　1.15
4　1.30　　　5　1.50

薬剤師国試（74回）

[解答]　2

[解説]

pK_a 5 の酸性化合物の K_a は
　$-\log K_a = 5$　　∴　$K_a = 10^{-5}$
pH 7 では
　$-\log[H^+] = 7$　　∴　$[H^+] = 10^{-7}$
となる．これらの値を式(82)に代入して求める．

$$0.01 = \frac{P}{1 + 10^{-5}/10^{-7}}$$

$$= \frac{P}{1 + 10^2}$$

∴　$P = 0.01 \times 101$
　　　$= 1.01$

例題60　pK_a 4.5 の弱酸性医薬品について，pH 2.5, 3.5, 4.5, 5.5, 6.5における非イオン形とイオン形の濃度の割合を求めよ．

[解答]

pH = 2.5 のとき ［非イオン形］：［イオン形］= 100 : 1
pH = 3.5 のとき ［非イオン形］：［イオン形］= 10 : 1
pH = 4.5 のとき ［非イオン形］：［イオン形］= 1 : 1
pH = 5.5 のとき ［非イオン形］：［イオン形］= 1 : 10
pH = 6.5 のとき ［非イオン形］：［イオン形］= 1 : 100

[解説]　式(14)に$pK_a = 4$，pH = 2.5〜6.5 の各値を代入して比を求める．主な値を求めると

pH = 2.5 のとき

$$pH = pK_a + \log\frac{[A^-]}{[HA]} \tag{14}$$

$$2.5 = 4.5 + \log\frac{[A^-]}{[HA]}$$

$$\log \frac{[\text{A}^-]}{[\text{HA}]} = -2 = \log \frac{1}{100}$$

∴ [非イオン形]:[イオン形] = 100:1

pH = 4.5 のとき

$$4.5 = 4.5 + \log \frac{[\text{A}^-]}{[\text{HA}]}$$

$$\log \frac{[\text{A}^-]}{[\text{HA}]} = 0 = \log \frac{1}{1}$$

∴ [非イオン形]:[イオン形] = 1:1

すなわち，pH = pK_a のとき [非イオン形] と [イオン形] は等しい．

pH = 5.5 のとき

$$5.5 = 4.5 + \log \frac{[\text{A}^-]}{[\text{HA}]}$$

$$\log \frac{[\text{A}^-]}{[\text{HA}]} = 1 = \log \frac{10}{1}$$

∴ [非イオン形]:[イオン形] = 1:10

となる．

例題 61 インドメタシン（pK_a = 4.5）について，オクタノール/水の見かけの分配係数 P_app を水相の pH を変えて測定したとき，P_app と pH との関係を示す図はどれか．図の縦軸は P_app を，横軸は pH を表す．なお，オクタノール層へは非イオン形のみ移行し，その分配係数を P とすれば，次式が成立する．

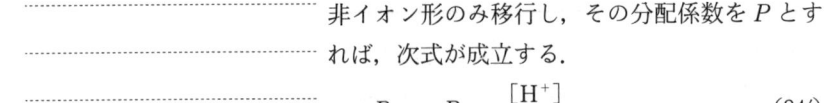

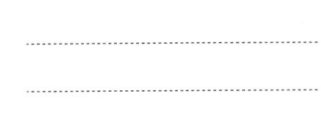

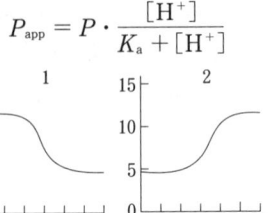

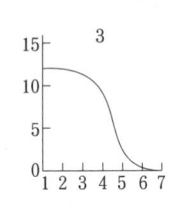

$$P_\text{app} = P \cdot \frac{[\text{H}^+]}{K_\text{a} + [\text{H}^+]} \tag{84′}$$

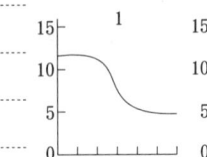

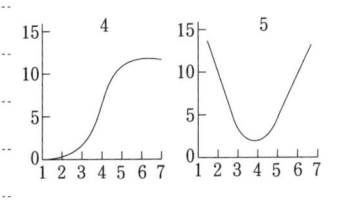

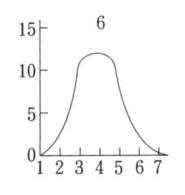

薬剤師国試（79回）

[解答] 3

[解説] $P_\text{app} = P_\text{obs}$ であるので式(84)と問の式(84′)は同一式である．

pH が低いときはインドメタシンはほとんど非イオン形として存在する．たとえば pH 1.5 以下では見かけの分配係数 P_app は，真の油水分配係数 P と等しくなる．pH 7.5 以上ではほとんどイオン形として存在し，P_app はゼロとなり，オクタノール層へ分配しない．

[インドメタシン〔非イオン形〕] ⇌ [インドメタシン〔イオン形〕] + H⁺

総合すると図3が正解である．弱酸ではpH ≪ pK_a のとき $P_{obs} = P$ となるので，図6から非イオン形のみの真の分配係数 $P ≒ 12$ と近似し，この値から見かけの分配係数 P_{app} の値を求めてみよう．例題60の解答を用いると式(81)から

pH = 3.5 のとき　　$P_{app} = \dfrac{120}{10+1} = 11$

pH = 4.5 のとき　　$P_{app} = \dfrac{12}{1+1} = 6$

pH = 5.5 のとき　　$P_{app} = \dfrac{12}{1+10} = 1.1$

となる．以上3点を満たしているのは図3である．インドメタシンの見かけの分配係数のpH依存性は図3のようになる．

　pK_a = 4.5 として式(83)を用いて各pHにおける P_{app} と P の関係を計算すると

$$P_{app} = P \cdot \frac{[\mathrm{H}^+]}{K_a + [\mathrm{H}^+]} \quad (84')$$

$$= P \cdot \frac{1}{1 + 10^{\mathrm{pH} - \mathrm{p}K_a}} \quad (83)$$

pH = pK_a のとき

$$P_{app} = \frac{1}{2} \times P$$

pH	1.5	2.5	3.5	4.5	5.5	6.5
P_{app}	P	$0.99P$	$0.91P$	$0.50P$	$0.09P$	$0.01P$

となる．

第4章　酸・塩基の強さと構造

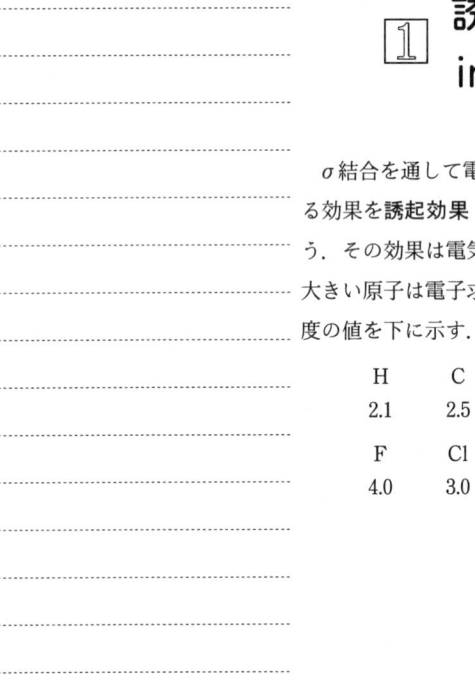

1 誘起効果
inductive effect

σ結合を通して電子を引きつけたり，供与したりする効果を**誘起効果**（inductive effect，I効果）という．その効果は電気陰性度で表される．電気陰性度の大きい原子は電子求引力が強い．主な原子の電気陰性度の値を下に示す．

H	C	N	O	S
2.1	2.5	3.0	3.5	2.5

F	Cl	Br	I
4.0	3.0	2.8	2.5

2 しゃへい効果
screening effect

電子求引基どうしの結合にメチレン$-CH_2-$が入ると，その効果は著しく弱まる．このような$-CH_2-$の効果を**しゃへい効果**または**スクリーン効果**という．カルボン酸の強さに対する塩素原子の誘起効果は次の例のようにしゃへい効果を強く受ける．

	$CH_3CHCOOH$	CH_2CH_2COOH	CH_3CH_2COOH
	Cl	Cl	
pK_a	2.71	3.92	4.87

弱酸ではpK_a値の小さいほど，その酸性は強い．

3 共鳴効果
resonance effect

共鳴による電子対移動効果を**共鳴効果**（resonance effect, R効果）または**メソメリー効果**（mesomerie effect, M効果）という．たとえばカルボン酸はカルボキシレートイオンとなり**共鳴安定化**（resonance stabilization）する．

$$R-COOH \underset{+H^+}{\overset{-H^+}{\rightleftarrows}} \left[R-C\begin{smallmatrix}O\\\ddot{O}:^-\end{smallmatrix} \longleftrightarrow R-C\begin{smallmatrix}\ddot{O}:^-\\O\end{smallmatrix} \right]$$

共鳴では電子対のみ移動し，原子核の移動はない．

非共有電子対をもち置換基をもっている芳香族カルボン酸やフェノールではm-体に比べp-体が一般に酸性が弱い．それはp-体には非共有電子対の供与による次のような共鳴によって電子供与効果があるためである．

$$\ddot{X}-\bigcirc-COOH \longleftrightarrow \overset{+}{\ddot{X}}=\bigcirc=\overset{-}{}-COOH$$

4 有機酸の強さと構造

例題62 脂肪族カルボン酸に関連する次の文を読み、文中の イ ～ ニ に当てはまる最も適当な語句を示せ.

ギ酸, 酢酸, プロピオン酸のうち, 最も強いのは イ であり, 最も弱いのは ロ である. 酢酸の α 位をハロゲン原子で置換すると酸性は ハ くなるが, その効果はフッ素, 塩素, 臭素, ヨウ素のうち, ニ が最も大きい.

(東工大院生命理工　バイオサイエンス)

[解答] イ. ギ酸　ロ. プロピオン酸
　　　　ハ. 強　ニ. フッ素

[解説]
（1） $HCOOH > CH_3COOH > CH_3CH_2COOH$
　　　　ギ酸　　　酢酸　　　プロピオン酸
　pK_a　3.75　　4.76　　　4.87

酢酸のメチル基の誘起効果（I効果）による電子供与性のため酢酸はギ酸より弱くなるが, より電子供与性の大きいプロピル基の入ったプロピオン酸より酸性は強くなる.

電子供与基の強さ：
　$(CH_3)_2CH > CH_3CH_2CH_2 > CH_3CH_2 > CH_3 > H$

（2）　$FCH_2COOH > ClCH_2COOH > BrCH_2COOH$
　　　フルオロ酢酸　　クロロ酢酸　　　ブロモ酢酸
　pK_a　2.59　　　　2.85　　　　　2.86

カルボン酸の α 炭素原子にハロゲンが置換すると σ 結合を通してハロゲンの誘起効果により電子を求引する. その電子求引力は電気陰性度の大きいハロゲンが強くなる.

　$F(4.0) > Cl(3.0) > Br(2.8) > I(2.5)$

電子求引基はカルボキシレートイオンの負電荷を安定化させるので H^+ が解離しやすくなる.

$$CH_2-COOH \underset{+H^+}{\overset{-H^+}{\rightleftharpoons}}$$
$$|$$
$$X$$

$X = F, Cl, Br, I$

共鳴による安定化

例題 63 次の事実を簡単に説明せよ．

CH$_3$COOH（pK_a = 4.76）の CH$_3$O 置換体 CH$_3$OCH$_2$COOH（pK_a = 3.57）と ⌬-COOH（pK_a = 4.20）の p-CH$_3$O 置換体 CH$_3$O-⌬-COOH（pK_a = 4.46）とでは酸に対する CH$_3$O 基の効果が逆に現れる．

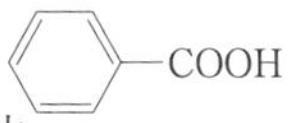

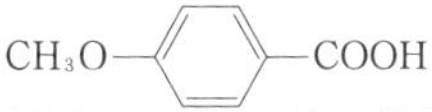

（京大院工　工業化学）

解答　メトキシ酢酸のメトキシ基は電気陰性度の大きい酸素原子による I 効果の電子求引性により酢酸より酸性が強くなるが p-メトキシ安息香酸ではメトキシ基の誘起効果より共鳴効果（R 効果）による電子供与作用が優先して寄与し，安息香酸より弱くなる．

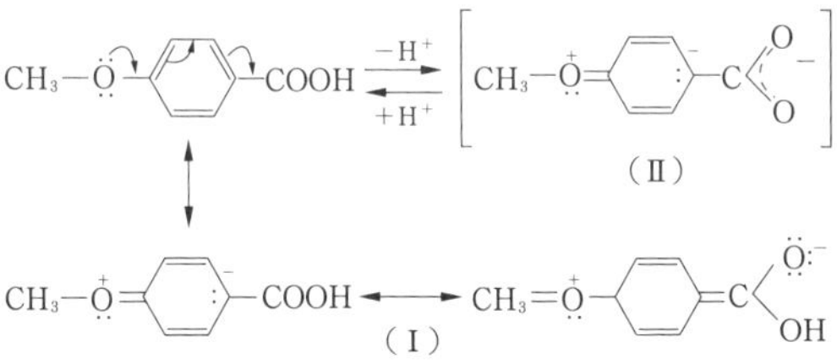

CH$_3$-O-⌬-COOH $\underset{+H^+}{\overset{-H^+}{\rightleftharpoons}}$ [CH$_3$-O-⌬-C(O)O$^-$]　(Ⅱ)

↕

CH$_3$-O$^+$=⌬=-COOH ← CH$_3$-O$^+$=⌬=C(O$^-$)OH　(Ⅰ)

(Ⅱ) の寄与は安息香酸より少なく，(Ⅰ) の寄与が安息香酸より強くなり，酸性は弱くなる．

例題 64　o-hydroxybenzoic acid と p-hydroxybenzoic acid のどちらがカルボン酸としての酸性が強いか．

（阪大院理　化学）

解答　o-hydroxybenzoic acid（サリチル酸）は分子内水素結合をつくり陰イオンを電荷の非局在化によって安定化させるので p-hydroxybenzoic acid より著しく酸性が強くなる．

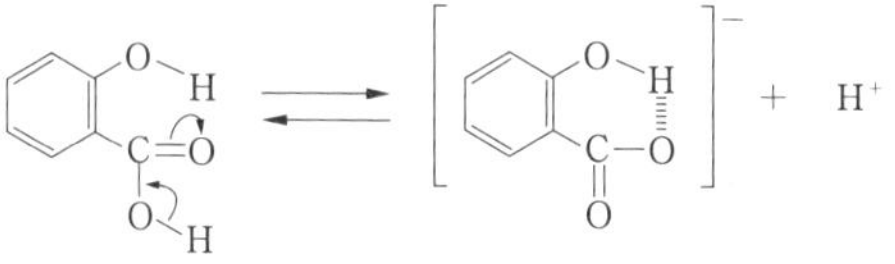

pK_a = 2.98

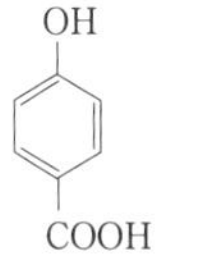

OH-⌬-COOH

pK_a = 4.48

p-ヒドロキシ安息香酸の水酸基の性質は I 効果による電子求引性より R 効果による電子供与作用によって陰イオンの共鳴不安定化が強く寄与し，酸の強さは安息香酸（pK_a = 4.20）より弱くなる．

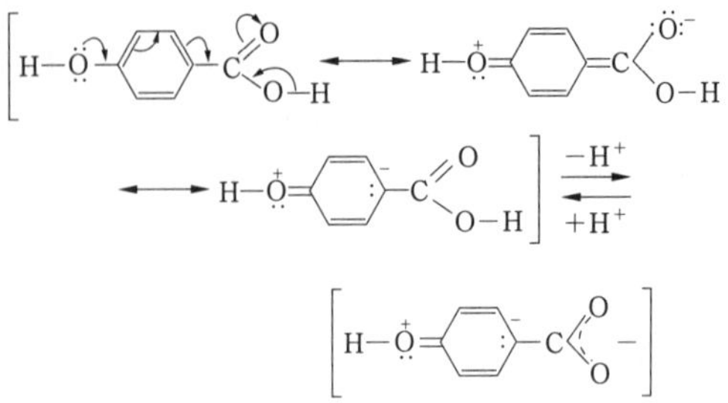

例題 65 次の二塩基酸を第一解離定数の大きい順（酸性度の大きい順）に並べよ．

(E)-HOOCCH=CHCOOH
(fumaric acid)

(Z)-HOOCCH=CHCOOH
(maleic acid)

HOOC(CH$_2$)$_2$COOH
(succinic acid)

(北大院　薬学)

[解答] (Z)-HOOCCH=CHOOH＞(E)-HOOCCH=CHCOOH＞HOOC(CH$_2$)$_2$COOH

[解説] 二塩基酸は次のように解離するが第一解離に比べて第二解離はしにくい（$K_{a1} > K_{a2}$）．

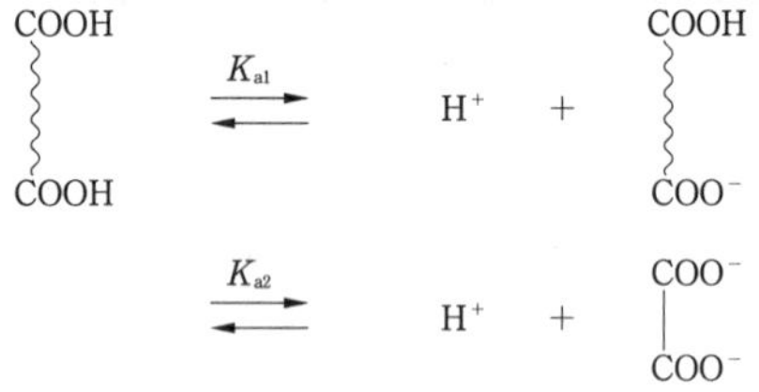

酸解離定数は次のようになる．

	フマル酸	マレイン酸	コハク酸
第一解離定数 (K_{a1})	96×10^{-5}	$1,000 \times 10^{-5}$	6.4×10^{-5}
第二解離定数 (K_{a2})	4.1×10^{-5}	0.055×10^{-5}	0.23×10^{-5}

マレイン酸は分子内水素結合をつくり1価の陰イオンが安定化し，強い酸性を示す．しかし陰イオンを含む環状構造からの第二解離に多量のエネルギーを必要とするので，フマル酸に比べて第二解離はしにくい．

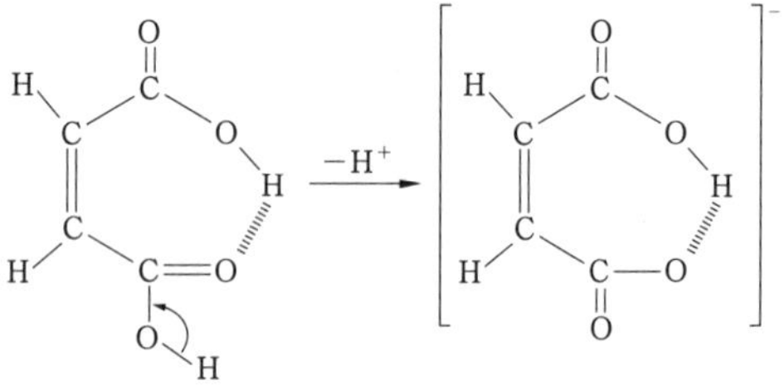

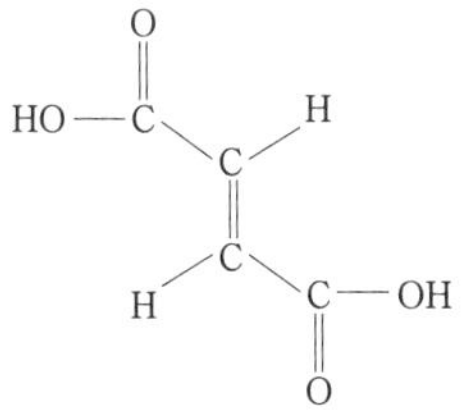

fumaric acid

二つのカルボキシル基をもつジカルボン酸の間を飽和炭素で隔てると炭素鎖の増大と共に急速に酸性は弱くなる.

	COOH | COOH	COOH | CH$_2$ | COOH	CH$_2$COOH | CH$_2$COOH
	シュウ酸	マロン酸	コハク酸
第一解離定数 (K_{a1})	5,400 ×10^{-5}	140 × 10^{-5}	6.4 × 10^{-5}
第二解離定数 (pK_{a1})	1.27	2.86	4.19

例題 66 マレイン酸〔(Z)-2-butenedioic acid〕およびフマル酸〔(E)-2-butenedioic acid〕のpK_{a1}, pK_{a2}の値は次のとおりである. 酢酸のpK_aの値との違いを説明せよ.

酢酸　　　pK_a = 4.76
マレイン酸　pK_{a1} = 1.83　pK_{a2} = 6.07
フマル酸　　pK_{a1} = 3.03　pK_{a2} = 4.44

(京大院工　工業化学)

[解答] カルボキシル基は強い電子求引基であるので, 酢酸に比べマレイン酸, フマル酸の酸性は強くなる. マレイン酸とフマル酸の解離の相違は例題65参照.

例題 67 次の化合物の酸性はどちらが強いか.
a CH$_3$COOH と ClCH$_2$COOH
b C$_6$H$_5$-OH と 3-O$_2$N-C$_6$H$_4$-OH

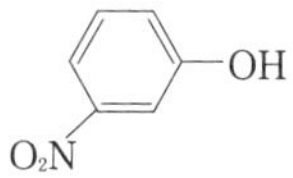

(阪大院基礎工　化学)

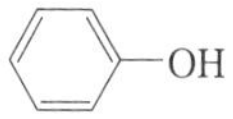

[解答] a ClCH$_2$COOH
b 3-O$_2$N-C$_6$H$_4$-OH

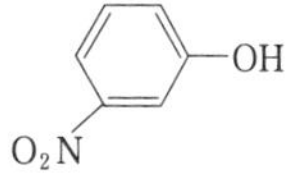

[解説] a 電子求引基がカルボキシル基の近くにつくと負電荷を分散させ, 陰イオンを安定化させ酸

性は強くなる.

$$CH_2COOH \atop Cl \rightleftarrows \left[{CH_2 \atop Cl} - C{\lower1ex\hbox{$\diagup$}}{O \atop O}^{\ominus} \right] + H^+$$

	CH₃COOH	ClCH₂COOH	Cl₂CHCOOH	Cl₃CO₂H
pK_a	4.76	2.85	1.48	0.64

b　フェノールはフェノキシドイオンとなり酸素原子上の負電荷がベンゼン環に移動して非局在化し，共鳴安定化するのでアルコールより強い酸である.

フェノールに電子求引性の置換基がつくと I 効果 ($o- > m- > p-$)，さらに $o-$, $p-$ 置換のときは R 効果が電子を引く方向にはたらき安定化されるので酸性は著しく強くなる（例題 68 参照）.

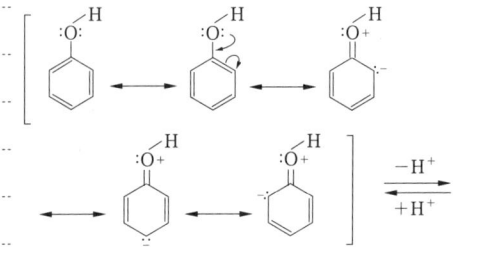

例題 68　フェノールと p-ニトロフェノールの酸性はどちらが強いか，理由を付して答えよ.
（新潟大院理　化学）

[解答]　フェノールは安息香酸（pK_a = 4.20）より弱酸であるが共鳴安定化している．フェノールとフェノキシドイオンの共鳴構造を比較すると

フェノールの共鳴構造では電荷（＋，−）が分離しているので反対符号の電荷を分離するにはエネルギー

が必要である．したがって共鳴による安定化は電荷の分離を含まないフェノキシドイオンの構造の方がより安定であるので解離しやすく弱酸性（pK_a = 9.89）を示す．p-ニトロフェノール（pK_a = 7.15）はフェノールの p 位に求電子性のニトロ基がつき誘起効果（I 効果）による電子求引効果と共鳴効果（R 効果）による p-ニトロフェノキシドアニオンが共鳴安定化される効果の両方がはたらき，酸性が著しく強くなる．

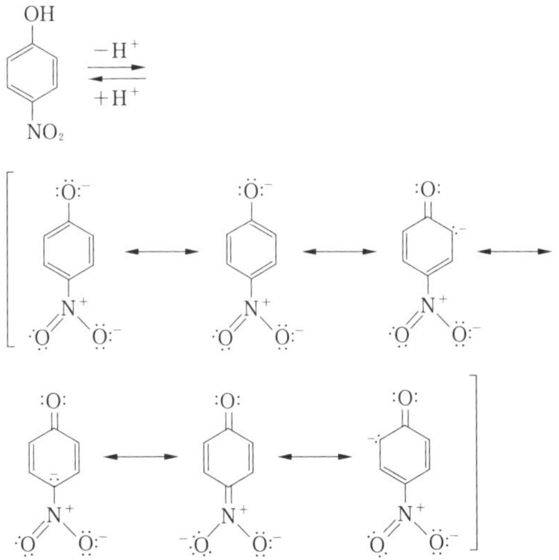

例題 69 下記の化合物についてどちらが酸性が強いか．

a

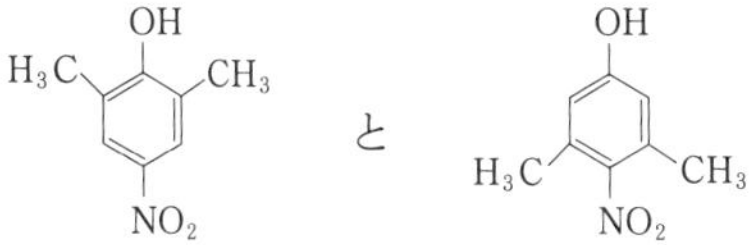

b

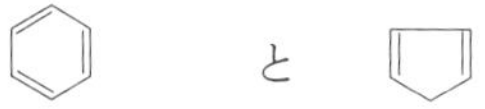

[解 答]

a

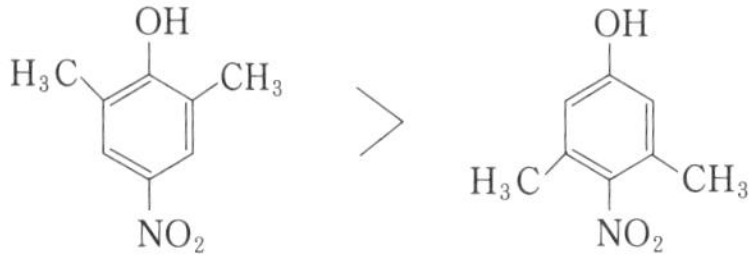

pK_a 7.22   8.25

前者には次式のような共鳴安定化があるが，後者ではニトロ基の π 電子軌道がジメチル基による立体障害により，ベンゼン環の π 電子軌道と同一平面をとりにくく（I）に比べて（II）のような型をとりにくくなり，その結果 R 効果による電子求引性が前者より少なく酸性は弱くなる．

(I) ↔ (II)

b　後者はプロトンを放出するとシクロペンタジエニルアニオンとなり，6π系（芳香性）となり安定化するのでプロトンを放出しやすいが，ベンゼンにはそのような性質はないのでシクロペンタジエンの方が酸性が強い．

シクロペンタジエニルアニオン

5 有機塩基の強さと構造

例題 70

水中では（ピロリジン）は塩基性，（ピロリドン）は中性，（コハク酸イミド）は酸性を示す事実を説明せよ．

（群大院工　応用化学）

解答

ピロリジン　　　　ジエチルアミン
pK_b　2.73　　　pK_b　3.02

ピロリジンはジエチルアミンより塩基性は強いが，ピロリドンは

ピロリドン

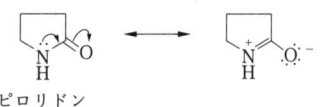

のような共鳴安定化により中性となる．

またコハク酸イミドは二つのカルボニル基により強く電子が求引されプロトンが離れやすくなり酸性を示す．

塩基の強さはプロトンと結合する非共有電子対がどれほど寄与するかにかかっているが，ピロリドンやコハク酸イミドの窒素原子上の非共有電子対はカルボニル基と共役して非局在化し，プロトンと結合できない．

例題71 次の各問の2個の化合物について，指定された性質の大小を比較し，その理由を記せ．

a エチレンとアセチレンの酸性の強さ．
b アニリンとジイソプロピルアミンの塩基性の強さ．

(東大院理 化学)

解答 a アセチレンの炭素（sp結合）はエチレンの炭素（sp²結合）に比べてp性が低く，s性が高い．s軌道の電子はp軌道の電子にくらべて原子核の近くに存在しているので，sp結合の炭素はsp²結合の炭素より電気陰性度が大きくなり，三重結合に付いた水素は酸性を示す．

b ジイソプロピルアミンではジイソプロピル基の誘起効果により窒素の電子密度が増大するが，アニリンでは窒素上の電子が共鳴によりベンゼン環に流れこみ，窒素上の電子密度が減少し，プロトンとの結合形成にあまり貢献しなくなり塩基性は弱くなる．

$[(CH_3)_2CH]_2NH$
ジイソプロピルアミン

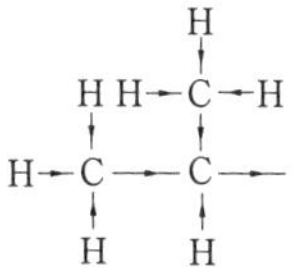

イソプロピル基

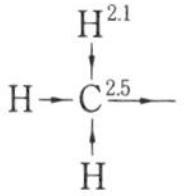

$H-\overset{2.5}{C}\rightarrow$ メチル基（電子供与基）

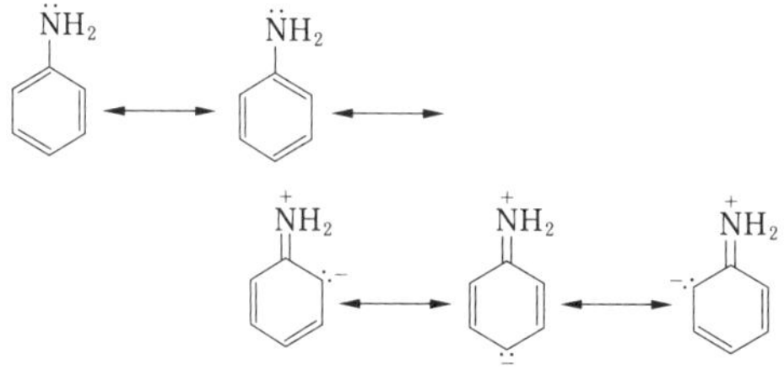

アニリン（$pK_b = 9.37$）

例題72 メチルアミンのpK_bは3.36であるが，アニリンのpK_bは9.37である理由を説明せよ．

(京大院工 工業化学)

解答 メチル基の誘起効果によりメチルアミンの塩基性はアニリンより強いが，アニリンではメチルアミンとは逆に窒素上の非共有電子対が共鳴によってベ

第4章 酸・塩基の強さと構造

ンゼン環に非局在化する．その結果，電子がベンゼン環に流れこみ共鳴安定化し，塩基性は弱くなる．

と結合する能力をもっている．ピペリジンのNはsp³混成軌道を形成し，アルキル基の誘起効果により電子を供与することにより塩基性はピリジンより強くなる．

例題 73 次の化合物を塩基性の強い順に並べよ．理由も記せ．

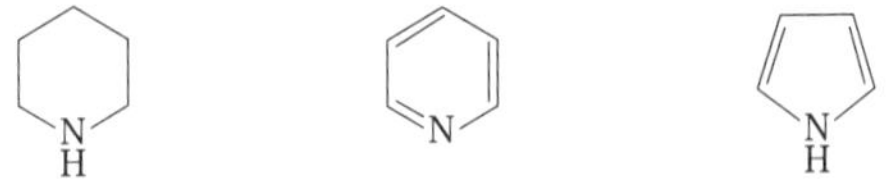

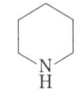

（東大院理　化学）

例題 74 次の三つの化合物の塩基性を比較して論ぜよ．

1

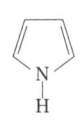

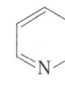

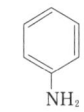

2 (CH₃)₂CHNH₂　　H₂N-C(=NH)-NH₂

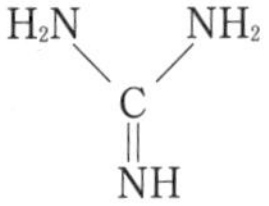

CH₃CONH₂

（阪大院理　化学）

[解答]

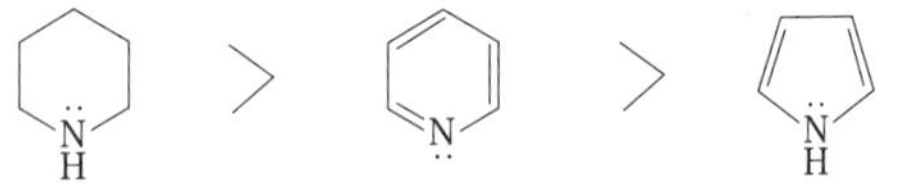

Piperidine
（ピペリジン）
pK_b 2.8

Pyridine
（ピリジン）
8.75

Pyrrole
（ピロール）
13.6

窒素上の非共有電子対がpyrroleでは6π系に寄与し窒素上の二つの電子はプロトンと結合しにくい状態になっている．窒素上のπ電子を使用することは6π系（4n+2, n=1　芳香性）の破壊となり不安定化するのでプロトンを付加できない．そのため塩基性を示さない．一方，ピリジンのN原子はsp²混成をし，1対の非共有電子対は6π系に関与せず，プロト

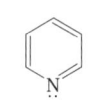

[解答]

1

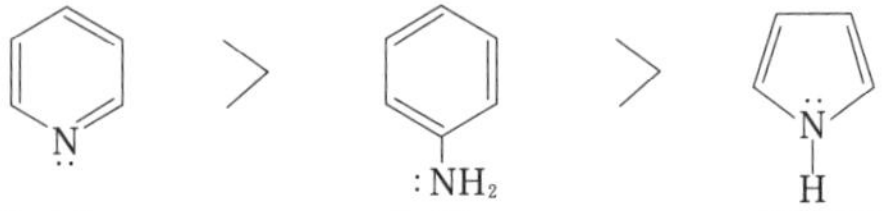

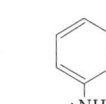

Pyridine
（ピリジン）
pK_b 8.75

Aniline
（アニリン）
9.37

Pyrrole
（ピロール）
13.6

アニリンは例題71で示したように窒素上の非共有電子対の非局在化によってプロトンと反応しにくくなり安定化しているのでピリジンより塩基性は弱い．

2

$NH=C(NH_2)_2 > (CH_3)_2CHNH_2 > CH_3CONH_2$

  グアニジン イソプロピルアミン アセトアミド

pK_b 0.4   3.4   中性

グアニジンは中性分子に比べプロトン付加体は共鳴安定化する．そのため強い塩基性を示す．

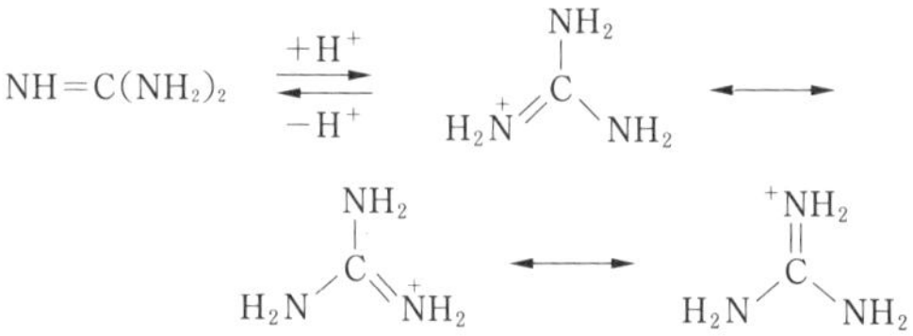

アミドのカルボニル基と窒素の非共有電子対の軌道が重なり非局在化し，アミドの基底状態が安定化される．

このアミドの共鳴安定化はプロトン化された生成物では正の電荷が隣接し不安定になる．したがってアセトアミドはプロトンを付加できず中性である．

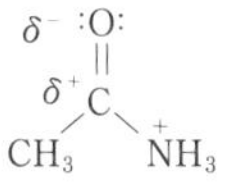

プロトン化されたアセトアミド
（不安定）

例題75 次の塩基はどちらが強いか．理由を記せ．

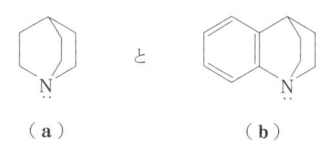

（a） （b）

[解答]

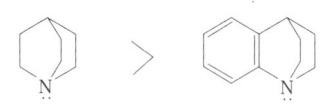

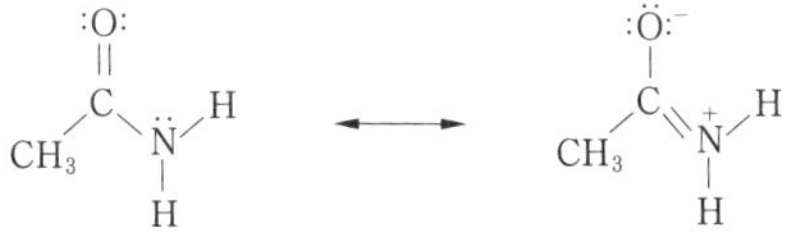

pK_b 3.42   6.21

キヌクリジン（a）の方が強く，その強さはトリエチルアミン（pK_b = 3.12）に近い．（b）では窒素上の非共有電子対とベンゼン環が同一平面になれず軌道が重ならないのでアニリン（pK_b = 9.38）より強いが電子供与性は sp 炭素 < sp^2 炭素 < sp^3 炭素となるのでアニリンに類似し（a）より弱くなる．

第5章　酸と塩基・pH-分配仮説

1 pH-分配仮説

　経口投与され溶解された薬物は，その濃度勾配に従い単純拡散の機構で細胞膜（生体膜）を透過し，吸収される．生体膜はたん白質と脂質の二重膜層からなり，脂溶性であるので，薬物の脂溶性が直接，吸収に関係する．薬物は主に有機酸や有機塩基のように弱電解質で，溶液のpHと薬物の解離定数K_aにより一定の比率で解離して存在する．「弱電解質の吸収は解離定数に依存し，非イオン形（分子形）のみが生体膜を透過する．」すなわち薬物の膜透過性が油/水分配係数に支配されるという考え方を **pH-分配説** pH-partition theory または **pH-分配仮説** pH-partition hypothesis という．

　pH-分配仮説は非イオン形[*1]分子の脂質膜を介しての単純拡散透過を考えているが，薬の消化管吸収はかなり複雑である．消化管各部位のpH，総内壁面積の広さ，血流量，運動性の大小，接触時間，さらに薬物の大きさ（分子量），濃度などにより薬物の吸収部位が決まる．胃（pH1〜3）では塩基性薬物はイオン形で存在するため，胃から塩基性薬物はほとんど吸収

---

*1　非イオン形は分子形，非解離形などという．イオン形は解離形ともいう．

されないが，酸性薬物はある程度吸収される．薬物の吸収は主に小腸で行われるが，腸管膜表面のpH (microclimate pH) は管腔内のpHより酸性になっていることや経口投与された薬物の**胃内容物排出速度**[*2] gastric emptying rate, GERなども薬物の消化管吸収に重大な影響を及ぼしている．

例題 76
薬物の消化管吸収に関するAの記述の□の内に，B欄より適切な字句を選び，正しい組合わせの文を完成せよ．

	a	b	c	d
1	ア	ウ	オ	ケ
2	オ	エ	カ	ク
3	キ	イ	オ	コ
4	ア	エ	キ	コ
5	オ	ウ	コ	ケ

A 経口により投与された薬物は，消化管内で□a□し，主として□b□より吸収される．また薬物の多くは弱酸又は弱塩基であるため，消化管中のpHの違いによって解離の状態を異にする．一般には□c□形の薬物が吸収されやすい．さらに薬物の解離の程度は，□d□とその溶液のpHにより決まる．

B ア 溶解　イ 直腸　ウ 胃　エ 小腸　オ イオン　カ 溶液　キ 非イオン　ク 粒子径　ケ ぬれ　コ pK_a

薬剤師国試（74回）

[解答] 4

[解説] 消化管における薬物の吸収が，消化管内のpHと薬物のpK_aによって決まるというpH-分配仮説に関する問題である．胃は胃液に含まれる塩酸のため酸性（pH 1～3）に保たれている．胃は口腔から送られた食物を消化酵素などにより消化を行った後，小腸へ送り込むはたらきをもっている．小腸はpH 5～7，長さ2～3 mと長く，薬物吸収の場として最も重要な器官である．一般に薬物は吸収部位と接触する時間が長いほど吸収がよい．

例題 77
薬物吸収に関する次の記述の正誤について，正しい組合せはどれか．

	a	b	c	d
1	正	正	誤	正
2	正	誤	正	誤
3	誤	正	誤	正
4	誤	正	正	誤
5	誤	誤	正	正

a 口腔粘膜から吸収された薬物は門脈を

[*2] 胃から小腸への移行速度をいう．

経由せず，ただちに全身循環系に入るので肝臓での初回通過効果を受けない．

b pH-分配仮説によれば，小腸からの酸性薬物の吸収は，pK_aが大きいほど有利である．

c 薬物の多くは有機弱電解質であるため，管腔内で溶解した薬物は，吸収部位のpHによって決まるイオン形の割合と，そのイオン形分子の脂溶性によって吸収速度が決定される（pH-分配仮説）．

d 胆汁酸は界面活性作用を有するため，グリセオフルビンなど水に対して難溶性の薬物の溶解を促進させ吸収増大作用を示す．

薬剤師国試（a, b 74回）（c, d 79回）

[解答] 1

[解説]

a 正しい．口腔粘膜の下層に分布している血管は，内頸静脈を経由して直接心臓に到達する．このため口腔粘膜から吸収された薬物は，胃，小腸からの吸収と異なり門脈を経由せず，直接全身循環系に入るので肝臓での初回通過効果を受けない．

b 正しい．pK_aの大きい酸性薬物ほど弱酸であるので，小腸（pH 5～7）での非イオン形（分子形）分子の割合がpK_aの小さい酸性薬物より多くなる．したがって，pH-分配仮説より，薬物の吸収部位において非イオン形で存在する分子種のみが胃腸管で吸収される．pHが同じであれば，pK_aの小さい酸ほどイオン形の割合が大きい．

c 誤り．薬物のpK_aと吸収部位のpHによって決まる非イオン形の割合と，その非イオン形分子の脂溶性によって吸収速度が決定される．

d 正しい．脂溶性が高く，極性の低い薬物は消化液に溶けにくく，胆汁酸などによるミセルを形成後，リンパ系に入る割合が高い．

例題78 尿のpHが高くなればサリチル酸の腎クリアランスは大きくなることが知られているが，この理由として最も適当なものはどれか．

1 pHが高くなるとサリチル酸のイオン形の割合が増加して，尿細管における再吸収が抑制される．

2 pHが高くなるとサリチル酸の再吸収に働くキャリアーの機能が低下する．

3 pHが高くなるとサリチル酸の糸球体におけるろ過が促進される．

4 pHが高くなるとサリチル酸の尿細管分泌

が促進される．

5　pH が高くなると腎機能が亢進する．

薬剤師国試（69回）

[解答]　1

[解説]　腎クリアランスとは単位時間当たり腎の薬物除去量をそれを含む血液量に換算したものである．サリチル酸（pK_a = 3.0）は弱酸性薬物であり，尿細管での再吸収は pH-分配仮説に従う．尿細管における再吸収は非イオン形（分子形）分子の割合が多いと促進されるので，pH が高くなるとサリチル酸のイオン形の割合が増加し，尿から排泄されやすくなり，尿細管での再吸収量が減り，腎クリアランスが上昇する．

（サリチル酸 pK_a = 3.0）
非イオン形（分子形，非解離形）＋ H_2O ⇌ イオン形（解離形）＋ H_3O^+

例題 79　単純拡散により生体膜を透過する薬物に関する次の記述のうち，正しいものの組合せはどれか．

a　血液脳関門は脂質膜としての挙動を示すため，血液中で非イオン形で，しかも脂溶性が高い薬物ほど脳へ移行しやすい．

b　非イオン形分子の脂溶性が同じ程度であれば，酸性薬物では pK_a が小さいほど，また塩基性薬物では pK_a が大きいほど，それぞれ小腸から吸収されやすい．

c　濃度勾配に従って透過するので，その透過はミハエリス-メンテンの式により表すことができる．

d　尿細管での受動的再吸収は pH 分配仮説に従うので，尿がアルカリ性になれば，塩基性薬物の腎排泄速度は減少する．

1　(a, b)　　**2**　(a, c)　　**3**　(a, d)
4　(b, c)　　**5**　(b, d)　　**6**　(c, d)

薬剤師国試（84回）

[解答] 3

[解説]

a 正しい．脳への薬物の移行は生体膜透過と同様で，非イオン形で脂溶性の高い薬物が有利である．

b 誤り．酸性薬物は pK_a が小さいほど強酸であるので，小腸（pH 5〜7）ではイオン形の割合が pK_a の大きい弱酸性薬物より多くなり，吸収には不利となる．同様に塩基性薬物では共役酸の pK_a が大きいほど強塩基で，イオン形の割合が多く吸収に不利となる．

c 誤り．エネルギーを必要とせず，濃度差によって物質が透過する現象を**受動輸送** passive transport という．受動輸送を機構的に細分すると，**単純拡散** simple diffusion，水分の移動にともなう拡散，膜の帯電及び脂質が透過障壁となる拡散に分けられる．単純拡散の場合，その透過速度は Fick の第一法則により導くことができる．なお，吸収部位での非イオン形の割合は，その部位の pH と薬物の pK_a を用いて次の **Henderson-Hasselbalch の式**で与えられる．

酸性薬物

$$pK_a - pH = \log\frac{[非イオン形の酸]}{[イオン形の酸]} \quad (1)$$

$$\alpha（解離度）= \frac{1}{1+10^{pK_a - pH}}$$

塩基性薬物

$$pK_a - pH = \log\frac{[イオン形の塩基]}{[非イオン形の塩基]} \quad (2)$$

$$\alpha（解離度）= \frac{1}{1+10^{pH - pK_a}}$$

〔式の導き方：63頁式（18），68頁式（32）参照〕

d 正しい．塩基性薬物では，尿がアルカリ性になれば，塩基性薬物の非イオン形が多くなり，再吸収されやすくなる．

例題80 次の表は，4種の薬物 A，B，C，D について化学的特性をまとめたものである．pH-分配仮説の考え方によって判断するとき，次の記述のうち，**誤っているもの**はどれか．

	薬物 A	薬物 B	薬物 C	薬物 D
分子量	327	273	315	378
pK_a	8.4(酸)	7.8(塩基)	(非電解質)	(四級アンモニウム化合物)
非イオン形分子の極性	無極性	無極性	極性	――
非イオン形分子の溶解度(mg/L)	1.3	150	ND	ND

ND：データなし

1　水溶液として経口投与したとき，吸収が腸管内 pH に最も影響を受けやすいのは B である．
2　胃内容物排出が遅れれば，A，B はいずれも腸管吸収が遅れる．
3　pH 7.4 の水溶液を筋肉内注射したとき，A，B，C，D はいずれも，筋肉内の血流速度が吸収を律速する．
4　錠剤として投与したとき，溶解が消化管吸収の律速過程とならないと思われる薬物は C と D である．
5　腸管上皮細胞を容易に通過すると思われる薬物は D である．

薬剤師国試（77, 82 回，改）

[解 答]　5

[解 説]

1　正しい．小腸（pH 5〜7）では薬物 A はほとんど非イオン形で存在するので pH の影響はあまり受けない．薬物 B は式（3）を用いて非イオン形の割合を計算すると，次のようになり，pH により著しく変動する．

$$[非イオン形の塩基] = \frac{1}{1 + 10^{pK_a - pH}} \quad (3)$$

pH 7.8 : 50%
pH 6.8 : 9 %
pH 5.8 : 1 %

〔式の導き方：68 頁式（34）参照〕

pH-分配仮説によれば，酸・塩基薬物に関係なく，溶解している非イオン形の割合が吸収に強く影響される．したがって溶解度が大きく pH による非イオン形の割合の変動の大きい薬物 B が影響され易い．pH 5 では A は 100% 非イオン形で存在しているが B は 100% イオン形で存在している．pH 8 では A, B 共に約 70% 非イオン形で存在しており，B の変動は A より大きくなる．

2　正しい．胃の内容物が小腸へ送り込まれる速度を，**胃内容物排出速度** gastric emptying rate, GER, また，それに要する時間を**胃内容物排出時間** gastric emptying time という．経口投与された薬物の小腸への移行速度は小腸での吸収速度を大きく左右する．GER は極めて個人差が大きい．食事や大量の水の摂取も GER を遅らせる．速やかに薬効を発現したい場合には食前に服用した方がよい．

3　正しい．筋肉に注入された薬物は筋肉組織中を拡散により移動し，毛細血管（あるいは毛細リンパ管）に到達後血流（あるいはリンパ流）により運ばれて

全身循環血に入る．4つの薬物の分子量は小さく，血流速度は律速となる．

4 正しい．薬物 C は pH に無関係に非イオン形で存在しているが，極性があり溶解速度は速いが脂溶性が低いため，あまり吸収されない．薬物 D は pH に無関係にイオン形で存在するのでほとんど吸収されない．いずれも水溶性の高い薬物なので溶解過程が律速とならない．

5 誤り．薬物 D は消化管内の生理的 pH 領域では，常にイオン形で存在しているので腸管上皮細胞を容易に通過しない．

例題 81 薬物の尿細管における受動的再吸収に対し薬物の pK_a と尿細管内の尿 pH が影響を与えること，また非イオン形薬物分子はイオン形薬物分子よりも脂溶性が大きいから再吸収され易いことが知られている．尿 pH が 3 から 8 へ上昇すると，pK_a 3 及び pK_a 5 の弱酸性薬物の再吸収はどのようになるか．次の記述のうち正しいものはどれか．

1 両薬物とも pH が 3 から 8 へ上昇すると再吸収され易くなる．

2 pK_a 5 の薬物は pK_a 3 の薬物より pH 3 から 8 の間で再吸収の変動が大きい．

3 pK_a 3 の薬物は pK_a 5 の薬物より pH 3 から 8 の間で再吸収の変動が大きい．

4 pH 7 から 8 の間の変動が特に重要で，pK_a 3 の薬物の再吸収は大きく変わるが，pK_a 5 の薬物はほとんど変わらない．

5 pH 3 から 4 の間では両薬物とも再吸収の変動は見られない．

薬剤師国試（70回）

[解 答] 2

[解 説]

1 誤り．pK_a 3 及び pK_a 5 の弱酸性薬物の各 pH における非イオン形薬物分子の割合は弱酸の Henderson-Hasselbalch の式（4）より容易に求められる．

$$[非イオン形の酸] = \frac{1}{1 + 10^{pH - pK_a}} \quad (4)$$

〔式の導き方：62頁式（17）参照〕

非イオン形の存在割合

薬物＼pH	3	4	5	6	7	8
pK_a 3 の薬物	50%	9%	1%	0	0	0
pK_a 5 の薬物	99%	91%	50%	9%	1%	0

両薬物とも尿 pH が 3 から 8 に上昇すると，非イオン形分率が低下し，ほとんどイオン形のみとなるので再吸収されにくくなる．

2　正しい．上記表からわかるように pK_a 5 の薬物（99% から 0 へ）の方が pK_a 3 の薬物（50% から 0 へ）より再吸収の変動が大きい．

3　誤り．

4　誤り．pH 7 から 8 へ上昇しても，両者の非イオン形の割合にはほとんど変化がないので再吸収は少なく，両者ともほとんど変わらない．

5　誤り．両者とも pH 3 から 4 に変化すると非イオン形の割合が半減するので再吸収は著しく低下する．

第6章　化学平衡

1 化学平衡と質量作用の法則

密閉した容器に水素とヨウ素を入れて加熱し，一定温度に保っておくと，ヨウ化水素を生成するが，生成したヨウ化水素は水素とヨウ素に一部分解し，次の平衡が成立する．

$$H_2 + I_2 \rightleftarrows 2HI \qquad (1)$$

また，この反応は可逆反応であり，ヨウ化水素に同様な実験をしても，次の平衡が成立する．

$$2HI \rightleftarrows H_2 + I_2$$

可逆反応において，正反応と逆反応の反応速度が等しく，実際には両方の反応が起きているにもかかわらず，温度が一定であればヨウ化水素の割合は一定の値にとどまり，見かけ上反応が止まっているような状態になる．この状態を**化学平衡** chemical equilibrium という．

可逆反応が平衡状態にあるとき，反応に関係する物質の間には，一定の関係が成立する．
式(1)の反応では次のようになる．

$$\frac{[HI]^2}{[H_2][I_2]} = K \qquad (2)$$

K を**平衡定数** equilibrium constant という．
一般に次のような可逆反応が平衡状態にあるとき

$$aA + bB + \cdots \rightleftarrows mM + nN + \cdots$$

各成分の濃度の間に式(3)の関係が成立する．

$$\frac{[M]^m[N]^n\cdots}{[A]^a[B]^b\cdots} = K \qquad (3)$$

この関係を**質量作用の法則**，又は**化学平衡の法則**という．

2 複合体形成による安定化

2種以上の異なる分子又はイオンが溶液中でファン・デル・ワールス力，疎水結合，水素結合，イオン結合などにより分子間相互作用すると，**複合体** complex を形成することがある．複合体は生体膜を透過できない．薬物がある種の担体と複合体を形成すると，複合体と各薬物との間に質量作用の法則が成立する．例えば薬物 A に溶解補助剤 B を添加し，複合体 A・B の形成による易溶化を試みると，次の化学平衡が成立する．

$$A + B \rightleftarrows A \cdot B$$

$$K = \frac{[A \cdot B]}{[A][B]} \qquad (4)$$

ここで K は複合体の**安定度定数** stability constant，**生成定数** formation constant，**会合定数** association constant とよばれる．

複合体には可溶性のものと難溶性のものがあり，前者は医薬品の可溶化（溶解補助剤による可溶性錯塩の生成），後者は徐放性製剤などに応用される．

例題82 固体薬品 A の溶解度に対する溶解補助剤 B の効果が図に示すような直線になった．

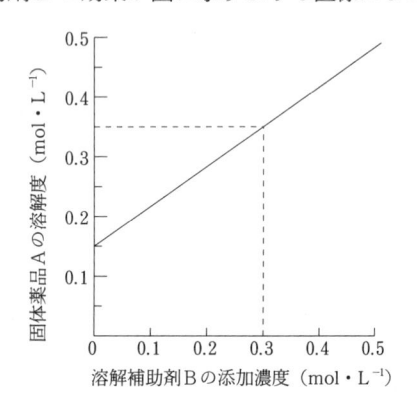

B の添加濃度の増加に伴う A の溶解度の増加分を可溶性複合体の生成によるものとして複合体の安定度定数 K を次式により求めるとき，得られる数値〔L・mol^{-1}〕に最も近いものはどれか．

$$K = \frac{[A \cdot B]}{[A][B]} \quad (4)$$

ただし，[A]，[B]，[A・B] は A，B および複合体の濃度〔mol・L^{-1}〕である．

| 1 | 4.3 | 2 | 13.3 | 3 | 40.5 |
| 4 | 67.0 | 5 | 134 | | | |

薬剤師国試（79回）

解答 2

解説 図より [A] = 0.15〔mol/L〕，[A・B] = 0.2〔mol/L〕がすぐわからなくても

A の総濃度 [A] + [A・B] = 0.35〔mol/L〕
B の総濃度 [B] + [A・B] = 0.3〔mol/L〕

はわかる．[A] は B を加える前の濃度であるので，A の濃度 [A] = 0.15〔mol/L〕となる．前式から

$$[A \cdot B] = 0.35 - [A]$$
$$= 0.35 - 0.15$$
$$= 0.2 \,[mol/L]$$
$$[B] = 0.3 - [A \cdot B]$$
$$= 0.3 - 0.2$$
$$= 0.1 \,[mol/L]$$

となる．したがって式(4)に各値を代入して求める．

$$K = \frac{[A \cdot B]}{[A][B]} \quad (4)$$

$$= \frac{0.2}{0.15 \times 0.1} = 13.3 \,[L/mol]$$

[別解]

図中の数値を式(5)に代入する．

$$K = \frac{\text{slope}}{S_0(1 - \text{slope})} \quad (5)$$

$$= \frac{(0.2/0.3)}{0.15\{1 - (0.2/0.3)\}}$$

$$= 13.3 \,[L/mol]$$

例題 83 薬物 A に対する溶解補助剤を B とする．この溶解補助作用が 1：1 複合体（A・B）の形成によるものとしたとき，次の溶解度相図より複合体の安定度定数 K を算出する式として正しいものはどれか．

1　$K = \dfrac{\text{slope}}{S_0(1 - \text{slope})}$　　2　$K = \dfrac{\text{slope}}{1 - \text{slope}}$

3　$K = \dfrac{S_A}{S_0}$　　　　　　4　$K = S_A - S_0$

5　$K = \dfrac{1}{S_A - S_0}$

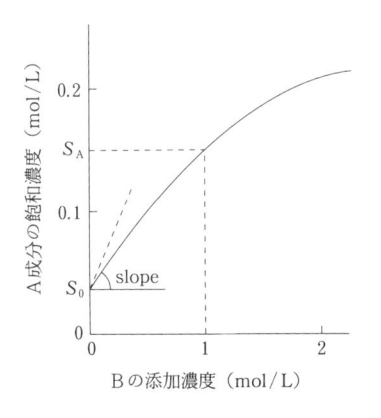

薬剤師国試（69 回）

解 答　1

解 説　薬物 A と溶解補助剤 B を含む溶液における複合体（A・B）形成による化学平衡は，複合体安定度定数を K とすると

$$A + B \rightleftarrows A \cdot B$$

$$K = \dfrac{[A \cdot B]}{[A][B]} \quad (4)$$

で表される．ここで図より

$$[A] = S_0$$
$$[A \cdot B] = S_A - S_0$$
$$[B] = 1 - [A \cdot B]$$
$$\quad = 1 - (S_A - S_0)$$

これらの値を式(4)に代入すると

$$K = \dfrac{(S_A - S_0)}{S_0\{1 - (S_A - S_0)\}}$$

となるが

$$\text{slope} = \dfrac{S_A - S_0}{1}$$
$$\quad\quad\quad = S_A - S_0$$

この値を上式に代入すると

$$K = \dfrac{\text{slope}}{S_0(1 - \text{slope})} \quad (5)$$

となる．

例題84 一定過剰量のパラアミノ安息香酸 (PABA) を水に入れ，これにカフェインを加えて一定温度で平衡に達するまで振とうし，PABA の溶解度を測定して，図のような結果を得た．PABA の溶解度はカフェインを添加すると直線的に増加するが，B 点に達すると，もはや PABA の溶解度は増加しない．さらにカフェインを添加すると，C 点からはむしろ PABA の溶解度は低下した．ここで，A 点の PABA 濃度は 4.58×10^{-2} 〔mol/L〕で，B 点の PABA 濃度は 5.50×10^{-2} 〔mol/L〕，カフェイン濃度は 1.26×10^{-2} 〔mol/L〕で，C 点のカフェイン濃度は 3.06×10^{-2} 〔mol/L〕であった．この結果から，PABA とカフェインが 1：1 で複合体を形成するとして，その安定度定数〔L/mol〕に最も近い値は次のどれか．

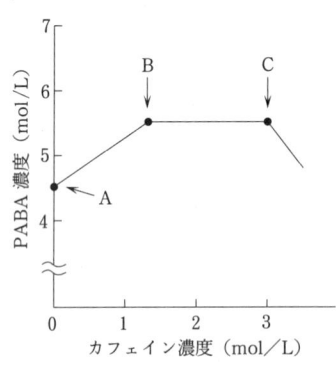

1 11 **2** 16 **3** 59
4 67 **5** 95   薬剤師国試（76 回）

[解 答] 3

[解 説] A 点の溶解度（4.58×10^{-2} mol/L）は PABA の溶解度〔PABA〕に相当する．カフェイン添加により PABA とカフェインの 1：1 複合体が形成されるので溶解度は増加する．

安定度定数 K は

$$\text{PABA} + \text{カフェイン} \rightleftarrows \text{複合体}$$

$$K = \frac{[\text{複合体}]}{[\text{PABA}][\text{カフェイン}]}$$

で表される．カフェインの添加により，複合体が形成され PABA の溶解度は増加してくるが，B 点で飽和になる．

以後，カフェインを添加してもその分の複合体は沈殿するだけで複合体の溶解度は増加しない．

したがって B 点では

$$[\text{PABA}] = 4.58 \times 10^{-2} \text{〔mol/L〕}$$

$$[\text{複合体}] = (5.50 - 4.58) \times 10^{-2} \text{〔mol/L〕}$$

$$= 0.92 \times 10^{-2} \text{〔mol/L〕}$$

（A 点から PABA の溶解度増加分）

$$[カフェイン] = (1.26 - 0.92) \times 10^{-2} \text{ (mol/L)}$$
$$= 3.04 \times 10^{-2} \text{ (mol/L)}$$
（カフェイン全量から複合体分を差し引く）

となる．これらの値を上式に代入し，K を求める．

$$K = \frac{(0.92 \times 10^{-2})}{(4.58 \times 10^{-2}) \times (0.34 \times 10^{-2})}$$
$$\fallingdotseq 59 \text{ (L/mol)}$$

〔複合体形成による易溶化の例〕

安息香酸ナトリウムカフェイン（アンナカ）局：カフェインを安息香酸ナトリウムとの易溶性塩にし，中枢興奮薬，鎮痛薬として注射剤の形で用いられている．

③ 薬物の分布

体外から吸収され，全身循環血液中に移行した薬物は，血流により体内の各組織（臓器）に運搬される．薬物の移動は各組織間では循環血流，組織内では毛細管血流によって移動する．薬物が血液中から標的作用部位を含めた生体組織へ移行する現象を**分布** distribution という．標的作用部位へ分布した薬物は薬効発現と密接に関係するが，標的作用部位以外の組織へ分布した薬物は効果が期待できないばかりでなく薬効と無関係で薬物の体内への蓄積や副作用の要因となる．循環血流中に存在する薬物は，基本的には**受動拡散**[*1] passive diffusion により，血液内から生体組織に分布する．一般に非イオン形で脂溶性の高いものが血管壁を透過し分布しやすいが，イオン形のものは各組織への分布は遅い．

---

*1 生体膜透過機構のうち，膜の両側における薬物の濃度勾配,薬物の膜物質への溶解性，膜内拡散速度などが透過速度を決定する．その透過は薬物の物理化学的性質に支配され，エネルギーを必要としない受動拡散を**受動輸送**ともいう．生体膜には濃度の差にさからって積極的に物質を輸送する能力がある．濃度勾配にさからって輸送するのでエネルギーを必要とする．このような輸送を**能動輸送** active transport という．

血液は血球と血漿より成るが，血球や血漿たん白質は通常一般臓器の血管壁を透過しない．血液中に入った薬物の多くは血漿アルブミン，グロブリン，α_1-酸性糖たん白質（α_1-acid glycoprotein）など，血漿たん白質と結合する*2ので薬物は血管壁を透過できなくなり，僅かの非結合形（遊離形）*3の薬物のみが体内の各組織へ分布する．薬物の血漿たん白質との結合は可逆的で，非結合形薬物が体液で消費され，その濃度が低下すると平衡が移動して，新たに薬物が遊離する．

このように，薬物とたん白質との相互作用は薬物の投与後の挙動に大きく影響する．

薬物とたん白質との結合が1:1で起こるとすると，結合定数 K の小さい薬物では体内薬物量の多少にかかわらず非結合形薬物の割合が高いのに対し，K の大きい薬物では，体内薬物量が少ないときはほとんど結合形であるが，体内薬物量を増したり，たん白結合率が何らかの原因で下がると急激に非結合形の割合が増し，薬効や毒性に著しく影響するようになる．

*2 このような薬物とたん白質との結合は水素結合，静電的相互作用，van der Waals力，疎水的相互作用などの分子間相互作用による吸着平衡で，可逆過程であり，その結合の強さは薬物によって異なる．その結合や解離の速度は非常に速く，瞬時に起こる．

*3 非結合形を遊離形ともいう．

例題85 薬物の血漿たん白結合に関する次の記述のうち，**誤っているもの**はどれか．

1 一般に血漿たん白質と薬物との結合及び解離反応は，きわめて速い可逆反応である．

2 アルブミンは血漿たん白結合に関与し，その質量濃度は血漿中に含まれる全たん白質のなかで最も高い．

3 血漿たん白結合の結合定数が大きい薬物が高用量で投与される場合には，血漿中の遊離形薬物の割合は大きくなる．

4 正常な脳脊髄液，リンパ液のたん白質濃度は血漿よりもかなり高いので，一般にこれらの血管外液中の総薬物濃度は，血漿中の総薬物濃度よりも高い．

5 フェニトインの抗けいれん作用は，投与量や血漿中の総薬物濃度よりも血漿中の非結合形薬物濃度に依存する． 薬剤師国試（78回）

【解答】 4

【解説】 1，2，3，5は正しい．

3 正しい．血漿たん白結合の結合定数が大きい薬物は常用量ではほとんど結合形として存在しているが，常用量を超え，高用量では血漿中の非結合形（遊離

形）薬物の割合が急激に大きくなる．また，何らかの原因で，結合定数が減少すると，結合定数の大きい薬物の非結合形（遊離形）薬物の割合が著しく変化し，大きくなり中毒域に入ってしまう場合もあるので注意しなければならない．

4　誤り．血漿中のたん白質濃度は脳脊髄液中のたん白質濃度よりはるかに高い．

例題86　脳への薬物移行に関する次の記述のうち，誤っているものはどれか．
1　血液中で非結合形の存在比が大きく，クロロホルムへの分配係数の大きいチオペンタールやアニリンは脳へ移行しない．
2　D-グルコースは非脂溶性であるが脳へ移行する．
3　脂溶性の大きい薬物は一般に脳へ移行しやすい．
4　薬物は血漿たん白質と結合した形では脳へ移行しない．
5　薬物が脳へ移行するには，血液-脳関門，血液-脳脊髄液関門及び脳脊髄液-脳関門などを透過する．　　　　　　薬剤師国試（74回）

[解 答]　1
[解 説]　1　誤り．クロロホルムへの分配係数の大きい親油性薬物ほど脳へ移行しやすい．
2，3，4，5は正しい．

4 薬物のたん白結合

酸性薬物の多くは血漿アルブミンと結合しているが，塩基性薬物の中にはα_1-酸性糖たん白質，ビタミンやステロイドホルモンはグロブリンと結合しやすい．通常，たん白質1分子中には，n個の薬物結合部位があるが，いまたん白質に対する結合部位の数が1分子当たり1であると仮定すると薬物と血漿たん白との結合は次式で示される．

$$D_f + P \rightleftharpoons D \cdot P \qquad (6)$$

D_f：非結合形（遊離形）の薬物
P：血漿たん白質
$D \cdot P$：薬物-たん白結合体

平衡状態では式(7)が成立する．

$$K = \frac{[D \cdot P]}{[D]_f [P]} \qquad (7)$$

$[D]_f$：非結合形（遊離形）薬物濃度
$[P]$：薬物と結合していない血漿たん白質濃度
（血漿たん白質分子上の薬物で占められていない結合部位の濃度）
$[D \cdot P]$：結合形薬物濃度（薬物と結合している結合部位の濃度）

ここでKを**結合定数** binding constant あるいは**会合定数** association constant という．

いま全たん白質濃度を$[P]_t$とすると

$$[P]_t = [P] + [D \cdot P] \qquad (8)$$

となる．血漿たん白質1モル当たりに結合している薬物のモル数をrとすると，

$$r = \frac{結合形薬物濃度}{全たん白質濃度}$$

$$r = \frac{[D \cdot P]}{[P]_t} = \frac{[D \cdot P]}{[P] + [D \cdot P]} \qquad (9)$$

式(7)より

$$[D \cdot P] = K[D]_f [P]$$

この値を式(9)に代入すると

$$r = \frac{K[D]_f}{1 + K[D]_f} \qquad (10)$$

が得られる．また一般に血漿たん白質は1分子当たり数個の薬物と結合し得るから，その数をnとすると式(11)が成立する．

$$r = \frac{nK[D]_f}{1 + K[D]_f} \qquad (11)$$

式(11)はたん白結合を数式的に表す重要な式で，比表面積測定によく用いられるラングミュア Langmuir 式と類似しているので **Langmuir-type の式**ともよばれる．

この原理を用いて *in vitro* で実験する標準的な方法は**平衡透析** equilibrium dialysis を用いる方法である．

薬物とたん白質との結合を半透膜の袋を用いて測定する.

$$D_f \rightleftarrows D_f + P \overset{K}{\rightleftarrows} D \cdot P$$
外液　半透膜　　内液

系全体を一定温度において振とうし, 平衡に達すると, 半透膜の両側において非結合形薬物の濃度は同一となる. そして式(6), 式(7)が成立する.

いま血漿中の非結合形（遊離形）薬物濃度の総血漿中濃度に対する比率を f_u とすると

$$[D]_f = f_u \cdot [P]_t \tag{12}$$
$$[D \cdot P] = (1 - f_u) \cdot [P]_t \tag{13}$$

式(12)と式(13)を式(7)に代入して f_u についてまとめると,

$$f_u = \frac{1}{1 + K[P]} \tag{14}$$

一般に, 常用量では薬物は血漿中たん白質の一部分にだけ結合するに過ぎないので, $[P]$ は $[P]_t$ にほぼ等しいと近似できる. したがって, 式(14)は

$$f_u = \frac{1}{1 + K[P]_t} \tag{15}$$

となる. また, **たん白結合率 β** は, 式(9)および(11)から

$$\begin{aligned}\beta &= \frac{\text{結合形薬物濃度}}{\text{全薬物濃度}} \\ &= \frac{[D \cdot P]}{[D \cdot P] + [D]_f} \\ &= \frac{1}{1 + \dfrac{[D]_f}{n[P]_t} + \dfrac{1}{nK[P]_t}}\end{aligned} \tag{16}$$

となる.

5 実験結果のプロットの方法

5.1 Direct プロット

たん白結合のパラメータ, n と K を求めるには, まず種々の薬物濃度 $[D]_f$ におけるたん白質 1 モル当たりの結合モル数 (r) を測定し, Direct プロットすると図1となる.

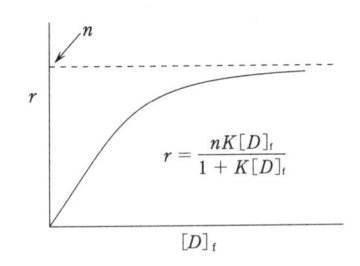

$$r = \frac{nK[D]_f}{1 + K[D]_f}$$

図1 Direct プロット

例題87 薬物のたん白結合が次式で表されるとき, r と C_f の関係を示す図はどれか.

$$\frac{C_b}{P} = r = \frac{nKC_f}{1 + KC_f} \quad (17)$$

ここで, n, K は定数, P はたん白濃度, C_b と C_f は薬物の結合形及び非結合形の濃度である.

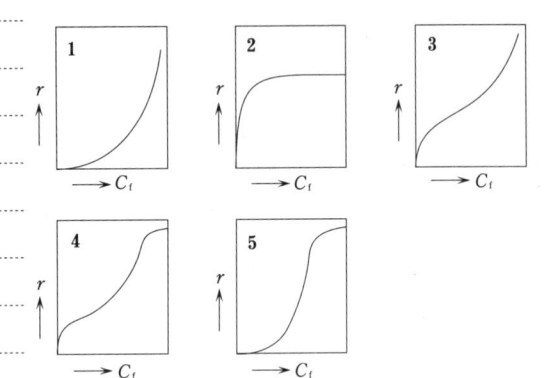

薬剤師国試 (75回)

解答 2

解説 問の式(17)は式(11)と同じで, Direct プロットの図1と同じ形の図を求める. 非結合形薬物濃度 C_f を増加させていくと C_f はたん白質によって飽和され, r は漸近的に n に近づき, r の飽和が見られる.

また $r = \dfrac{n}{2}$ のとき, 式(17)は

$$\frac{n}{2} = \frac{nKC_f}{1 + KC_f}$$

$$n + nKC_f = 2nKC_f$$

$$n = nKC_f$$
$$\therefore \quad C_f = \frac{1}{K} \tag{18}$$
となる．

例題 88 ある薬物の血液中における非結合形分率は 5 %，組織液中における非結合形分率は 0.5 %であった．このとき，この薬物の組織液中薬物量/血液中薬物量の比として最も近い値は次のどれか．ただし，血液量は 5 〔L〕，組織液量は 50 〔L〕であり，薬物は血液と組織液間に存在する生体膜を拡散で透過し，両液間で平衡状態にあるとする．又，非結合形（遊離形）の薬物のみが生体膜を透過するとする．

1 0.01　**2** 0.1　**3** 1.0　**4** 10　**5** 100

薬剤師国試（78 回）

[解答] 5

[解説] 血液中，組織液中の全薬物濃度を各々 $[D]_1$, $[D]_2$，血液中，組織中の非結合形（遊離形）薬物濃度を各々 $[D]_{f\cdot 1}$, $[D]_{f\cdot 2}$ とすると

$$[D]_1 = [D]_{f\cdot 1} \times \frac{5}{100}, \quad [D]_2 = [D]_{f\cdot 2} \times \frac{5}{1000}$$

$$[D]_2 = [D]_{f\cdot 1} \times 20, \quad [D]_2 = [D]_{f\cdot 2} \times 200$$

ここで，物質量 ＝ 濃度 × 体積．受動拡散の系では非結合形薬物は生体膜を自由に透過でき，その血液中と組織液中の濃度は等しいので $[D]_{f\cdot 1} = [D]_{f\cdot 2}$ となる．したがって

$$\frac{\text{組織液中薬物量}}{\text{血液中薬物量}} = \frac{[D]_{f\cdot 2} \times 200 \times 50}{[D]_{f\cdot 1} \times 20 \times 5}$$
$$= 100$$

となる．

[別解]

非結合形（遊離形）薬物は濃度勾配に従い，生体膜を受動拡散により自由に透過し，平衡状態に達する．平衡状態では，生体膜の両側において，非結合形薬物の濃度 $[D]_f$ は等しくなる．いま血液中の全薬物濃度を 100 として，図に示すと

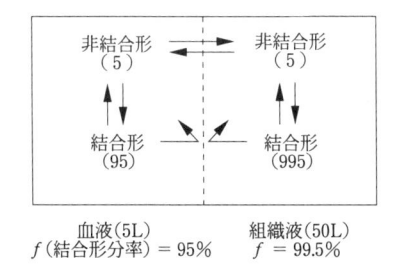

非結合形 （5）	⇔	非結合形 （5）
↕		↕
結合形 （95）		結合形 （995）

　血液（5L）　　　　　組織液（50L）
f（結合形分率）＝ 95 %　　f ＝ 99.5 %

血液中薬物濃度 ＝ (5 + 95)

組織液中薬物濃度 ＝ (5 + 995)

したがって

$$\frac{\text{組織液中薬物量}}{\text{血液中薬物量}} = \frac{(5+995)\times 50}{(5+95)\times 5} = 100$$

となる．

例題89 ジゴキシンは血漿中で23.0%，組織中では94.5%がたん白結合形として存在する．体重70 kgの成人では，血漿は3.0 L，組織は39 Lの容積を占めるとされるが，これらの数値から予想されるジゴキシンの分布容積（L）に最も近い数値は次のどれか．

1　250　　　2　350　　　3　450
4　550　　　5　650

薬剤師国試（82回）

[解答] 4

[解説] 例題88と同様の方法で解く．分布容積とは見かけの分布容積と呼ばれ，体内の薬物量（X）を血漿中薬物濃度で割った値であり，血液以外の組織へも血漿中濃度と等しい濃度で分布したときの薬物が分布する全体の体液量を示すもので，真の容積を表すものではない．血漿中薬物濃度に等しい濃度をもつスペースが体内にどの程度存在するかを意味する．また，血漿中の非結合形（遊離形）薬物と組織中の非結合形薬物の間に平衡が成立し，その非結合形薬物濃度は等しいので濃度比を（　）に示した図は次のようになる．いま血漿中の全薬物濃度を100として示す．

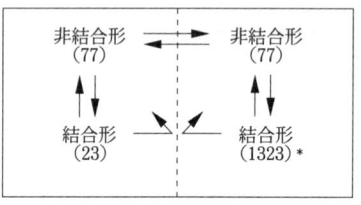

```
┌─────────────────────────────┐
│  非結合形  ⇄  非結合形        │
│   (77)         (77)          │
│    ↕↓           ↕↑           │
│  結合形   ⇄   結合形         │
│   (23)        (1323)*        │
└─────────────────────────────┘
```

　血液(3.0 L)　　　組織液(39 L)
f(結合形分率) = 23%　　f = 94.5%

* $77 \times \dfrac{94.5}{5.5} = 1323$．

したがって，

$$\frac{\text{組織液中の薬物濃度}}{\text{血漿中の薬物濃度}} = \frac{77+1323}{77+23} = 14$$

より，組織液中の全薬物濃度は血漿中の全薬物濃度の14倍になっていることがわかる．

したがって，見かけの分布容積 V_d は

$$V_d = 3\,[\text{L}] + (39\,[\text{L}] \times 14)$$
$$= 549\,[\text{L}]$$

となる．

例題 90 あるたん白質に対する結合点の数が1分子当たり1であることが知られている薬物の結合を半透膜の袋を用いた平衡透析法で測定した．袋の内液のたん白質の濃度を0.6〔mmol/L〕，外液の薬物濃度を0.5〔mmol/L〕とし，平衡状態に達したときの外液薬物濃度を測定したところ，0.2〔mmol/L〕であった．これから薬物の結合定数 K 〔L/mmol〕として最も適当な値は次のどれか．ただし，内液および外液の容積はともに10〔mL〕で，薬物もたん白質も容器や膜には結合せず，変性や分解もないものとする．

1　0.50　　2　1.00　　3　2.50
4　3.00　　5　5.00　　　薬剤師国試（76回）

[解答] 2

[解説] たん白質は半透膜である透析膜を通過できず，低分子の薬物のみが透析膜の内外を移動する．平衡状態では膜の内外の非結合形薬物濃度 $[D]_f$ は等しく，式（7）が成立する．

まず，各値を表にすると次表のとおりとなる．

内液中の $[D \cdot P]$ ＝ 透析前の薬物全濃度 － 非結合形薬物全濃度（内液 + 外液）

	透析内液	透析外液
たん白質の濃度	0.6	0
透析前の薬物濃度	0	0.5
透析後の薬物濃度	0.3	0.2

$= 0.5 - (0.2 + 0.2)$
$= 0.1$ 〔mmol/L〕

内液中の $[P] = [P]_t - [D \cdot P]$
$= 0.6 - 0.1 = 0.5$ 〔mmol/L〕

式（7）に各値を代入して薬物の結合定数を求める．

$$K = \frac{[D \cdot P]}{[D]_f[P]} \qquad (7)$$

$$= \frac{0.1}{0.2 \times 0.5} = 1.0 \text{〔L/mmol〕}$$

例題 91 半透膜でつくった袋の内部にアルブミンを溶解した透析内液を入れ，ある薬物を溶解した透析外液中にその袋をつるして平衡となるまで放置（平衡透析）し，次の結果を得た．アルブミン総濃度あたりの結合した薬物濃度の割合に最も近い値はどれか．

ただし，この薬物は半透膜を自由に透過するが，アルブミンは透過しない．

また，アルブミンとこの薬物は半透膜などに吸着しないものとする．

	透析内液	透析外液
アルブミンの濃度〔mol/mL〕	2.8×10^{-4}	0
透析前の薬物濃度〔mol/mL〕	0	1.0×10^{-4}
透析後の薬物濃度〔mol/mL〕	0.7×10^{-4}	0.3×10^{-4}

1 0.10　**2** 0.14　**3** 0.25　**4** 0.43　**5** 2.33

薬剤師国試験（79回）

解答　2

解説　平衡透析後の薬物濃度において透析外液の薬物濃度（非結合形薬物濃度）は 0.3×10^{-4}〔mol/mL〕であるので，透析内液の非結合形薬物濃度も 0.3×10^{-4}〔mol/mL〕となる．また透析内液の結合形薬物濃度 $[D \cdot P]$ は

$[D \cdot P] = 1.0 \times 10^{-4} -$〔全非結合形薬物濃度（内液中 + 外液中）〕

$= 1.0 \times 10^{-4} - (0.3 \times 10^{-4} + 0.3 \times 10^{-4}) = 0.4 \times 10^{-4}$〔mol/mL〕

式(9)に各値を代入して求める．

$$r = \frac{[D \cdot P]}{[P]_t}$$

$$= \frac{0.4 \times 10^{-4}〔mol/mL〕}{2.8 \times 10^{-4}〔mol/mL〕} = 0.143$$

5.2　Double reciprocal プロット

結合部位の数 n と結合定数 K を求めようとすると，Langmuir-type 式(11)を用いて Direct プロットした図 1 から n と K を正確に求めるのは困難である．そこで酵素反応速度論で Lineweaver-Burk 式を求めたように直線形に変換した式に導くのが有利である．

すなわち式(11)の両辺の逆数をとれば

$$\frac{1}{r} = \frac{1}{nK} \cdot \frac{1}{[D]_f} + \frac{1}{n} \quad (19)$$

が得られる．これを $1/r$ を縦軸に，$1/[D]_f$ を横軸にプロット（**二重逆数プロット** double reciprocal plot）すると直線関係が得られる．この切片と傾きから n と K の値を求めることができる．

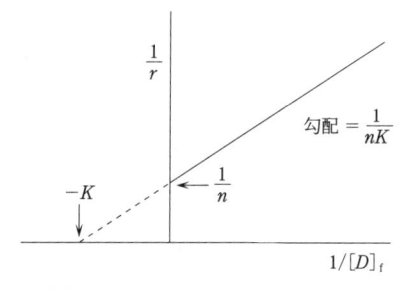

図 2　Double reciprocal プロット

例題92 次の図は薬物 A の血漿たん白結合を薬物 B が競合的に阻害するとき，薬物 A の血漿たん白結合に関するデータのグラフである．横軸（X）及び縦軸（Y）の座標の内容を正しく示した組合せはどれか．ただし，血漿たん白質の濃度は一定とする．

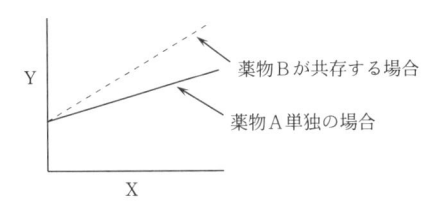

	(X)	(Y)
1	A の全濃度	A の結合形濃度
2	A の非結合形濃度	A の結合形濃度
3	A の全濃度の逆数	A の結合形濃度
4	A の全濃度の逆数	A の結合形濃度の逆数
5	A の非結合形濃度の逆数	A の結合形濃度の逆数

薬剤師国試（77回）

[解答] 5

[解説] たん白結合の Double reciprocal プロットに関する問題である．Langmuir-type 式(11)は，その両辺の逆数をとると式(19)となる．

$$\frac{1}{r} = \frac{1}{nK} \cdot \frac{1}{[D]_f} + \frac{1}{n} \quad (19)$$

この式で縦軸との切片 $1/n$ は薬物 B が共存しても変わらないので競合阻害のグラフである．本問の Y 軸は $1/r$ の代わりに $1/[D \cdot P]$ をとっているので式(19)を式(9)を用いて変形してみよう．

$$r = \frac{[D \cdot P]}{[P]_t} \quad (9)$$

この値を式(19)に代入して，整理すると

$$\frac{[P]_t}{[D \cdot P]} = \frac{1}{nK} \cdot \frac{1}{[D]_f} + \frac{1}{n}$$

$$\frac{1}{[D \cdot P]} = \frac{1}{nK} \cdot \frac{1}{[P]_t [D]_f} + \frac{1}{n[P]_t} \quad (21)$$

$[D \cdot P]$ は結合形薬物濃度である．式(21)のグラフで $[P]_t$ は定数とみなせるので省略して式(19)で表すと本問の解答になる．

5.3 Scatchard's プロット

次に式(11)を変形すると

$$r(1 + K[D]_f) = nK[D]_f$$

両辺を $[D]_f$ で割り，移項すると式(20)が得られる．

$$\frac{r + rK[D]_f}{[D]_f} = nK$$

$$\therefore \frac{r}{[D]_f} = nK - rK \tag{20}$$

式(20)の縦軸に$r/[D]_f$，横軸にrをとり，プロット（Scatchard's plot）すると直線関係が得られ，傾きとx軸の切片からKとnをそれぞれ求めることができる．

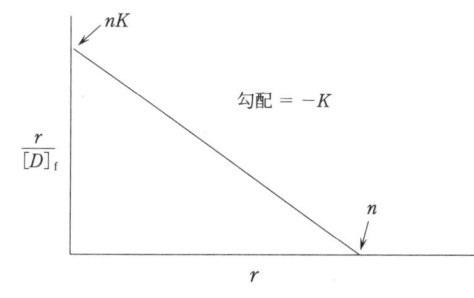

図3 Scatchard'sプロット

例題93 平衡透析法（図a）で，ある薬物のたん白結合を測定した．種々の濃度で実験し，総薬物濃度（C_t）と非結合形薬物濃度（C_f）の組を求めたところ，結合形薬物濃度（$C_t - C_f$）の逆数と非結合形薬物濃度C_fの逆数との間には図bのような直線関係のあることが判った．もしC_tに対してC_fをプロットすると，グラフは図cのどの曲線（1～5）になるか．

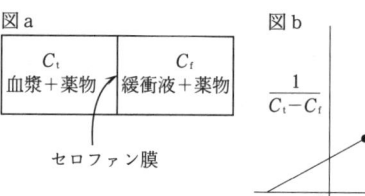

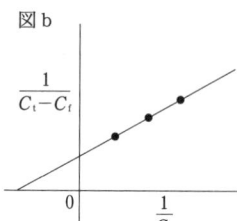

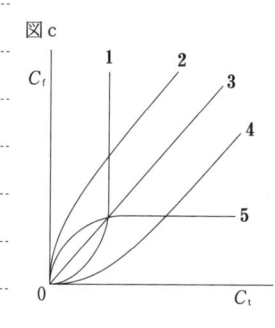

図a
C_t	C_t
血漿＋薬物	緩衝液＋薬物

セロファン膜

図b

図c

薬剤師国試（73回）

【解答】 4

【解説】 本問の$C_t - C_f = [D \cdot P]$，$C_f = [D]_f$である．式(9)，式(11)より

$$r = \frac{C_t - C_f}{[P]_t} = \frac{nKC_f}{1 + KC_f} \tag{11'}$$

式(11')の逆数をとると

$$\frac{1}{r} = \frac{1}{nK} \cdot \frac{1}{C_f} + \frac{1}{n} \tag{19'}$$

式(19′)に式(11′)を代入して整理すると

$$\frac{1}{C_t - C_f} = \frac{1}{nK[P]_t} \cdot \frac{1}{C_f} + \frac{1}{n[P]_t} \quad (22)$$

となる．すなわち図 b は式(21′)のグラフである．

式(21′)を変形すると

$$C_t - C_f = \frac{nK[P]_t C_f}{1 + KC_f}$$

$$C_t = C_f + \frac{nK[P]_t C_f}{1 + KC_f} \quad (23)$$

式(23)では図 a から推測されるように $C_t > C_f$ である．

図 b の Double reciprocal プロットを Direct プロットに逆算すると図 d のようになる．図 d の縦軸を $C_t - C_f$ から C_t に変えると図 e のようになる．この図の縦軸と横軸を入れ換えると本問の図 c の 4 になる．

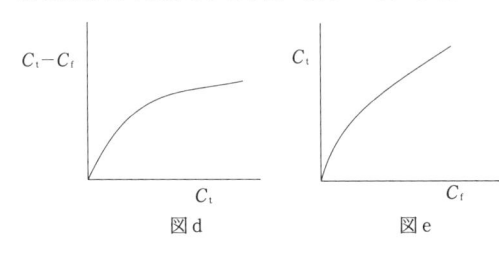

図 d

図 e

薬物併用によるたん白結合の阻害は式(24)及び式(25)で表される．

a．競合阻害（competitive inhibition）

$$\frac{1}{r} = \frac{1 + K_i C_f}{nK[D]_f} + \frac{1}{n} \quad (24)$$

K_i：併用薬物のたん白質との結合定数
C_f：非結合形（遊離形）併用薬物濃度

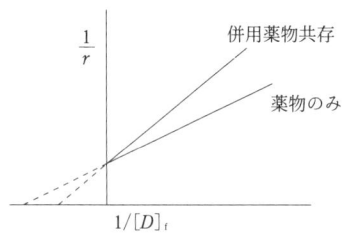

図 4　競合阻害の Double reciprocal プロット

b．非競合阻害（noncompetitive inhibition）

$$\frac{1}{r} = \frac{1 + K_i C_f}{nK[D]_f} + \frac{1 + K_i C_f}{n} \quad (25)$$

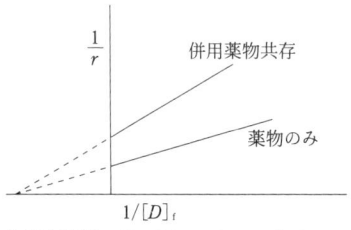

図 5　非競合阻害の Double reciprocal プロット

例題 94 薬物のたん白結合が Langmuir 型で表されるとき，次の記述のうち，**誤っている**ものはどれか．

1 たん白質が薬物分子に対して同じ親和性をもつとき，横軸に薬物の非結合形濃度の逆数，縦軸にたん白質単位濃度当たりの結合形薬物濃度の逆数をとると右上がりの直線が得られ，縦軸との切片の逆数はたん白質 1 モル当たりの薬物の結合部位数となる．

2 薬物との結合定数が大きい場合には，薬物濃度がある限度以上になると，血漿中の非結合形分率が急激に増大し，急性毒性を発現する場合がある．

3 たん白結合における競合的阻害現象がある場合，阻害物質の存在で，当該薬物の見かけの結合定数が減少するが，たん白質の結合部位の数には変化はない．

4 ワルファリンはフェニルブタゾンと血漿たん白質と非競合的に結合するので，このような薬物と併用すると，非結合形の濃度に変化をきたして組織中への分布が急激に増加し，有害作用の原因となる場合がある．

薬剤師国試（76 回）

[解 答] 4

[解 説] 1 正しい．Double reciprocal プロットの図 2 の説明である．

2，3 は正しい．

4 ワルファリンとフェニルブタゾンは血漿アルブミン上の同一結合部位に競合的に結合する．したがって，ワルファリンとフェニルブタゾンと同時に服用すると，フェニルブタゾンに結合部位をとられてしまい，ワルファリンの非結合形が増大し，その副作用により出血作用を引き起こす場合がある．

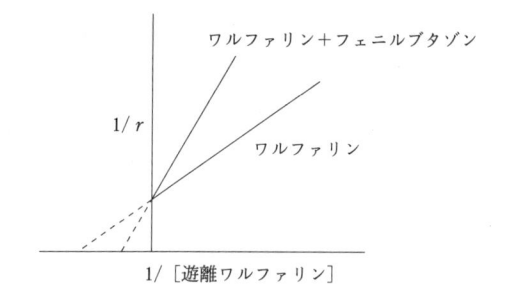

図 6

例題 95 薬物 A の血中たん白非結合率（f_u）は 0.02，定速静脈内投与によって定常状態に達したときの血中全薬物濃度は 2〔μg／mL〕であった．この状態で薬物 B を併用し両薬物ともに定常状態になったとき，薬物 A の f_u は 0.06 に上昇し，その血中全薬物濃度は 0.67〔μg／mL〕となった．薬物 A の薬理効果は血中非結合形薬物濃度に比例し，薬物 A と薬物 B の間には薬理学的相互作用はない．薬物 B を併用することによって，薬物 A の薬理効果はどのように変化すると予測されるか．

1　1/5 に減少する．
2　1/3 に減少する．
3　ほとんど変化しない．
4　1/3 だけ増加する．
5　1/5 だけ増加する．

薬剤師国試（80 回）

[解答]　3

[解説]　薬物 A の薬理効果は血中非結合形薬物濃度に比例する．定常状態時の A の血中非結合形薬物濃度は A の単独投与時の濃度 = 2.00 × 0.02 = 0.04〔μg／mL〕

B の併用時の A の濃度 = 0.67 × 0.06 = 0.04〔μg／mL〕

したがって，両者の濃度は等しく，薬物 A の薬理効果は変化しないと予測される．定常状態で B を併用することにより A の血中薬物濃度が減少した理由として，薬物 B が A の血中たん白結合を阻害した結果，薬物 A の非結合形薬物濃度が上昇し，A の全身クリアランス（CL_{tot}）が増大したためと考えられる．

第7章　酸塩基触媒反応

1 はじめに

医薬品の水溶液中での分解反応の多くは加水分解反応によるものであるが，その安定性は水溶液の pH によって影響を受けることが多い．これは水素イオン H^+（水溶液中ではほとんど H_3O^+, hydronium ion として存在する）や水酸化物イオン OH^- が触媒として作用し，加水分解反応を促進するためである．これを**特殊酸塩基触媒反応** specific acid-base catalyzed reaction という．これに対して H^+ や OH^- のほかに Brønsted-Lowry の定義[*1]の広い意味での酸（プロトン供与体），塩基（プロトン受容体）によって触媒作用を受ける反応を，**一般酸塩基触媒反応** general acid-base catalyzed reaction という．

[*1] **ブレンステッド-ローリーの定義**によれば「酸とは，水素イオン H^+ を相手に与える物質をいい，塩基とは，水素イオンを相手から受け取る物質をいう」

　　例えば次の反応では
$$HSO_4^- + H_2O \longrightarrow SO_4^{2-} + H_3O^+$$
　　酸
$$CO_3^{2-} + H_2O \rightleftharpoons HCO_3^- + OH^-$$
　　塩基
$$CH_3COO^- + H_2O \rightleftharpoons CH_3COOH + OH^-$$
　　塩基

として作用している．

2 特殊酸塩基触媒反応

いま非解離性薬物 A が，見かけ上一次反応に従って分解されるとすると，その反応速度式は次のように表される[*2]．

$$v = -\frac{d[A]}{dt} = k[A]$$
$$= k_0[A] + k_H[H^+][A] + k_{OH}[OH^-][A]$$

したがって，

$$k = k_0 + k_H[H^+] + k_{OH}[OH^-] \quad (1)$$

ここで，[A] は非解離性薬物の濃度，k_0 は H^+ および OH^- 以外の因子，主に H_2O によって触媒されたときの反応速度定数，k_H，k_{OH} はそれぞれ H^+，OH^- によって触媒されたときの反応速度定数（触媒定数），k は非解離性薬物の見かけの分解一次反応速度定数である．

i）酸性側では $[H^+] \gg [OH^-]$ なので，式（1）における第二項だけが観測される[*3]．

$$k = k_H[H^+] \quad (2)$$

式（2）の両辺の常用対数をとり，変形すると

$$\log k = \log k_H + \log[H^+] \quad (3)$$
$$= \log k_H - pH \quad (4)$$

となる．したがって，$\log k$ を縦軸に，pH を横軸にとって図で表すと勾配 $= -1$ の直線が得られる（例題 96，図 2，5 参照）．

ii）アルカリ性側では，$[H^+] \ll [OH^-]$ なので，式（1）における第三項だけが観測される．

$$k = k_{OH}[OH^-] \quad (5)$$
$$= k_{OH} \cdot \frac{K_W}{[H^+]} \quad (6)$$

式（6）の両辺の常用対数をとり，変形すると

$$\log k = \log k_{OH} - pK_W + pH \quad (7)$$

となる．式（7）の $\log k$ を縦軸に，pH を横軸にとって図で表すと勾配 $= +1$ の直線が得られる（例題 96，図 1，5 参照）．

この関係のグラフを **pH-速度プロファイル**（pH-rate profile）という．

[*2] 例えばエステルの加水分解反応

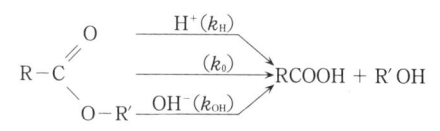

$$R-C\begin{matrix}O\\||\\O-R'\end{matrix} \xrightarrow[OH^-(k_{OH})]{H^+(k_H) \atop (k_0)} RCOOH + R'OH$$

[*3] 式（2）を次のように表してもよい．
$$k = k_H[H_3O^+]$$
見かけ（observed）の意味を強調して
$$k_{obs} = k_H[H^+]$$
$$= k_H[H_3O^+]$$
でもよい．

アスピリンのような解離性薬物の場合，非イオン形とイオン形の両方の分解反応を同時に考慮しなければならないが，その反応性に pH による差があるため複雑なパターン（例題 96 の図 3）になる．

③ 一般酸塩基触媒反応

溶液の pH を一定に保つため，しばしば緩衝液が用いられるが，その成分によって分解速度に差が生じることがある．これは緩衝液の成分による相違が一般酸塩基触媒として差が生じたためである．例えばインドメタシン（抗炎症薬）の水溶液の分解速度定数は同じ pH（pH = 8.5）であっても緩衝液の種類（ホウ酸塩，リン酸塩，アンモニウム塩）によって著しく異なる．また緩衝液の濃度の相違も分解速度定数に大きく影響する．

4 pH–速度プロファイル（log k-pH プロファイル）

例題 96 安息香酸メチルエステルの加水分解反応は，H_3O^+ と OH^- とによる触媒作用が主であるという．ある一定温度下で，見かけの反応速度定数 k の対数と pH との関係を示す図で正しい形のものはどれか．

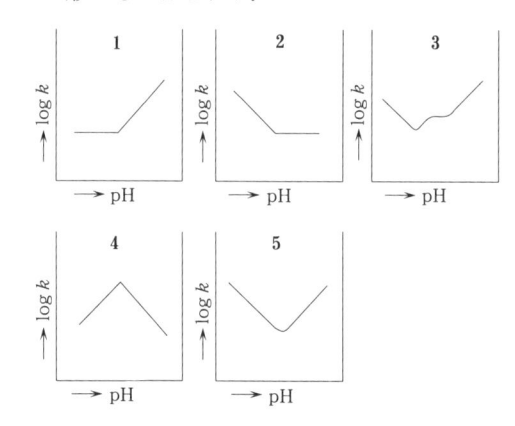

薬剤師国試（68 回）

解 答 5

解 説 酸性側（$[H_3O^+] \gg [OH^-]$）：$[H_3O^+]$ 濃度によって反応速度が変化する場合，式（4）で与えられ，勾配 = -1 の直線が得られる．

$$\log k = \log k_H - \text{pH} \quad (4)$$

図 2，図 5 がそれに当たる．

アルカリ性側（$[OH^-] \gg [H_3O^+]$）：$[OH^-]$ 濃度によって反応速度が変化する場合，式（7）で与えられ，勾配 = $+1$ の直線が得られる．図 1，図 5 がそれに当たる．

$$\log k = \log k_{OH} - pK_w + \text{pH} \quad (7)$$

$[H_3O^+]$ および $[OH^-]$ 濃度によって反応速度が変化しない場合，式（1）の第二項，第三項は省略され，$\log k = \log k_0$ で与えられ，勾配が 0（x 軸に平行）の直線になる．

以上の解析を例題の図に適用すると

図 1：H_3O^+ による触媒反応は認められず，OH^- による触媒反応のみ認められる．

図 2：H_3O^+ による触媒反応はあるが，OH^- による触媒反応は認められない．

図 3：複雑な H_3O^+，OH^- による触媒反応．
　　　例：アスピリン

図 4：酸塩基触媒反応ではない反応．

図 5：H_3O^+，OH^- 触媒反応があり，安定な pH 領

第7章 酸塩基触媒反応

域は限定されている．

図1，2，5は非解離性薬物の分解反応であるが，図3は中性付近で酸塩基触媒作用の関係式に従わない領域があり，解離性薬物の分解反応である．

例題97 次の図は，アスピリンの加水分解速度定数（k）に及ぼすpHの影響を示したものである．この図に関する次の記述の正誤について，正しい組合せはどれか．

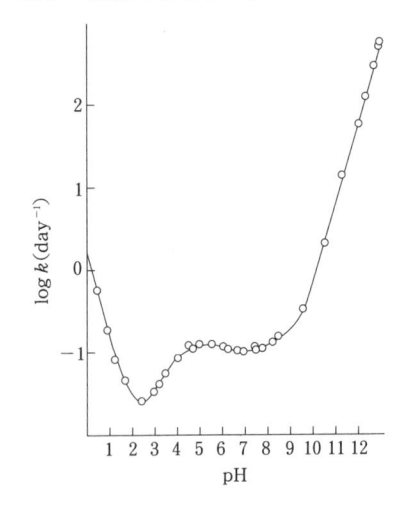

a この加水分解はアスピリンの懸濁液中での反応であり，擬ゼロ次反応に従う．

b アスピリンの加水分解は，酸塩基触媒がアスピリンの非イオン形，イオン形に作用するため複雑なpHプロファイルを示す．

c pH 2以下ではイオン形のアスピリンが，主に水素イオン触媒により分解される．

d pH 10以上で加水分解速度定数が増大するのは，アスピリンのイオン形の割合がpHと共に増大することによる．

	a	b	c	d
1	誤	正	誤	正
2	正	誤	正	正
3	正	誤	正	誤
4	正	正	正	誤
5	誤	正	誤	誤
6	誤	正	正	正

薬剤師国試（82回）

[解答] 5

[解説] a 誤り．この図はアスピリン水溶液の加水分解反応であり，その加水分解はH^+イオンとOH^-イオンによって触媒される一次反応である．

b 正しい．pHが4〜8付近ではアスピリンのカルボキシルアニオンによる分子内触媒作用のために分解が促進し，変化が複雑になる．

c 誤り．pH 2以下では非イオン形（分子形）のアスピリンが，主に水素イオン触媒により分解される．

d 誤り．pH 10 以上では，イオン形のアスピリンが，主に水酸化物イオン触媒により分解される．

例題 98 溶液中の薬品の加水分解速度に及ぼす因子に関する次の記述のうち，正しいものの組合せはどれか．

a 溶液の pH を一定に保つために緩衝液が用いられるが，この成分が薬品の加水分解速度に影響を与えることがある．

b 薬品の加水分解における特殊塩基触媒反応とは，水酸化物イオンのみが触媒として関与するもので，加水分解速度定数の常用対数と溶液の pH との関係は＋1 の勾配を持つ直線関係で示される．

c 薬品の加水分解における特殊酸触媒反応とは，H_3O^+ のみが触媒として関与するもので，加水分解速度定数と溶液の pH との関係は＋1 の勾配をもつ直線関係で示される．

d 非解離性薬物の pH–rate profile は薬物により異なり複雑なパターンとなる．

1 (a, c)　　**2** (a, d)　　**3** (a, b)
4 (b, c)　　**5** (b, d)　　薬剤師国試（70 回，改）

[解答] 3

[解説] a, b は正しい．

c 誤り．「＋1 の勾配」→「－1 の勾配」と訂正すると正しい．

d 誤り．「非解離性薬物」→「解離性薬物」とすると正しい．例題 96 の図 3 がそれに当たる．

5 半減期の求め方

例題99 薬物の見かけの分解一次反応速度定数 (k) と H_3O^+ による触媒定数 (k_H) との間に次の関係があり，pH 3 における半減期が 20 時間であった．

$$k = k_H [H_3O^+]$$

pH が 2 のときの半減期（時間）はつぎのどれか．

1 1　**2** 2　**3** 3　**4** 4　**5** 5

薬剤師国試（72回）

[解答] 2

[解説] 一次反応の半減期は，下式 (8) で与えられるので，反応速度定数 k はつぎのようになる．

$$t_{1/2} = \frac{0.693}{k} \quad (8)$$

$$\therefore k = \frac{0.693}{t_{1/2}}$$

pH = 2 : $[H_3O^+] = 1.0 \times 10^{-2}$ [mol/L]
pH = 3 : $[H_3O^+] = 1.0 \times 10^{-3}$ [mol/L]

pH 3 における $k = \dfrac{0.693}{20}$ となる．問の式を変形し，各値を代入すると

$$k_H = \frac{k}{[H_3O^+]} = \frac{0.693/20}{1.0 \times 10^{-3}}$$

となる．pH 2 における半減期は，上の値を下式に代入して求められる．

$$t_{1/2} = \frac{0.693}{k} = \frac{0.693}{k_H [H_3O^+]}$$

$$= \frac{0.693 \times 20 \times (1.0 \times 10^{-3})}{0.693 \times (1.0 \times 10^{-2})}$$

$$= 2 \text{[hr]}$$

6 反応速度定数などの求め方

例題100 pH 7 以上で専ら水酸化物イオン（OH^-）の触媒作用を受けて加水分解される医薬品がある．この医薬品の pH 7.7 での加水分解速度定数は0.05〔min^{-1}〕であった．この温度における水のイオン積を $K_W = 10^{-14}$ とすれば，この医薬品の水酸化物イオン触媒による触媒定数として，もっとも適当と思われる数値〔$L \cdot mol^{-1} \cdot min^{-1}$〕は次のどれか．ただし，$\log 2 = 0.3$ とする．

1. 1×10^5　　2. 1×10^3　　3. 1
4. 1×10^{-3}　　5. 1×10^{-5}

薬剤師国試（75回）

[解答] 1

[解説] 式（5）を変形した式（8）に各値を代入して，まず，$\log k_{OH}$ を求める．

$$k = k_{OH}[OH^-] \tag{5}$$

式（5）の両辺の常用対数をとり変形すると

$$\log k = \log k_{OH} - pK_W + pH \tag{7}$$

$$\log k_{OH} = \log k + pK_W - pH \tag{8}$$

ここで，

$$pK_W = -\log K_W = 14$$

$$\log k = \log 0.05$$
$$= \log\left(\frac{10}{2} \times 10^{-2}\right)$$
$$= \log 10 - \log 2 - 2\log 10$$
$$= 1 - 0.3 - 2$$
$$= -1.3$$

これらの値を式（8）に代入すると

$$\log k_{OH} = -1.3 + 14 - 7.7$$
$$= 5$$

$\log_{10} x = y \rightarrow 10^y = x$ を用いて解くと

$$k_{OH} = 10^5$$
$$= 1 \times 10^5 \ [L \cdot mol^{-1} \cdot min^{-1}]$$

となる．

［別解1］

pH = 7.7 における［OH^-］をまず求める[*4]．

[*4] $x = 10^{0.3}$ とおき，両辺の常用対数をとると
$\log x = \log 10^{0.3}$
$\log x = 0.3$
$\log 2 = 0.3$ なので
∴ $x = 2$

145

$[H^+] = 10^{-7.7} = 10^{-8} \times 10^{0.3} = 2 \times 10^{-8}$

$[OH^-] = \dfrac{K_W}{[H^+]} = \dfrac{10^{-14}}{2 \times 10^{-8}}$

$\qquad = 5 \times 10^{-7}$

pH 7.7 において $k = 0.05$ min^{-1} であるので, これらの値を式(5)に代入して求める.

$k = k_{OH}[OH^-]$ 　　　　　　　　　(5)

$k_{OH} = \dfrac{k}{[OH^-]} = \dfrac{0.05}{5 \times 10^{-7}}$

$\qquad = 1 \times 10^5$ 〔L・mol^{-1}・min^{-1}〕

[別解 2]

$[H^+][OH^-] = 10^{-14}$

$[H^+] = 10^{-7.7}$ を上式に代入して $[OH^-]$ を求め, 式(5)に代入する.

$[OH^-] = 10^{-6.3}$

$k = k_{OH}[OH^-]$ 　　　　　　　　　(5)

$\quad = k_{OH} \times 10^{-6.3}$

$k_{OH} = \dfrac{5 \times 10^{-2}}{10^{-6.3}} = 5 \times 10^{4.3}$

上式の両辺の常用対数をとり, 変形する.

$\log k_{OH} = \log \left(\dfrac{10}{2} \times 10^{4.3} \right)$

$\qquad = 1 - 0.3 + 4.3 = 5$

$\log_{10} x = y \rightarrow 10^y = x$ を用いて解くと

$k_{OH} = 1 \times 10^5$ 〔L・mol^{-1}・min^{-1}〕

となる.

例題 101　水酸化物イオン触媒のみによって分解する医薬品がある. このものの 37℃, pH 12 における分解速度定数は 0.1〔min^{-1}〕であるという. このものの 37℃, pH 8.0 における分解速度定数〔min^{-1}〕として適当な数値はどれか.
ただし, p$K_W = 14$ とする.

1　1×10^{-4}　　**2**　5×10^{-4}　　**3**　1×10^{-5}
4　5×10^{-5}　　**5**　1×10^{-6}

薬剤師国試 (79回)

〔解 答〕 3

〔解 説〕 いま pH $= 12$ のとき, $k = 0.1$〔min^{-1}〕なので, これらの値を式(8)に代入して, $\log k_{OH}$ を求める.

$\log k_{OH} = \log k + \mathrm{p}K_W - \mathrm{pH}$ 　　　(8)

$\qquad = \log 10^{-1} + 14 - 12$

$\qquad = -1 + 14 - 12$

$\qquad = 1$

pH が変化しても塩基触媒定数 k_{OH} は一定であるので, pH $= 8.0$ における分解速度定数 k〔min^{-1}〕は,

式(7)に各値を代入して求めることができる.

$$\log k = \log k_{OH} - pK_w + pH \quad (7)$$
$$= 1 - 14 + 8$$
$$= -5$$

$\log_{10} x = y \to 10^y = x$ を用いて解くと

$$k = 10^{-5}$$
$$= 1 \times 10^{-5} \ [\text{min}^{-1}]$$

となる.

[別解]

水酸化物イオン触媒のみで分解する場合,分解速度定数 k は下式で与えられる.

$$k = k_{OH}[OH^-] \quad (5)$$

上式を変形すると[*5]

$$k_{OH} = \frac{k}{[OH^-]} = \frac{k}{\dfrac{K_w}{[H_3O^+]}} = \frac{k \times [H_3O^+]}{K_w} \quad (9)$$
$$= \frac{k \times 10^{-pH}}{K_w}$$

[*5] $pH = -\log [H_3O^+]$
両辺に -1 を掛けたのち,$\log_{10} x = y \to 10^y = x$ を用いて変形すると
$-pH = \log_{10}[H_3O^+]$
$[H_3O^+] = 10^{-pH}$
となる.

pH = 12 のとき,$k = 0.1 \ [\text{min}^{-1}]$ を式(9)に代入すると

$$k_{OH} = \frac{k \times 10^{-pH}}{K_w} = \frac{0.1 \times 10^{-12}}{K_w} \quad (10)$$

pH = 8.0 のとき

$$k_{OH} = \frac{k \times 10^{-pH}}{K_w} = \frac{k \times 10^{-8}}{K_w} \quad (11)$$

pH が変化しても塩基触媒定数 k_{OH} は一定であるので,式(10) = 式(11) となる.

$$\frac{0.1 \times 10^{-12}}{K_w} = \frac{k \times 10^{-8}}{K_w}$$

$$\therefore k = \frac{0.1 \times 10^{-12}}{1 \times 10^{-8}} = 1 \times 10^{-5} \ [\text{min}^{-1}]$$

なお,本問の塩基触媒定数 k_{OH} は,$K_w = 1.0 \times 10^{-14} \ (\text{mol/L})^2$ のとき,式(11)を用いて

$$k_{OH} = \frac{0.1 \ [\text{min}^{-1}] \times 10^{-12} \ [\text{mol/L}]}{1.0 \times 10^{-14} \ (\text{mol/L})^2}$$
$$= 10 \ [\text{mol} \cdot \text{L}^{-1} \cdot \text{min}^{-1}]$$

となる.

例題102 水溶液の分解一次速度定数が次式で表される薬物がある.

$$k = k_H[H^+] + k_{OH}[OH^-]$$

ここで,k_H は水素イオンによる触媒定数,

k_{OH} は水酸化物イオンによる触媒定数である. $k_H = 10$ 〔L・mol^{-1}・hr^{-1}〕及び $k_{OH} = 10^5$ 〔L・mol^{-1}・hr^{-1}〕とすれば，この薬物をもっとも安定に保存できる pH はどれか．

ただし，水のイオン積を $K_W = 1 \times 10^{-14}$ 〔(mol/L)^2〕とする．

1 9　**2** 8　**3** 7　**4** 6　**5** 5

薬剤師国試（68回）

[解 答]　5

[解 説]　本問はもっとも小さい分解一次速度定数 k が得られる pH を求めればよい．本問は式(1)における k_H, $k_{OH} \gg k_0$ の場合である．式(12)に各値を代入して変形する．

$$k = k_H [H^+] + k_{OH} [OH^-] \qquad (12)$$
$$= 10 \times [H^+] + 10^5 \times [OH^-]$$

$[H^+] \cdot [OH^-] = 10^{-14}$, $[H^+] = 10^{-pH}$ を上式に代入する*6.

---

*6　pH $= -\log[H^+]$
両辺に -1 を掛けたのち，$\log_{10} x = y \to 10^y = x$ を用いて変形すると
$-\text{pH} = \log_{10}[H^+]$
$[H^+] = 10^{-pH}$
となる．

$$k = 10 \times [H^+] + 10^5 \times \frac{10^{-14}}{[H^+]}$$
$$= 10 \times 10^{-pH} + 10^{-9} \times 10^{pH}$$
$$= 10^{1-pH} + 10^{pH-9} \qquad (13)$$

式(13)に問題中の種々の pH を代入し，k の値を求めると pH $= 5$ のとき，分解一次速度定数 k がもっとも小さくなる．k の値がもっとも小さい pH のところでもっとも安定である．

その値は
$$k = 10^{1-5} + 10^{5-9}$$
$$= 2 \times 10^{-4}\ 〔hr^{-1}〕$$
となる．

[別解]

本問の分解一次速度定数 k と pH の関係は例題96における図5で表される．したがって式(14)を分けた下式(15)と(16)の交点となる pH を求めればよい．

式(12)の両辺の常用対数をとり，変形する．
$$k = k_H [H^+] + k_{OH} [OH^-] \qquad (12)$$
$$\log k = \log k_H [H^+] + \log k_{OH} [OH^-] \qquad (14)$$
$$= \log(10 \times [H^+]) + \log\left(10^5 \times \frac{10^{-14}}{[H^+]}\right)$$

ここで
$$\log k = \log k_1 + \log k_2$$

ただし

$\log k_1 = \log(10 \times [\mathrm{H}^+])$ （酸触媒反応速度式）

$\log k_2 = \log \dfrac{10^{-9}}{[\mathrm{H}^+]}$ （塩基触媒反応速度式）

とする．$\mathrm{pH} = -\log[\mathrm{H}^+]$ を用いて上式を変形すると

$\log k_1 = -\mathrm{pH} + 1$ (15)

$\log k_2 = \mathrm{pH} - 9$ (16)

2つの直線の交点は

$-\mathrm{pH} + 1 = \mathrm{pH} - 9$

$2 \times \mathrm{pH} = 10$

∴ $\mathrm{pH} = 5$

となる．

第8章 薬物速度論

体内に取り込まれた薬物は血液の流れに乗って生体の各部に運ばれ，代謝と排泄により体内から消失していく．**薬物速度論** pharmacokinetics は薬物動力学，薬動学とも呼ばれ，薬物の体内動態を簡単なモデルで仮定して速度論 kinetics の手法を用いて定量的に解析する領域である．これにより生体内における薬物動態を解明し，有効かつ安全性の高い医薬品を設計・開発し，あるいは薬剤の合理的な投与計画を設定するためにきわめて重要な学問分野である．薬物速度論は先に学んだ化学反応速度論の応用である．

1 1-コンパートメントモデル

　血液中に入った薬物が各組織に瞬時に分布して血中薬物濃度と組織中薬物濃度との間に濃度平衡が成立し，速度論的に同一の挙動を示す体内の区画分を**コンパートメント** compartment という．同一のコンパートメント内では濃度の時間的変化が等しく同一の速度式で表すことができる．生体を1つの均一な区画分と仮定して，薬物の生体内の消失 elimination が一次速度過程 first order rate process によるとして取扱うモデルを **1-コンパートメントモデル**という．

1.1 静脈内急速投与の場合のモデル

このモデルは図1で示される.

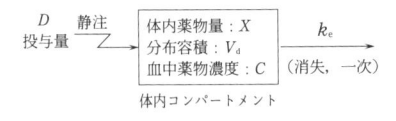

図1 コンパートメントモデル（急速静注）

1.2 モデルから速度論の導入

静脈注射された薬物の体内からの消失速度は以下のように表される.

$$\frac{dX}{dt} = -(k_m + k_u)X = -k_e X \quad (1)$$

ここで，X は体内コンパートメント中に存在する薬物量，t は時間，k_e は消失速度定数 elimination rate constant，k_e はすべての消失速度定数の和であるが，ここでは，体内に入った薬物すべては薬物代謝と尿中排泄を受けて体内から消失していくと考える．したがって，k_e の値はすべての消失速度定数の和となる．k_e はいろいろな速度定数の和で表され，正の量で，その単位は時間の逆数である．

$$k_e = k_m + k_u \quad (2)$$
$$\fallingdotseq k_m + k_r$$
$$\fallingdotseq k_m + k_r + k_b$$

ここで，k_m は代謝速度定数，k_u は尿中排泄速度定数，k_r は腎排泄速度定数，k_b は胆汁排泄速度定数である．

例題103 消失速度定数が 0.58 〔hr^{-1}〕の薬物 500〔mg〕を静注後尿中の未変化薬物を定量し，下記の結果を得た．この薬物の尿中排泄速度定数〔hr^{-1}〕に最も近いものはどれか．

採尿の時間間隔〔hr〕	時間間隔内に尿中に排泄された薬物量〔mg〕
0 〜 0.5	75
0.5 〜 1.0	55
1.0 〜 1.5	40
1.5 〜 2.0	30
2.0 〜 3.0	40
3.0 〜 6.0	40
6.0 〜12.0	10
12.0 〜24.0	0

1 0.34　　**2** 0.28　　**3** 0.20
4 0.17　　**5** 0.10　　薬剤師国試（70回）

解答 1

解説 尿中排泄データより尿中排泄速度定数（k_u）

を求める問題である．24時間までの未変化体累積尿中排泄量の総和を計算すると

$$75 + 55 + \cdots\cdots + 10 = 290 \,[\text{mg}]$$

また，

尿中排泄速度定数（k_u）

$= $ 消失速度定数（k_e）$\times \dfrac{\text{未変化体の尿中総排泄量}}{\text{投与量}}$

$\hspace{10em}$ （3）

であるので式（3）に各値を代入してk_uを求める．

$$k_u = k_e \times \frac{290\,[\text{mg}]}{500\,[\text{mg}]}$$

$$= 0.58\,[\text{hr}^{-1}] \times 0.58$$

$$= 0.3364\,[\text{hr}^{-1}]$$

また微分方程式（1）を解くにはまず式（1）を式（4）に変形し，

$$\frac{1}{X}\,dX = -k_e dt \hspace{4em} (4)$$

$t = 0$における体内コンパートメント中に存在する薬物量をX_0とし，0からtまで積分すれば[*1]，自然対数式（5）に変換できる．ただし，静注ではX_0は投与量Dに等しい．

---

*1　積分の公式から
$$\int \frac{1}{x}\,dx = \int \frac{dx}{x} = \ln x + I \text{（Iを積分定数という）となる．}$$

$$\int_{X_0}^{X} \frac{1}{X}\,dX = -k_e \int_0^t dt$$

$$\ln \frac{X}{X_0} = -k_e(t - 0)$$

$$\ln \frac{X}{X_0} = -k_e t \hspace{4em} (5)$$

$$\ln X - \ln X_0 = -k_e t$$

$$\ln X = -k_e t + \ln X_0 \hspace{4em} (6)$$

$\ln X = \log_e X$なので，式（5）は式（7）となる．

$$\log_e \frac{X}{X_0} = -k_e t \hspace{4em} (7)$$

次に$\log_e x = y$とおくと，$x = e^y$となるので，これを使って式（7）を指数関数に直せば，

$$\frac{X}{X_0} = e^{-k_e t}$$

$$\therefore X = X_0 e^{-k_e t} \hspace{4em} (8)$$

が得られる．投与後，時間tにおける体内コンパートメント中に存在する薬物量（X）はtの指数関数によって表される．

$\ln X = \log_e X = 2.303 \log X$なので，常用対数を用いて式（6）を表せば，

$$2.303 \log X = -k_e t + 2.303 \log X_0$$

$$\therefore \log X = -\frac{k_e}{2.303}t + \log X_0 \hspace{2em} (9)$$

となる．

2 分布容積 (V_d) の算出法

いま，体内コンパートメント中に存在する薬物量 (X) と血中薬物濃度 (C) との間に

$$X = V_d \cdot C \tag{10}$$

が成り立っている．

ここで，V_d は「見かけの」分布容積 apparent volume of distribution と呼ばれるものであり，血中薬物濃度から体内薬物量を求めるための換算定数であるが血液量，体液量など生理学的意味をもったものではなく，また真の容積を表すものでもない．式(10)から同一投与量であれば，高い血中薬物濃度が得られるほどその薬物の V_d は小さくなる．

例題 104 次の記述は，薬物の生体内動態が線形 1-コンパートメントモデルに基づいて解析されるときの分布容積に関するものである．正しいものの組合せはどれか．

a 分布容積は，体内で薬物が移行する組織の実容積を示すものである．

b 薬物の組織への移行性が大であれば，分布容積の値は小になる．

c 薬物の組織への移行性が大であれば，分布容積の値は大になる．

d 分布容積は，急速静脈内投与における薬物投与量 (D) と血液中初濃度 (C_0) の商 (D/C_0) で計算される．

e 分布容積は，急速静脈内投与における薬物投与量 (D) と血液中初濃度 (C_0) の積 ($D \cdot C_0$) で計算される．

1　(a, e)　　2　(b, d)　　3　(b, e)
4　(c, d)　　5　(c, e)

薬剤師国試（80回）

[解答] 4

[解説] 薬物の体内動態を調べる際に実際に測定できるものには投与量，尿中薬物排泄量など物質の量と血中薬物濃度などの濃度がある．物質の量＝容積×濃度で表されるが，量と濃度との関係を結びつける換算定数である容積を薬物速度論では特に**分布容積** (V_d) とよび，式(11)で与えられる．

急速静注における薬物投与量 (D) と薬物の血液中初濃度 (C_0) との関係は

$$V_d = \frac{D}{C_0} \tag{11}$$

$t=0$ における体内コンパートメント中に存在する薬物量（X_0）は投与量（D）に等しいので

$$V_d = \frac{D}{C_0} = \frac{X_0}{C_0} \quad (11)$$

となる．

また投与後，任意の時間の体内コンパートメント中に存在する薬物量（X）とそのときの血中薬物濃度（C）との間にも

$$V_d = \frac{X}{C} \quad (11')$$

が成立する．

a　誤り．V_d は式(10)からわかるように血中薬物濃度から体内薬物量を求める換算定数で，組織の実容積を表すものではない．
b　誤り．
c　正しい．薬物の組織への移行性が大きければ C_0 は小さくなるので，式(11)より V_d は大きくなる．
d　正しい．
e　誤り．式(11)より誤りであることがわかる．

3 血中薬物濃度式の算出法

式(11′)は

$$X = V_d \cdot C$$

となるのでこの式を式(1)に代入し，その両辺を分布容積 V_d で除すと，

$$-\frac{dC}{dt} = k_e C$$

となる．上式は血中薬物濃度の減少速度 $-(dC/dt)$ と血中薬物濃度（C）との間の関係を表している．消失速度定数（k_e）の単位は通常 hr^{-1} もしくは min^{-1} である．

上式を書き換えると

$$\frac{dC}{C} = -k_e dt \quad (12)$$

薬物の初濃度（薬物静注直後すなわち $t=0$ における血中薬物濃度）を C_0 として，時間については 0 と t の間，濃度については C_0 と C の間で上式を積分すると

$$\int_{C_0}^{C} \frac{dC}{C} = -k_e \int_0^t dt$$

$$\log_e \frac{C}{C_0} = -k_e t \quad (13)$$

$$\ln \frac{C_0}{C} = k_e t \quad (13')$$

次に $\log_e x = y$ とおくと，$x = e^y$ となるので，これを使って式(12)を指数関数で表すと

$$\frac{C}{C_0} = e^{-k_e t}$$

$$\therefore C = C_0 e^{-k_e t} \quad (14)$$
$$= C_0 \cdot \exp(-k_e t)$$

一次反応では式(14)から**血中薬物濃度は指数関数的に減少する**ことがわかる．

したがって，血中薬物濃度が高いほど減少速度は大きいが，時間が経過して血中薬物濃度が低下するにつれて減少速度は小さくなる（図2）．

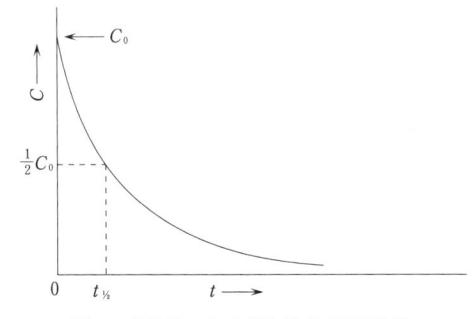

図2 静注後の血中薬物濃度−時間曲線

また，式(13)は式(15)に変形できるので常用対数を用いて式(15)を表すと式(16)となる．

$$\log_e C = -k_e t + \log_e C_0 \quad (15)$$

$$2.303 \log C = -k_e t + 2.303 \log C_0$$

$$\therefore \log C = -\frac{k_e}{2.303} t + \log C_0 \quad (16)$$

薬物の血中からの消失速度が式(16)で表されるとすると薬物を急速静注後，測定した血中薬物濃度を採血時間に対して片対数プロットすると，図3に示すような直線が得られる．

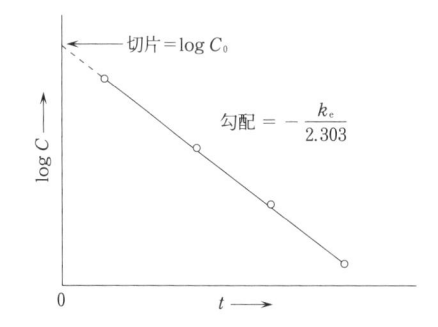

図3 グラフ法による速度論パラメータの推定

直線の勾配 $= -k_e/2.303$ から消失速度定数 k_e，その直線を外挿して得られる縦軸との切片が $\log C_0$ となるので，この点から C_0 が求められる．式(16)は式(17)で表すこともできる．

$$k_e = \frac{2.303}{t}\log\frac{C_0}{C} \tag{17}$$

4 生物学的半減期

　薬物の血中からの消失の速さを表すパラメータとして，血中薬物濃度がある時点の濃度の半分（50%）に減少するのに要する時間を示す**生物学的半減期** biological half-life（$t_{1/2}$）がある．この場合 $C_0 = 1$ のとき，$C = 1/2$ になるので $C_0/C = 2$ となる．この値を式(13′)に代入すると

$$\ln\frac{C_0}{C} = k_e t \tag{13′}$$

$$\ln 2 = k_e t_{1/2}$$

$\ln 2 = 0.693$ なので生物学的半減期 $t_{1/2}$ は

$$t_{1/2} = \frac{0.693}{k_e} \tag{18}$$

また，

$$k_e = \frac{0.693}{t_{1/2}} \tag{19}$$

となる．

例題 105 　静脈内に投与したとき，未変化のままで尿中に排泄される割合が投与量の30％の薬物がある．ある患者で，この薬物の生物学的

半減期が 0.5 時間であるとき,代謝反応の速度定数〔hr^{-1}〕の値に最も近いものは次のどれか.

ただし,$\log_e 2 = 0.693$ として計算せよ.

1　0.15　　2　0.35　　3　0.42
4　0.97　　5　1.39

薬剤師国試（75回）

[解答] 4

[解説] 式(19)に $t_{1/2} = 0.5$〔hr^{-1}〕を代入して,この薬物の血中消失速度定数 k_e を求める.

$$k_e = \frac{0.693}{0.5 \text{〔hr〕}} = 1.386 \text{〔hr}^{-1}\text{〕}$$

この薬物が未変化のままで尿中に排泄される割合が投与量の 30 % であるので,消失過程が肝での代謝と腎での排泄によって行われると仮定すれば代謝の割合は 70 % となる.

$$k_e = k_m + k_u$$

代謝反応の速度定数（k_m）

$$= k_e \times \frac{\text{代謝物の尿中総排泄量}}{\text{投与量}} \quad (20)$$

式(20)に各値を代入して求める.

$$k_m = 1.386 \text{〔hr}^{-1}\text{〕} \times 0.7$$
$$= 0.9702 \text{〔hr}^{-1}\text{〕}$$

なお,k_u は式(3)(152頁参照)に各値を代入すると求めることができる.

$$k_u = k_e \times 0.3$$
$$= 1.386 \text{〔hr}^{-1}\text{〕} \times 0.3$$
$$= 0.4158 \text{〔hr}^{-1}\text{〕}$$

例題 106　ヒトにおけるトルブタミドの体内動態は,およそ次のようなモデルで示すことができる.ただし,このモデルでは,トルブタミドが酸化をうける過程を 1 段階一次反応であるとしている.

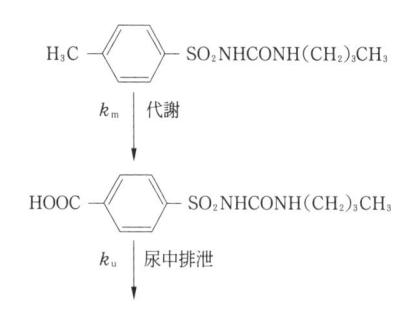

$$H_3C-\text{〈benzene〉}-SO_2NHCONH(CH_2)_3CH_3$$

k_m ↓ 代謝

$$HOOC-\text{〈benzene〉}-SO_2NHCONH(CH_2)_3CH_3$$

k_u ↓ 尿中排泄

k_m は代謝速度定数,k_u は尿中排泄速度定数を示し,いずれも一次反応の速度定数である.

$k_m = 0.1$〔hr^{-1}〕,$k_u = 1.5$〔hr^{-1}〕とするき,トルブタミドの生物学的半減期 $t_{1/2}$〔時間〕

として正しいのはどれか．ただし $t_{1/2}$〔時間〕は次式で計算される．

$$t_{1/2} = \frac{0.693}{k_e} \quad (18)$$

ここで k_e はトルブタミドの血中からの消失速度定数である．

1　0.433　　2　0.463　　3　4.33
4　4.63　　5　6.93

薬剤師国試（74 回）

解答　5

解説　通常，$k_e = k_m + k_u$ で表されるが，本問の尿中排泄速度定数は代謝物の尿中排泄速度定数であり，未変化体の尿中排泄速度定数ではないので加算しない．

代謝されれば，もはやトルブタミドでないので，$k_m = k_e = 0.1$〔hr^{-1}〕となる．

式(18)にこの値を代入して求める．

$$t_{1/2} = \frac{0.693}{k_e} \quad (18)$$

$$= \frac{0.693}{0.1〔hr^{-1}〕}$$

$$= 6.93〔hr〕$$

トルブタミドは経口抗糖尿病薬である．

例題 107　塩酸ラニチジンの体内動態は線形1-コンパートメントモデルで近似でき，肝と腎のみから消失するといわれている．これをある患者に経口投与したとき速やかに吸収され，その血中からの消失半減期が 2.5〔hr〕，腎排泄速度定数が 0.15〔hr^{-1}〕であった．肝薬物代謝速度定数〔hr^{-1}〕として最も近い数値は次のうちどれか．

1　0.11　　2　0.13　　3　0.15
4　0.17　　5　0.19

薬剤師国試（79 回）

解答　2

解説　血中からの消失半減期 ($t_{1/2}$) = 2.5〔hr〕であるので，血中消失速度定数 (k_e) は式(19)より

$$k_e = \frac{0.693}{t_{1/2}} \quad (19)$$

$$= \frac{0.693}{2.5〔hr〕}$$

$$= 0.277〔hr^{-1}〕$$

肝と腎のみから塩酸ラニチジンは消失するので
$k_e =$ 肝薬物代謝速度定数 + 腎排泄速度定数　(21)
が成立する．式(21)に各値を代入して求める．

$0.277\,[\mathrm{hr^{-1}}] = $ 肝薬物代謝速度定数 $+\,0.15\,[\mathrm{hr^{-1}}]$

∴ 肝薬物代謝速度定数 $= (0.277 - 0.15)\,[\mathrm{hr^{-1}}]$
$= 0.127\,[\mathrm{hr^{-1}}]$

塩酸ラニチジンはヒスタミン H_2 受容体拮抗薬で，胃・十二指腸潰瘍の治療に用いられる．

例題 108 静脈注射後の薬物の血中濃度の変化は，次式で表されるものとする．

$$\log_e C = -k_e t + \log_e C_0 \quad (15)$$

この式で，C は薬物の t 時間後における血中薬物濃度，C_0 は 0 時間の血中薬物濃度，k_e は薬物の血中よりの消失速度定数を示している．

ある薬物を 100 [mg] 静脈注射し，1 および 4 時間後の血中薬物濃度を測定したところ，それぞれ 26 および 18 [μg/mL] という値が得られた．次の問に答えよ．ただし，$\log_e 26 = 3.26$，$\log_e 18 = 2.90$，$\log_e 10 = 2.30$，$\log_e 2 = 0.693$ とする．

問 1 この薬物の生物学的半減期に最も近い値は次のどれか．

1 0.5 hr　　**2** 2.6 hr　　**3** 5.8 hr
4 7.2 hr　　**5** 10.5 hr

問 2 この薬物の有効血中濃度は 10 [μg/mL] である．投与後有効血中濃度以下になる時間は次のどれか．

1 3 hr　　**2** 5 hr　　**3** 7 hr
4 9 hr　　**5** 11 hr

薬剤師国試（57 回）

[解 答] 問 1—3，問 2—4

[解説]

問 1：式(15)に各値を代入して k_e を求める．血中薬物濃度は一次速度式によって減衰していくので，式(15)の C は 4 時間後，C_0 は 1 時間後の血中薬物濃度として代入して k_e を求めてもよいことになる（図 3 参照）．

$$\log_e C = -k_e t + \log_e C_0 \quad (15)$$

$$\log_e 18 = -k_e (4-1) + \log_e 26$$

$$k_e = \frac{3.26 - 2.90}{3} = 0.12\,[\mathrm{hr^{-1}}]$$

生物学的半減期は式(18)に k_e の値を代入して求める．

$$t_{1/2} = \frac{0.693}{k_e} \quad (18)$$

$$= \frac{0.693}{0.12 (\text{hr}^{-1})} = 5.78 \text{ (hr)}$$

問2：26〔μg/mL〕が10〔μg/mL〕になるのに要する時間は式(15)に各値を代入して求める.

$$\log_e 10 = -0.12t + \log_e 26$$

$$t = \frac{3.26 - 2.30}{0.12} = 8 \text{ (hr)}$$

26〔μg/mL〕は1時間後の血中薬物濃度であるから，実際は

$$8 + 1 = 9 \text{ (hr)}$$

5 クリアランス

クリアランス clearance（CL）とは単位時間当たり体液中から消失（除去）した薬物量を，その体液の体積に換算した数値であり，単位時間あたりの容積の単位（mL/min，L/min）で表される．たとえば，クリアランスが15〔mL/min〕であるとは，血中薬物濃度[*2] 1〔μg/mL〕のときに薬物を15〔μg/min〕の速度で処理して除去する能力があることを意味する．

5.1 全身クリアランス

静注後，体内に入った薬物は肝における代謝，腎臓，胆汁などを経由する排泄を受けて体内から消失するものとし，体内からの薬物の消失速度は薬物の血中濃度に比例すると仮定すると式(22)が成立する．

$$-\frac{dX}{dt} = CL_{\text{tot}} \cdot C \tag{22}$$

ただし，$-\dfrac{dX}{dt}$：全身から消失する薬物の消失速度

[*2] 血中薬物濃度 C は通常，血漿と血球を分離し，血漿中薬物濃度 C_p（p：plasma）が測定されるので C_p を用いた方がよいかと思うが，本章では広く用いられている血中薬物濃度 C を使用する．

X：薬物を静注後 t 時間経過した時点における体内コンパートメント中に存在する薬物量〔mg〕

C：血中薬物濃度〔mg/L〕

CL_{tot}*3：全身クリアランス〔L/min〕

全身クリアランス total body clearance (CL_{tot}) は全身を一つの消費（処理）臓器と考え，単位時間当たりに全身から消失した薬物量を血液の体積で表した値であり，身体全体のもつ薬物を処理して除去する能力を示す．式(22)から

$$CL_{tot} = \frac{全身からの薬物の消失速度}{血中薬物濃度} = \frac{-dX/dt}{C} \quad (23)$$

で表される．

式(22)の両辺を移項して時間 t に関して 0 から ∞ まで積分する．

$$-\int_0^\infty dX = CL_{tot} \int_0^\infty C dt \quad (24)$$

式(24)の左辺は全身から消失した薬物量であるが，これは循環血中に入った薬物量 X_0（$t = 0$ における体内コンパートメント中に存在する薬物量）にほかならない．$X_0 =$ 急速静注における薬物投与量 D を意味する

---
*3 C を C_p（血漿薬物濃度）で表せば CL_{tot} は血漿クリアランス $CL_{tot,p}$ で表した方がよい．

$$CL_{tot,p} = \frac{-dX/dt}{C_p}$$

のでこれを式(24)に代入し変形すると

$$CL_{tot} = \frac{D}{\int_0^\infty C dt} = \frac{D}{AUC} = \frac{X_0}{AUC} \quad (25)$$

となる．ここで分母は薬物の**血中濃度-時間曲線下面積** area under the blood (plasma) concentration versus time curve と称し，**AUC** と略されるものである．すなわち血中薬物濃度 C の時間曲線を $t = 0$ から $t = \infty$ まで積分したものであり，血中薬物濃度曲線と横軸（x軸）との間で囲まれる面積を表している．この面積の大きさは薬が体内に取り込まれた程度の指標であるバイオアベイラビリティ bioavailability を求めるとき用いられる．しかし AUC は剤形によって異なる．

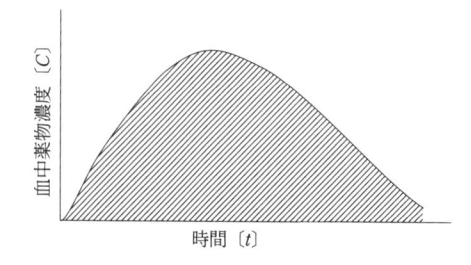

図4 血中薬物濃度-時間曲線下面積（斜線部分）

体内コンパートメント中に存在する薬物量 X と血中薬物濃度 C との間に

$$X = V_\mathrm{d} \cdot C \tag{10}$$

の関係があるので，これを式(22)に代入し，さらに両辺を「見かけの」分布容積 V_d で除すと

$$-\frac{\mathrm{d}C}{\mathrm{d}t} = \frac{CL_\mathrm{tot} C}{V_\mathrm{d}} \tag{28}$$

となる．一般に，薬物の血中消失速度 v は一次反応で表され，式(12)で表されるので

$$v = -\frac{\mathrm{d}C}{\mathrm{d}t} = k_\mathrm{e} C \tag{12}$$

式(28)と式(12)を比較すると

$$k_\mathrm{e} = \frac{CL_\mathrm{tot}}{V_\mathrm{d}} \tag{29}$$

が導かれる．したがって，消失速度定数に分布容積を掛けると全身クリアランス CL_tot [*4] が得られる．

$$CL_\mathrm{tot} = k_\mathrm{e} \cdot V_\mathrm{d} \tag{30}$$

急速静注における薬物の投与量 D は式(25)に式(30)を代入し，整理すると

$$\begin{aligned} D &= CL_\mathrm{tot} \cdot \mathrm{AUC} \\ &= k_\mathrm{e} \cdot V_\mathrm{d} \cdot \mathrm{AUC} \end{aligned} \tag{31}$$

となる．また AUC は式(25)より

$$\mathrm{AUC} = \frac{D}{CL_\mathrm{tot}} \tag{32}$$

$$= \frac{D}{k_\mathrm{e} \cdot V_\mathrm{d}} \tag{33}$$

となる．また V_d は式(33)より

$$V_\mathrm{d} = \frac{D}{k_\mathrm{e} \cdot \mathrm{AUC}} \tag{34}$$

式(11)より $D = C_0 \cdot V_\mathrm{d}$ なので，この値を式(33)に代入すると

$$\mathrm{AUC} = \frac{C_0}{k_\mathrm{e}} \tag{35}$$

が導かれる．

---

*4　CL_tot を正確に知るには静注がよい．静注の場合，式(25)の分子は循環血中に入った薬物量となるので

$$CL_\mathrm{tot} = \frac{D}{\mathrm{AUC}_\mathrm{iv}} \tag{26}$$

となる．添え字 iv は静脈内投与を表す．また経口投与の場合，式(26)は式(27)となる．

$$CL_\mathrm{tot} = \frac{f_\mathrm{a} T_\mathrm{h} D_\mathrm{po}}{\mathrm{AUC}_\mathrm{po}} \tag{27}$$

D は急速静注における薬物投与量，D_po は経口投与時の薬物投与量，po は経口投与を表す添え字．f_a は吸収率，T_h は経口投与時に吸収後の薬が肝での代謝を逃れて循環血中へ入る割合(肝での通過率)を表す．

$$T_\mathrm{h} = \frac{\mathrm{AUC}_\mathrm{po}}{\mathrm{AUC}_\mathrm{iv}}$$

生体利用率を F とすると

$$CL_\mathrm{tot} = \frac{\mathrm{F} \cdot D_\mathrm{po}}{\mathrm{AUC}_\mathrm{po}} \tag{27'}$$

となる．

例題109 線形1-コンパートメントモデルに従って消失する薬物を急速静注し，消失速度定数k_eの推定を試みた．次の方法のうち誤っているものはどれか．

1 血中薬物濃度が1/2になるまでの時間$t_{1/2}$を求め，$k_e = (\ln 2)/t_{1/2}$によって計算した．
2 血中薬物濃度が1/10になるまでの時間$t_{1/10}$を求め，$k_e = 2.303/t_{1/10}$によって計算した．
3 血中薬物濃度の常用対数を時間に対してプロットして得られた直線部分を$t = 0$に外挿してC_0を求め，血中濃度-時間曲線下面積（AUC）を台形公式によって求め，$k_e = C_0/$AUCによって計算した．
4 血中薬物濃度の常用対数を時間に対してプロットし，直線の勾配を求め，$k_e = -$勾配$/2.303$によって計算した．
5 血中薬物濃度の自然対数を時間に対してプロットし，直線の勾配を求め，$k_e = -$勾配によって計算した．

薬剤師国試（79回）

[解答] 4

[解説] 1 正しい．式(19)参照

2 正しい．

式(16)に$t = t_{1/10}$，$C = \dfrac{C_0}{10}$を代入すると

$$\log C = -\frac{k_e}{2.303}t + \log C_0 \tag{16}$$

$$\frac{k_e}{2.303} \times t_{1/10} = \log C_0 - \log \frac{C_0}{10}$$

$$= \log 10$$

$$\therefore k_e = \frac{2.303}{t_{1/10}}$$

3 正しい．

式(35)から$k_e = \dfrac{C_0}{\text{AUC}}$となる．

4 誤り．

式(16)から勾配$= -\dfrac{k_e}{2.303}$となるので

$k_e = -2.303 \times$勾配となる．

5 正しい．

$\log_e C = -k_e t + \log_e C_0$

式(15)から勾配$= -k_e$であるので，

$k_e = -$勾配は正しい．

例題110 ある薬物を静注後，経時的に血中濃度を測定し，次のグラフを得た．この薬物の

無限大時間までの血中濃度–時間曲線下面積（AUC）として最も近い値で，かつ，その単位が正しいものはどれか．

1　116〔$\mu g \cdot hr \cdot mL^{-1}$〕
2　205〔$\mu g \cdot hr^{-1} \cdot mL^{-1}$〕
3　210〔$\mu g \cdot hr \cdot mL^{-1}$〕
4　256〔$\mu g \cdot hr^{-1} \cdot mL$〕
5　316〔$\mu g \cdot hr \cdot mL$〕

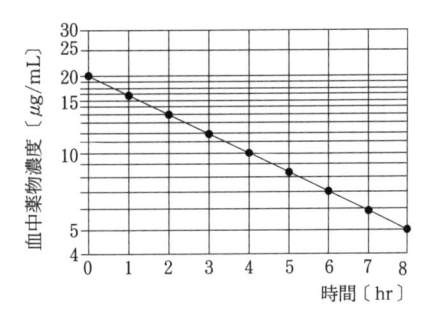

薬剤師国試（76回）

〔解答〕 1

〔解説〕 グラフより，血中薬物濃度が20〔$\mu g/mL$〕から10〔$\mu g/mL$〕になるまで4時間かかっているので半減期 $t_{1/2} = 4$〔hr〕，式(19)より消失速度定数 k_e を求める．

$$k_e = \frac{0.693}{t_{1/2}} \quad (19)$$

$$= \frac{0.693}{4}$$

$$\fallingdotseq 0.173 \text{〔hr}^{-1}\text{〕}$$

式(35)に各値を代入して求める．

$$\text{AUC} = \frac{C_0}{k_e} \quad (35)$$

$$= \frac{20 \text{〔}\mu g/mL\text{〕}}{0.173 \text{〔hr}^{-1}\text{〕}}$$

$$\fallingdotseq 116 \text{〔}\mu g \cdot hr \cdot mL^{-1}\text{〕}$$

例題111　ある薬物を速やかに静脈注射した場合，血中薬物濃度 C が投与後の時間 t とともに次式によって減少した．

$$C = C_0 e^{-k_e t}$$

ここで，C_0 は初濃度，k_e は消失速度定数である．投与量1gに対する初濃度を10〔$\mu g/mL$〕とし，生物学的半減期を7時間とするとき，血中薬物濃度–時間曲線下面積（AUC）にもっとも近い値〔$\mu g \cdot hr/mL$〕はどれか．

1　1.5　2　15　3　100　4　150　5　1000

薬剤師国試（68回）

[解答] 3

[解説] 消失速度定数 k_e は式(19)より

$$k_e = \frac{0.693}{t_{1/2}} \tag{19}$$

$$= \frac{0.693}{7 (hr)} ≒ 0.1 \ (hr^{-1})$$

式(35)より

$$AUC = \frac{C_0}{k_e} \tag{35}$$

$$= \frac{10 (\mu g/mL)}{0.1 (hr^{-1})}$$

$$= 100 \ (\mu g \cdot hr/mL)$$

が得られる．

例題112 薬物 A と B を静脈内投与したときのデータが下記のように得られた．データの解釈の正誤について正しい組合せはどれか．ただし，これらの薬物は 1-コンパートメントモデルに従い，一次消失速度過程が成立するものとする．

	薬物 A	薬物 B
投与量 〔mg〕	14	40
AUC 〔$\mu g \cdot mL^{-1} \cdot min$〕	10	200
消失半減期 〔min〕	290	45

a 薬物 A の消失半減期が薬物 B の消失半減期よりも長いのは，主として薬物 A の大きな分布容積に起因している．

b 薬物 B のクリアランスは薬物 A のクリアランスの20倍である．

c 薬物 A のクリアランスは成人の肝血流量（約 1.5 L/min）に近い．

d 薬物 A の分布容積と薬物 B の分布容積はほぼ等しい．

	a	b	c	d
1	誤	正	誤	正
2	正	誤	正	誤
3	正	正	誤	誤
4	誤	誤	正	誤
5	正	誤	誤	誤

薬剤師国試（75回）

[解答] 4

[解説] a 誤り．分布容積 V_d は組織の実際の体積を表すものではなく，分布容積が大きいということは，単に血液以外へ分布する薬物量が大きいことを意味しているにすぎない．薬物の消失と分布容積の大小の間には直接の関係はない．

消失速度定数を式(19)を用いて求める．

$$k_e = \frac{0.693}{t_{1/2}} \tag{19}$$

$$A : k_e = \frac{0.693}{290} = 0.00239 \ (min^{-1})$$

B：$k_e = \dfrac{0.693}{45} = 0.0154$ 〔min^{-1}〕

b　誤り．式(25)に各値を代入して求める．

$$CL_{tot} = \dfrac{X_0}{AUC} \tag{25}$$

A：$CL_{tot} = \dfrac{14}{10} = 1.4$ 〔L/min〕

B：$CL_{tot} = \dfrac{40}{200} = 0.2$ 〔L/min〕

∴薬物Bのクリアランスは薬物Aのクリアランスの1/7倍である．

c　正しい．

d　誤り．式(34)を用いて各分布容積 V_d を求める．

$$V_d = \dfrac{D}{k_e \cdot AUC} \tag{34}$$

A：$V_d = \dfrac{14}{0.00239 \times 10} ≒ 586$ 〔L〕

B：$V_d = \dfrac{40}{0.0154 \times 200} ≒ 13.0$ 〔L〕

∴薬物Aの V_d は薬物Bの V_d に比べて47倍も大きい．

5.2　臓器クリアランス

　臓器クリアランス[5] organ clearance （CL_{org}）は，臓器が単位時間あたりクリア clear する血液の容積〔mL/min〕であり，単位時間あたり特定の消化臓器から消失した薬物量を流入血液の体積に換算した数値と定義される．なお，CL_{org} は臓器の名前を付けて肝クリアランス，腎クリアランスなどに分けられる．

臓器クリアランス CL_{org}

$$= \dfrac{\text{特定消失臓器における消失速度}}{\text{流入血中薬物濃度}}$$

$$= \dfrac{\text{臓器による除去量/時間}}{\text{臓器に入る血中薬物濃度}} \tag{36}$$

薬物が臓器に流れ込む速度は

$$\text{流入速度} = Q \cdot C_{in} \tag{37}$$

薬物が臓器から流れ出す速度は

$$\text{流出速度} = Q \cdot C_{out} \tag{38}$$

ここで Q は血流速度[6]〔mL/min〕，C_{in} は臓器へ入る時の血中薬物濃度，C_{out} は臓器から流れ出る時の血中薬物濃度である．したがって，臓器クリアランス CL_{org} は式(36)に式(37)，式(38)を代入し，

$$CL_{org} = \dfrac{Q(C_{in} - C_{out})}{C_{in}} = Q \times \text{抽出率} \tag{39}$$

---

[5]　臓器クリアランスは**組織クリアランス**ともよばれる．CL_{org} は単位時間あたり除去する薬物量がどれだけの容積の血液に相当するかを示す値である．すなわち，その値に相当するだけの血液中に含まれている薬物量が臓器により除去されることを表す．

[6]　血流速度（Q）を「血流量」として表現することがある．

$$= Q\left(1 - \frac{C_{\text{out}}}{C_{\text{in}}}\right) \quad (40)$$

が求められる．

全身クリアランス CL_{tot} は身体全体が薬物を処理して除去する能力を示しているが，血流にのって臓器に入ってきた薬物が主として肝における代謝と腎排泄によって血中から除去されるものとすると，

全身クリアランス ＝ 肝クリアランス ＋ 腎クリアランス

$$CL_{\text{tot}} = CL_{\text{h}} + CL_{\text{r}} \quad (41)$$

CL_{h}：肝クリアランス，CL_{r}：腎クリアランス

となる．ただし，

$$CL_{\text{tot}} = \frac{薬物処理速度}{血中薬物濃度}$$
$$= \frac{X_0}{\text{AUC}} \quad (25)$$

である．

5.3 肝クリアランス，固有クリアランス

肝クリアランス CL_{h} は次式で定義される．

$$CL_{\text{h}} = \frac{薬物の肝代謝速度}{血中薬物濃度}$$
$$= \frac{薬物の肝臓での代謝量}{\text{AUC}}$$

式(39)を肝クリアランスに適用すると，Q_{h} は肝血流量[*7]，C_{in} は肝に入る薬物の濃度，C_{out} は肝より出る薬物の濃度であるので，式(42)の右辺の分子は肝通過時の薬物処理速度となり

$$CL_{\text{h}} = \frac{Q_{\text{h}}(C_{\text{in}} - C_{\text{out}})}{C_{\text{in}}} \quad (42)$$

で与えられる．ここで**消失臓器による抽出率**（extraction ratio（E））を消失臓器における薬物の流入速度に対する抽出速度の比率と定義すると式(43)から式(44)が導かれる．

$$\text{E} = \frac{Q(C_{\text{in}} - C_{\text{out}})}{Q \cdot C_{\text{in}}} \quad (43)$$

$$\therefore \ \text{E} = \frac{(C_{\text{in}} - C_{\text{out}})}{C_{\text{in}}} \quad (44)$$

また，式(39)に式(44)を代入すると

$$CL_{\text{org}} = Q \cdot \text{E} \quad (45)$$

となる．同様に式(42)から

$$CL_{\text{h}} = Q_{\text{h}} \cdot \text{E} \quad (46)$$

この場合，E は**肝抽出率**（または**肝除去率**）とよばれ，パーセントで示すと式(47)で与えられる．

$$\text{E} = \frac{CL_{\text{h}}}{Q_{\text{h}}} \times 100 \quad (47)$$

肝除去率 E は主として肝における薬物の固有の処理能力（代謝能）に依存しており，この固有の処理能力を**固有クリアランス（CL_{int}）**という．薬物の臓器

---

*7 肝血流量（Q_{h}）を「肝血流速度」として表現することがある．

からの消失速度は非結合形薬物濃度に比例するが、その比例定数がCL_{int}である。CL_{int}の値の大きい薬物ほど肝に取り込まれやすく、また初回通過効果も受けやすい。いま臓器内および血管内は十分に攪拌され、薬物濃度は均一で、毛細血管とそれに接する細胞内での非結合形薬物濃度は等しいと仮定する（Well-stirred Model）と式(39)より式(48)が得られる。

臓器より消失する速度 $= CL_{org} \cdot C_{in}$
$\qquad\qquad\qquad = $ 固有クリアランス × 臓器中の非結合形薬物濃度
$\qquad\qquad\qquad = CL_{int} \cdot f \cdot C_{out}$ (48)

ここで、fは血液中における薬物の非結合率（非結合形薬物の割合）である。
式(48)から

$$\frac{C_{out}}{C_{in}} = \frac{CL_{org}}{f \cdot CL_{int}}$$

この値を式(40)に代入すると

$$CL_{org} = Q\left(1 - \frac{C_{out}}{C_{in}}\right) \qquad (40)$$

$$= Q - \frac{Q \cdot CL_{org}}{f \cdot CL_{int}}$$

$$CL_{org} + \frac{Q \cdot CL_{org}}{f \cdot CL_{int}} = Q$$

$$CL_{org}(Q + f \cdot CL_{int}) = Q \cdot f \cdot CL_{int}$$

$$\therefore CL_{org} = \frac{Q \cdot f \cdot CL_{int}}{Q + f \cdot CL_{int}} \qquad (49)$$

が成立する。式(49)において $Q \ll f \cdot CL_{int}$ の場合、$CL_{org} \fallingdotseq Q$ となり、$Q \gg f \cdot CL_{int}$ の場合は、$CL_{org} = f \cdot CL_{int}$ となる。

例題 113 腎機能障害患者に血液透析を実施した際に、透析装置への血液流入速度が50〔mL/min〕のとき、定常状態における流入部、流出部の血中薬物濃度はそれぞれ5.0〔μg/mL〕、2.0〔μg/mL〕であった。
この装置の薬物除去能力（クリアランス）(mL/min) として最も近い値はどれか。

1 10　**2** 20　**3** 30　**4** 40　**5** 50

薬剤師国試（78回）

[解答] 3
[解説] 式(39)に各値を代入して求める。

$$CL_{org} = \frac{Q(C_{in} - C_{out})}{C_{in}} \qquad (39)$$

$$= 50 \times \frac{(5.0 - 2.0)}{5.0}$$

$$= 30 \text{〔mL/min〕}$$

例題114 次の記述の正誤について，正しい組合せはどれか．

a　U を尿中の薬物濃度，V を1分間の尿量，P を血漿中の薬物濃度とすると，腎クリアランス CL_r は下の式から求めることができる．

$$CL_r = \frac{U \cdot V}{P}$$

b　D を静注投与量，AUC を血漿中濃度－時間曲線下面積とすると，全身クリアランス CL_{tot} は下の式から求めることができる．

$$CL_{tot} = \frac{\text{AUC}}{D}$$

c　E を肝臓における抽出率，Q_h を肝臓の血流速度(肝血流量)とすると肝クリアランス CL_h は下の式から求められる．

$$CL_h = E \cdot Q_h$$

d　C を血漿中薬物濃度，CL_{tot} を全身クリアランス，$-dX/dt$ を体内からの薬物の消失速度とすると下の式で示される関係がある．

$$-\frac{dX}{dt} = \frac{CL_{tot}}{C}$$

	a	b	c	d
1	正	正	誤	誤
2	正	誤	正	誤
3	正	誤	正	正
4	誤	正	誤	正
5	誤	誤	正	誤

薬剤師国試（73回）

[解答]　2

[解説]　各式の誘導を本文より理解して下さい．

a．(○)　式(53)(173頁)参照

b．(×)　式(25)参照　　$CL_{tot} = \dfrac{D}{\text{AUC}}$　　(25)

c．(○)　式(46)参照

d．(×)　式(22)参照　　$-\dfrac{dX}{dt} = CL_{tot} \cdot C$　　(22)

例題115　肝臓でのみ代謝を受け，代謝物及び未変化体とも全て腎から排泄される薬物について次のデータを得た．

　この薬物100 mg を経口投与したとき，肝臓で受ける初回通過効果は投与量の何％か．ただし，この薬物は消化管から100％吸収されるも

169

のとする.
  全身クリアランス　　　　　1.3〔L/min〕
  腎クリアランス　　　　　　100〔mL/min〕
  肝血流量　　　　　　　　　1.5〔L/min〕

1 40　**2** 50　**3** 60　**4** 70　**5** 80

薬剤師国試（76回）

解答　5

解説　式(41)(167頁参照)を移項した式(41′)に各値を代入してCL_hを求める.

$$CL_h = CL_{tot} - CL_r \quad (41')$$
$$= 1300 - 100$$
$$= 1200 \text{〔mL/min〕}$$

初回通過効果は肝抽出率であるので，式(47)に各値を代入して求める.

$$E = \frac{CL_h}{Q_h} \times 100 \quad (47)$$
$$= \frac{1200}{1500} \times 100$$
$$= 80 \text{〔％〕}$$

例題116　肝臓での代謝および尿中への排泄の両過程により体内から消失するある薬物の，静注時の全身クリアランスが1.2〔L/min〕であり，尿中の未変化体総排泄量は投与量の10〔％〕であった．この薬物を経口投与した際，肝初回通過効果により消失する割合（％）は次のどれか．ただし，経口投与したこの薬物はすべて消化管粘膜を透過するものとし，肝血流量は1.5〔L/min〕とする．

1 28　**2** 34　**3** 66　**4** 72　**5** 84

薬剤師国試（74回）

解答　4

解説　式(41)より全身クリアランスCL_{tot}は

$$CL_{tot} = CL_h + CL_r \quad (41)$$

そのうちCL_hが90％，CL_rが10％を占める．
したがってCL_hは

$$CL_h = 1.2 \text{〔L/min〕} \times \frac{90}{100}$$
$$= 1.08 \text{〔L/min〕}$$

初回通過効果は肝抽出率（E）に等しいので，式(47)を用いて解く．

$$E = \frac{CL_h}{Q_h} \times 100 \quad (47)$$
$$= \frac{1.08 \text{〔L/min〕}}{1.5 \text{〔L/min〕}} \times 100$$

= 72〔%〕

∴ 肝初回通過効果 = 72〔%〕

例題 117 患者 A（体重70 kg）はフェノバルビタール急性中毒の治療のため，17 g の活性炭を 70 mL の 70% ソルビトール懸濁液として，4時間毎に経管的に胃内に投与された．フェノバルビタールの血中消失半減期は，活性炭投与により 93 時間から 36 時間に短縮した．活性炭により増加したクリアランス値として最も近い値は次のどれか．ただし，フェノバルビタールの分布容積を 0.55〔L/kg〕，$\log_e 2 = 0.693$ とする．

1 0.45〔L/hr〕 **2** 70〔mL/hr〕 **3** 0.45〔g/hr〕
4 70〔mg/hr〕 **5** 45〔mL/hr〕

薬剤師国試（82回）

〔解答〕 1

〔解説〕 活性炭処理前後で，患者の全身クリアランスは変化しないと仮定すると，式(18)，式(30)から CL_{tot} を求めることができる．

$$CL_{tot} = k_e \cdot V_d \tag{30}$$

$$= \frac{\log_e 2}{t_{1/2}} \times V_d \tag{30'}$$

活性炭投与後 $CL_{tot} = \dfrac{0.693}{36} \times 0.55 \times 70$

$= 0.74$〔L/hr〕

活性炭投与前 $CL_{tot} = \dfrac{0.693}{93} \times 0.55 \times 70$

$= 0.29$〔L/hr〕

活性炭投与により増加した $CL_{tot} = 0.74 - 0.29$

$= 0.45$〔L/hr〕

例題 118 肝臓における代謝のみで，体内から消失する薬物がある．この薬物の体内動態に関する次の記述の正誤について，正しい組合せはどれか．

a この薬物の初回通過効果が大きいほど，肝クリアランスは肝血流量の減少に伴って低下しやすい．

b 経口投与後の消化管吸収が100%であれば，投与量を血中濃度-時間曲線下面積（AUC）で除した値と，静脈内投与において投与量をAUCで除した値は，必ず等しい．

c 消化管粘膜を透過した割合を F_a，肝抽出率

	a	b	c
1	正	正	誤
2	正	誤	正
3	誤	誤	正
4	正	誤	誤
5	誤	正	正
6	誤	正	誤

をEhとすれば，この薬物のバイオアベイラビリティはFa・(1 − Eh)で表される．

薬剤師国試（83回）

解答 2

解説 a．正しい．初回通過効果が大きいと，式(46)においてE≒1になり，肝クリアランスは肝血流量の減少に伴って低下しやすくなる．

$$CL_h = Q_h \cdot E \quad (46)$$

肝クリアランスCL_hと肝血流量Q_hの関係をWell-stirred modelの仮定で表すと式(49)で表される．

$$CL_h = \frac{Q_h \cdot f \cdot CL_{int}}{Q_h + f \cdot CL_{int}} \quad (49)$$

初回通過効果が大きくなればなるほど，$f \cdot CL_{int} \gg Q_h$となるので式(49)は

$$CL_h \fallingdotseq Q_h$$

となる．肝クリアランスは血流律速となる．
b．誤り．経口投与時の吸収が完全でも，肝での初回通過効果があれば，式(26)と式(27)のAUCは異なる．
c．正しい．

例題119 薬物の血漿たん白結合に関する次の記述のうち，正しいものの組合せはどれか．
a フェニトインの抗けいれん作用の強さは，血漿中の非結合形薬物濃度よりも，血漿たん白非結合率に依存する．
b 肝疾患時には，血漿たん白結合率や分布容積が変化することがある．
c 血漿たん白結合率が高い薬物は，結合率が低い薬物と比較すると，組織結合率が同じ場合には，分布容積は大である．
d 肝臓において，血流律速で消失する薬物の場合，その血漿たん白結合を阻害する薬物を併用しても，血漿たん白非結合率の増加の割合ほどは肝クリアランスは増加しない．

1 (a, b)　**2** (a, c)　**3** (a, d)
4 (b, c)　**5** (b, d)　**6** (c, d)

薬剤師国試（83回）

解答 5

解説 a．誤り．フェニトインの薬理作用は，血漿中の非結合形薬物濃度に依存する．
b．正しい．肝疾患時には，血漿中のアルブミン濃度が減少する．その結果，薬物の血漿たん白結合率が低下し，分布容積は変動（増加）する．
c．誤り．血漿たん白結合率の高い薬物は，組織への

移行性が小さくなるため，式(10)において，血中薬物濃度は大きくなるので，分布容積 V_d は小さくなる．

d．正しい．薬物の細胞膜透過が血流に比べて速い場合を血流律速という．Well-stirred model を用いた肝クリアランス CL_h とたん白非結合率 f との関係は式(49)で与えられる．

$$CL_h = \frac{Q_h \cdot f \cdot CL_{int}}{Q_h + f \cdot CL_{int}} \tag{49}$$

式(49)は式(49′)に変形し，

$$\frac{1}{CL_h} = \frac{1}{Q_h} + \frac{1}{f \cdot CL_{int}} \tag{49′}$$

血流律速の場合，肝血流量 Q_h に比べて肝固有クリアランス CL_{int} が十分大きい（$Q_h \ll f \cdot CL_{int}$）と考えられる．したがって，式(49′)は下式のように単純化される．

$$CL_h \fallingdotseq Q_h$$

すなわち，血流律速で消失する薬物では，肝クリアランス CL_h は血漿たん白非結合率 f の影響を受けない．

5.4　腎クリアランス

腎臓が血漿中から薬物を除去する（clear する）能力を示す特性値を**腎クリアランス**（renal clearance, CL_r）という．通常，1分間に何 mL の血漿が clear されるか〔mL/min〕で示される．たとえば $CL_r = 75$〔mL/min〕のときには1分間に 75 mL の血漿中の薬物を完全に clear する能力を意味する．腎クリアランスは次式で示される．

$$CL_r = \frac{薬物の尿中排泄速度}{血中薬物濃度} \tag{50}$$

$$= \frac{dX_u/dt}{C} \tag{51}$$

$$= \frac{未変化体の尿中薬物排泄量(X_u)}{AUC} \tag{52}$$

しかし，血漿中薬物濃度 P が測定されるときは式(53)で示される．

$$CL_r = \frac{U \cdot V}{P} \tag{53}$$

ただし，U は尿中薬物濃度，V は単位時間あたりの尿量である．コンパートメント間の薬物移行速度が各コンパートメント内薬物量に比例すると仮定した線形コンパートメントモデルで，かつ，一次速度過程で薬物が変化するとき，CL_r と V_d がわかっていれば式(29)を導く方法(162頁参照)で導かれた式(54)から尿中排泄速度定数 k_u を求めることができる．

$$k_u = \frac{CL_r}{V_d} \tag{54}$$

式(53)と式(54)をまとめると式(55)が導ける．

$$CL_r = \frac{U \cdot V}{P} = k_u \cdot V_d \qquad (55)$$

腎には糸球体ろ過，能動的尿細管分泌，尿細管における受動的再吸収の三つの機能がある．イヌリンやクレアチニンのように分泌も再吸収もされずに糸球体ろ過のみによって腎から排泄される場合には，その CL_r は**糸球体ろ過速度**（glomerular filtration rate, **GFR**）に等しい．すなわち，糸球体におけるろ液中のクレアチニン濃度は血液中の濃度に等しくなる．また，p-アミノ馬尿酸のように糸球体ろ過と尿細管分泌により腎を1回通過する間に完全に排泄される場合，その CL_r は**腎血漿流量**（renal plasma flow, **RPF**）を意味する．

例題 120 腎臓からの化学物質の排泄は，糸球体でのろ過，尿細管での分泌，尿細管での再吸収によって支配されており，腎排泄パターンは次の4種類に分類される．

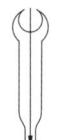

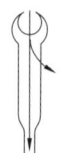

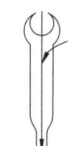

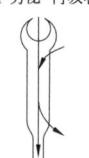

A 主にろ過　**B** 主にろ過・再吸収　**C** 主にろ過・分泌　**D** ろ過・分泌・再吸収

A〜Dそれぞれのパターンで排泄される代表的な化学物質の正しい組合せはどれか．

【化学物質名】
a イヌリン
b セファレキシン
c パラアミノ馬尿酸
d グルコース

	A	B	C	D
1	a	c	d	b
2	a	b	d	c
3	a	d	c	b
4	d	a	b	c
5	d	a	c	b

薬剤師国試（79回）

解答 3

解説 A．糸球体ろ過のみを受ける物質はイヌリン，クレアチニンである．

B．糸球体ろ過を受け，近位尿細管から能動的再吸収を受ける物質はグルコースである．

C．糸球体ろ過を受け，近位尿細管から能動的に分泌される物質はパラアミノ馬尿酸である．

D．多くの薬物はこの機構で排泄される．

例題 121 胃腸管からの吸収率が 90% の薬物を 100〔mg〕服用させ，尿中の総排泄未変化薬物量を測定したところ 60〔mg〕であった．薬物の生物学的半減期は 3.3〔hr〕，分布容積は 10〔L〕であることがわかっている．この薬物の腎クリアランス値として正しいものはどれか．

ただし，$\ln 2 = 0.693$ とする．

1　0.5〔L/hr〕　　2　2.2〔L/hr〕
3　1.4〔L/hr〕　　4　0.9〔L/hr〕
5　1.9〔L/hr〕

薬剤師国試（69回）

[解答]　3

[解説]　100 mg を経口投与した 90%（= 90 mg）が体内に入り，60 mg が未変化体として尿から排泄される．

式(30)から CL_{tot} は

$$CL_{tot} = k_e \cdot V_d \qquad (30)$$

$$= \frac{0.693}{t_{1/2}} \times V_d$$

$$= \frac{0.693}{3.3〔hr〕} \times 10 〔L〕$$

$$= 2.1 〔L/hr〕$$

$$CL_r = 2.1 〔L/hr〕 \times \frac{60〔mg〕}{(100 \times 0.9)〔mg〕}$$

$$= 1.4 〔L/hr〕$$

例題 122 ある患者についての臨床検査値及び薬物投与後の定常状態における血漿中薬物濃度などについて次のデータが得られている．

腎糸球体ろ過速度　　GFR = 20 〔mL/min〕
血漿中薬物濃度　　　$P = 10$〔μg/mL〕
尿中薬物濃度　　　　$U = 200$〔μg/mL〕
毎分の尿量　　　　　$V = 2.0$〔mL/min〕
遠位尿細管での再吸収率 $R = 20\%$

ただし，この薬物は血漿たん白質には結合しない．

問1　この薬物の腎クリアランス〔mL/min〕として正しいものはどれか．

1　10　2　20　3　30　4　40　5　50

問2　この薬物の尿細管における毎分の分泌量〔μg/min〕として正しいものはどれか．

1　100　　2　200　　3　300
4　400　　5　500

薬剤師国試（74回, 84回）

[解答] 問1-4，問2-3

[解説] 問1 式(53)に各値を代入して求める．

$$CL_r = \frac{U \cdot V}{P} \quad (53)$$

$$= \frac{200[\mu g/mL] \times 2.0[mL/min]}{10[\mu g/mL]}$$

$$= 40 [mL/min]$$

問2 尿中排泄量$(U \cdot V)$＝（糸球体ろ過量(GFR・P) ＋ 尿細管分泌量）×（1－再吸収率）

尿細管分泌量 ＝ x [μg/min] とすると

尿中排泄量$(U \cdot V)$＝

$\{(20[mL/min] \times 10[\mu g/mL])$

$+ x[\mu g/min]\} \times (1 - 0.2)$

∴ $x = 300 [\mu g/min]$

例題123 腎排泄に関する次の記述の正誤について，正しい組合せはどれか．

a 尿細管分泌における競合阻害のため，ベンジルペニシリンの消失半減期はプロベネシドの併用によって長くなる．

b 血液中のイヌリンは，血液が糸球体を通過する際にすべてがろ過されて排泄されるので，イヌリンクリアランスは腎血流量を表すのに使用されることがある．

c 尿細管における再吸収はpH分配仮説に従うので，水は再吸収されない．

d 血漿アルブミンと結合している薬物は健常人では糸球体でろ過されない．

薬剤師国試（82回）

	a	b	c	d
1	正	誤	誤	正
2	誤	正	正	誤
3	誤	正	誤	正
4	正	誤	誤	誤
5	正	誤	正	正
6	正	正	誤	正

[解答] 1

[解説] a．正しい．ベンジルペニシリン，プロベネシドはいずれも自身が能動的な尿細管分泌を受けるが，有機酸（アニオン）分泌では，薬物間に拮抗的な阻害が生じ，プロベネシドはベンジルペニシリンの尿中排泄を競合阻害し，その血中からの消失速度を遅くし，消失半減期は長くなる．

b．誤り．イヌリンは糸球体ろ過のみを受ける薬物で，そのクリアランスは糸球体ろ過速度（GFR）を表すのに用いられる．一般に腎血流量の約20％が糸球体でろ過されるに過ぎない．

c．誤り．糸球体でろ過された水の約99％は尿細管で再吸収される．

d．正しい．糸球体ろ過は加圧ろ過の過程で，血漿たん白と結合している薬物はろ過されない．

例題 124 抗腫瘍薬メトトレキサートの腎排泄過程は，糸球体ろ過，尿細管での分泌及び再吸収からなる．血漿たん白結合率は 50％，再吸収率は 25％，分泌クリアランスは 137〔mL/min〕である．プロベネシドとの併用により，メトトレキサートの分泌は 40％ 低下することが知られている．プロベネシド併用時の腎クリアランスに最も近い値を選べ．なお，糸球体ろ過速度（GFR）は 125〔mL/min〕とする．

1　55〔mL/min〕　　2　63〔mL/min〕
3　89〔mL/min〕　　4　109〔mL/min〕
5　126〔mL/min〕　　6　150〔mL/min〕

薬剤師国試（83 回）

[解 答] 4

[解 説] 糸球体のろ過は血圧による加圧ろ過であり，非結合形の薬物のみしかろ過されない．したがってメトトレキサートの糸球体ろ過速度は 125 × 0.5 = 62.5〔mL/min〕となる．

多くの薬物は腎尿細管の分泌機構（能動担体輸送系）によって，血液から尿細管内へ排泄される．
メトトレキサートも尿細管から分泌され，その分泌はプロベネシドにより阻害される．この場合，単独投与時の分泌クリアランスは 137 mL/min で，プロベネシド使用により 40％ 低下するので，

併用時の分泌クリアランス ＝ 137 × 0.6
　　　　　　　　　　　　＝ 82〔mL/min〕

糸球体ろ過，尿細管での分泌を合わせた 25％ が再吸収されるので，プロベネシド併用時のメトトレキサートの腎クリアランス（CL_r）は

CL_r ＝ (62.5 ＋ 82) × 0.75
　　＝ 109〔mL/min〕

となる．

例題 125 ある薬物を，体重 60 kg のヒトに静脈内投与したときの体内動態パラメータを下表に示す．この薬物に関する記述の正誤について，正しい組合せはどれか．ただし，この薬物は線形 1-コンパートメントモデルに従った体内動態を示す．肝血流速度（肝血流量）は 1500〔mL/min〕，クレアチニンクリアランスは 120

177

〔mL/min〕とする．

全身クリアランス〔mL/min〕	分布容積〔L〕	血漿たん白結合率〔％〕	尿中排泄率〔％〕
30	60	20	5

a この薬物の生物学的半減期は約1時間である．

b この薬物を腎機能の低下した患者に投与する場合には，投与量を減らすなどの注意が必要である．

c この薬物の全身クリアランスは血漿たん白結合の影響をあまり強く受けないので，血漿アルブミン値などの変化を特に注意する必要はない．

d この薬物は腎以外には主に肝から消失されるとすると，その肝クリアランスは肝血流速度の影響を著しく受ける．

	a	b	c	d
1	正	誤	正	誤
2	誤	誤	誤	正
3	正	正	誤	正
4	誤	誤	正	誤
5	正	正	正	誤

薬剤師国試（80回）

[解答] 4

[解説] a．誤り．式(29)に各値を代入して消失速度定数 k_e を求める．

$$k_e = \frac{CL_{tot}}{V_d} \quad (29)$$

$$= \frac{30〔\text{mL/min}〕}{60 \times 10^3〔\text{mL}〕}$$

$$= 5.0 \times 10^{-4} 〔\text{min}^{-1}〕$$

$$= 0.03 〔\text{hr}^{-1}〕$$

生物学的半減期は式(18)に各値を代入して求める．

$$t_{1/2} = \frac{0.693}{k_e} \quad (18)$$

$$= \frac{0.693}{0.03}$$

$$= 23.1 〔\text{hr}〕$$

b．誤り．尿中排泄率5％であり，全身クリアランスに対する腎排泄の寄与は $CL_r = CL_{tot} \times 0.05$ となり，わずかであるのであまり影響はない．しかし投与量には細心な配慮が必要である．

c．正しい．血漿たん白（アルブミン）結合率は低いので，全身クリアランスは血漿たん白結合の影響を強く受けない．

d．誤り．全身クリアランス（30 mL/min）は肝血流速度（1500 mL/min）に比べて著しく小さいので，肝血流速度(肝血流量)の影響はほとんど受けない．なお，肝クリアランス CL_h は

$$CL_h = CL_{tot} \times 0.95$$

5.5 尿中排泄速度式

未変化薬物の尿中排泄速度 $\dfrac{dX_u}{dt}$ は体内コンパートメント中の薬物量 X と尿中（腎）排泄速度定数 k_u との積として表される.

$$\frac{dX_u}{dt} = k_u X \tag{56}$$

式（8）を式（56）に代入すると式（57）となる.

$$X = X_0 e^{-k_e t} \tag{8}$$

$$\frac{dX_u}{dt} = k_u X_0 e^{-k_e t} \tag{57}$$

式（57）の両辺の対数をとれば

$$\ln\left(\frac{dX_u}{dt}\right) = -k_e t + \ln k_u X_0 \tag{58}$$

常用対数で示せば

$$\log\left(\frac{dX_u}{dt}\right) = -\frac{k_e}{2.303}t + \log k_u X_0 \tag{59}$$

が得られる. そこで時間 t に対して $\log\left(\dfrac{dX_u}{dt}\right)$ をプロットすると, 直線の勾配 $\left(= -\dfrac{k_e}{2.303}\right)$ から消失速度定数 k_e を算出することができる.

静脈内投与の場合, 式（57）を時間 $[t] = 0$ から t まで積分すると式（60）が導かれる.

$$\frac{dX_u}{dt} = k_u X_0 e^{-k_e t} \tag{57}$$

$$X_u = \frac{k_u}{k_e} X_0 (1 - e^{-k_e t}) \tag{60}$$

未変化体の尿中総排泄量 X_u^∞ は式（60）で $t \to \infty$ として求められる. その時 $e^{-k_e t} \simeq 0$ となるので

$$X_u^\infty = \frac{k_u}{k_e} X_0 \tag{61}$$

となる.

式（61）から式（60）を差し引くと

$$X_u^\infty - X_u = \frac{k_u \cdot X_0}{k_e} \cdot e^{-k_e t}$$

$$= X_u^\infty \cdot e^{-k_e t} \tag{62}$$

式（62）の左辺は排泄される薬物の総量から時間 t までに排泄された薬物量を差し引いた量, すなわち時間 t における体内残存薬物量を表している. 式（62）を常用対数式に直すと

$$\ln(X_u^\infty - X_u) = -k_e \cdot t + \ln X_u^\infty$$

$$\therefore \log(X_u^\infty - X_u) = -\frac{k_e}{2.303} \cdot t + \log X_u^\infty \tag{63}$$

となる. すなわち体内残存薬物量の対数を時間に対して片対数プロットすると, 式（16）の場合と同様に切片 $(= \log X_u^\infty)$ から X_u^∞ を, 勾配 $\left(= -\dfrac{k_e}{2.303}\right)$ から k_e

を求めることができる．

例題 126 炭酸リチウム 200〔mg〕錠はリチウムを 5.4〔mEq〕含有する．この錠剤 1 錠を，クレアチニンクリアランスが 100〔mL/min〕のヒトに経口投与したとき，リチウムの血中濃度時間曲線下面積（AUC）および尿中累積総排泄量として次のデータを得た．

　　AUC = 0.18〔mEq·min/mL〕

　　尿中累積総排泄量 = 5.0〔mEq〕

なお，リチウムは血漿中たん白質とは結合せず，この錠剤からのリチウムの経口投与後のバイオアベイラビリティは 100％ とする．これらのデータから言えることは次のどれか．

1　リチウムは尿細管より再吸収される．
2　リチウムは尿細管で分泌される．
3　リチウムは糸球体でろ過されない．
4　リチウムは尿中にほとんどが排泄されるので，その尿中排泄速度は腎血流速度に著しく影響される．
5　この場合，静脈内投与のデータがないので，リチウムの全身クリアランスを求めることはできない．

薬剤師国試（80 回）

[解答] 1

[解説] 炭酸リチウムは血漿たん白と結合せず，代謝も受けず，腎を通して排泄される．リチウムの全身クリアランスは，F（バイオアベイラビリティ）= 100％ であるので，F = 1 となる．

$$CL_{tot} = \frac{F \cdot D}{AUC} \tag{25'}$$

$$= \frac{5.4}{0.18} = 30 〔mL/min〕$$

また，リチウムの腎クリアランスは

$$CL_r = \frac{X_u^\infty}{AUC} \tag{64}$$

$$= \frac{5.0}{0.18} = 27.8 〔mL/min〕$$

である．ここで X_u は尿中累積総排泄量〔mEq〕である．

1. 正しい．クレアチニンクリアランスは糸球体ろ過速度（GFR）に等しく，腎クリアランス値より大きいため，糸球体ろ過を受けたリチウムは尿細管より再吸収される．
2. 誤り．尿細管分泌があるかどうかは問題文のデータでは不明である．

3. 誤り．クレアチニンクリアランス値から糸球体ろ過を受けないと断言できない．
4. 誤り．リチウムの腎クリアランス〔27.8 mL/min〕は腎血流速度〔1000 mL/min〕に比べて著しく小さいので，腎血流速度に影響されることはない．
5. 誤り．バイオアベイラビリティは100%であるのでF = 1 となる．CL_{tot} は式(25′)から求められる．

$$CL_{tot} = \frac{F \cdot D}{AUC} \quad (25')$$

$$= 30 \text{〔mL/min〕}$$

例題 127 次の図は，線形1-コンパートメントモデルに従う分布容積の等しい薬物 A，B について，静脈内投与後の尿中排泄速度の対数を時間に対して目盛ったものである．次の記述のうち正しいものはどれか．

1　尿中排泄速度定数は A＞B である．
2　全身クリアランスは A＞B である．
3　腎クリアランスは B＞A である．
4　代謝速度定数は A＞B である．
5　吸収速度定数は B＞A である．

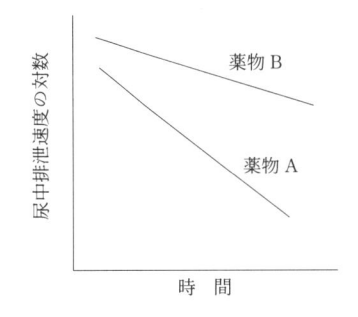

薬剤師国試（80回，84回）

[解答] 2

[解説] 1. 誤り．尿中排泄速度定数 k_u は式(59)を表した問のグラフの直線を y 軸に外挿することにより，その切片の大小から求められ，投与量 (X_0) が同じかどうか不明であるが，もし同じとすると k_u に関して A＜B である．

$$\log\left(\frac{dX_u}{dt}\right) = -\frac{k_e}{2.303} t + \log k_u X_0 \quad (59)$$

また，消失速度定数 k_e は直線の勾配（傾き）$-\frac{k_e}{2.303}$ から得られ A＞B である．

2. 正しい．式(30)において V_d は等しいので

$$CL_{tot} = k_e \cdot V_d \quad (30)$$

k_e に関して勾配より A＞B であり，したがって

CL_{tot} に関しても A ＞ B である．
3. 誤り．腎クリアランス（$k_{ex} \cdot V_d$）は切片が明確でないので正確に比較できない．
4. 誤り．代謝速度定数の情報がなくこのデータからだけでは比較できない．グラフとは関係ない．
5. 誤り．このデータからだけでは比較できない．吸収速度定数は静注データと経口投与データを比較しなければならない．

例題 128　1-コンパートメントモデルで解析でき，かつ，その血漿中半減期が 6 時間の薬物がある．この薬物を繰り返し経口投与して血漿中薬物濃度が定常状態に達したとき，未変化体の尿中排泄速度は 0.5〔mg/hr〕であった．このときの体内薬物量〔mg〕として最も近い値はどれか．

ただし，この薬物の消化管からの吸収は完全で，未変化体，代謝物ともすべて尿中に排出され，かつ，未変化体の尿中排泄率を 80％ とする．また，ln 2 = 0.693 とする．

1　1　　2　2　　3　3　　4　4　　5　5
薬剤師国試（77 回）

[解答]　5

[解説]　未変化体の尿中排泄率が 80％ であるので，全体の消失速度定数 k_e の 80％ が尿中(腎)排泄速度定数となる．式（3）に代入して k_u を求める．

$$k_u = k_e \times \frac{未変化体の尿中総排泄量}{投与量} \quad (3)$$

$$k_u = k_e \times 0.8$$
$$= \frac{0.693}{t_{1/2}} \times 0.8$$
$$= \frac{0.693}{6〔hr〕} \times 0.8$$
$$= 0.0924 〔hr^{-1}〕$$

体内薬物量 X〔mg〕は式(56)を変形した下式に各値を代入して求める．

$$\frac{dX_u}{dt} = k_u X \quad (56)$$

$$\therefore X = \frac{dX_u}{dt} \times \frac{1}{k_u}$$
$$= 0.5 〔mg/hr〕 \times \frac{1}{0.0924〔hr^{-1}〕}$$
$$= 5.4 〔mg〕$$

例題 129　未変化体，代謝物ともすべて腎臓から排泄される薬物がある．この薬物 250 mg

を急速に静注した後，経時的に採尿し，尿中に排泄された総薬物量（未変化体 + 代謝物）を測定し，次のデータを得た．

A　尿中総排泄量
　　未変化体　200 mg
　　代謝物　　50 mg（未変化体に換算した量）

B　log（200 mg − 各時間までの未変化体累積排泄量）を時間〔hr〕に対してプロットして得られた直線の勾配の大きさ 0.30〔hr^{-1}〕

未変化体の腎排泄速度定数〔hr^{-1}〕として最も妥当なものはどれか．

ただし，$\log e = 0.434$ とする．

1　0.39　　**2**　0.42　　**3**　0.55
4　0.69　　**5**　0.75

薬剤師国試（77回）

式(61)を移項した式(61′)から腎（尿中）排泄速度定数 k_u は

$$k_u = k_e \times \frac{X_u^\infty}{X_0} \tag{61′}$$

$$= 0.69〔\text{hr}^{-1}〕\times \frac{200〔\text{mg}〕}{250〔\text{mg}〕}$$

$$= 0.55〔\text{hr}^{-1}〕$$

となる．

[解答]　3

[解説]　式(59)の片対数グラフから得られた直線の勾配から k_e を求める．

$$\frac{k_e}{2.303} = 0.30〔\text{hr}^{-1}〕$$

$$k_e = 2.303 \times 0.30〔\text{hr}^{-1}〕$$

$$\fallingdotseq 0.691〔\text{hr}^{-1}〕$$

6 点滴静注（定速注入）

薬物を点滴にて一定速度で静脈内に投与（定速注入）する**点滴静注**（intravenous infusion）では，吸収は0次速度過程，いいかえれば吸収速度は吸収部位の薬物濃度に関係なく一定であると仮定する．いま循環血中に入った薬物の体内動態に関して1-コンパートメントモデルが適用できるとすると，薬物の注入速度（Rate of infusion）をR_{inf}[*8]，消失速度定数をk_eとすると，体内薬物量Xの変化する速度は式(65)で表すことができる．

$$\frac{dX}{dt} = R_{inf} - k_e \cdot X \tag{65}$$

点滴静注開始t時間後の体内薬物量Xは式(65)を積分して式(66)で与えられる．

$$X = \frac{R_{inf}}{k_e}(1 - e^{-k_e t}) \tag{66}$$

また，点滴静注開始t時間後の血中薬物濃度Cは，式(66)に式(10)を代入し，両辺を分布容積V_dで除すと得られる．

$$X = V_d \cdot C \tag{10}$$

$$C = \frac{R_{inf}}{k_e \cdot V_d}(1 - e^{-k_e t}) \tag{67}$$

式(67)は薬物を点滴静注により投与を行う場合の血中濃度の時間的推移を表す式である．

点滴静注を続けると，注入速度と消失速度が等しくなり，やがて血中薬物濃度が一定となる．このような状態を**定常状態**（steady state）といい，その血中薬物濃度をC_{ss}で表す．点滴時間が経過する[*9]につれて（$t \to \infty$）対数項は0に近づき（($e^{-k_e t}$）≃ 括弧の中は0となって定常状態に達するのでC_{ss}は式(67)から式(68)となる．

$$C_{ss} = \frac{R_{inf}}{k_e \cdot V_d} = \frac{R_{inf}}{CL_{tot}} \tag{68}$$

式(68)は式(19)，式(30)を用いてそれぞれ変形すると，式(69)，式(70)が得られる．

$$k_e = \frac{0.693}{t_{1/2}} \tag{19}$$

$$C_{ss} = \frac{R_{inf}}{\frac{0.693}{t_{1/2}} \times V_d} \tag{69}$$

$$CL_{tot} = k_e \cdot V_d \tag{30}$$

$$C_{ss} = \frac{R_{inf}}{CL_{tot}} \tag{70}$$

[*8] 薬物の注入速度はR_{inf}の代りにk_0を用いることもある．

[*9] 実際は$t_{1/2}$の5倍の時間が経過した時点で（$1 - e^{-k_e t}$）＝ $\{1 - (0.5)^5\}$ ≒ 0.97となるので定常状態に近くなる．

また式(70)から定常状態の濃度 C_{ss} は全身クリアランス CL_{tot} がわかれば，点滴静注速度から予測できる．式(70)は式(71)

$$R_{inf} = C_{ss} \cdot CL_{tot} \tag{71}$$

となる．式(71)には時間に関する項が含まれていないため，R_{inf} を大きくすると C_{ss} は高くなるが，定常状態に達するまでの時間は短縮されない．

血中濃度が定常状態に達した後，点滴静注を停止すると，その後の血中薬物濃度の時間的な推移を表す式(72)は式(14)の C_0 を C_{ss} にすれば求められる．

$$C = C_0 \cdot e^{-k_e t} \tag{14}$$

$$C = C_{ss} \cdot e^{-k_e t'}$$

$$= \frac{R_{inf}}{k_e \cdot V_d} \cdot e^{-k_e t'} \tag{72}$$

ここで，t' は点滴静注停止後の経過時間である．

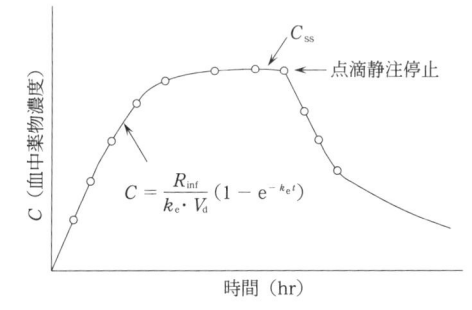

図5 点滴静注時の血中薬物濃度の時間的変化

例題130 薬物を定速で点滴静注したときの血中薬物濃度の時間推移が次式で表されるとき，次式に関する記述の正誤について，正しい組合せはどれか．

$$C = \frac{R_{inf}}{k_e \cdot V_d}(1 - e^{-k_e t}) \tag{67}$$

ただし，R_{inf}：点滴速度，k_e：血中からの薬物消失速度定数，V_d：分布容積，C：血中薬物濃度，t：時間

a k_e，V_d が一定のとき定常状態における血中薬物濃度は，点滴速度に比例する．

b 血中薬物濃度が近似的に定常状態に達する時間は，半減期の長い薬物ほど長時間を要する．

c k_e，V_d が一定のとき定常状態における血中薬物濃度は，点滴速度には無関係に一定である．

	a	b	c
1	正	正	誤
2	正	誤	誤
3	誤	正	誤
4	誤	誤	正
5	誤	正	正

薬剤師国試（74回，改）

解答 1

解説 定常状態では式(67)の $e^{-k_e t}$ は0に収斂す

るため，定常状態の血中薬物濃度 C_{ss} は

$$C_{ss} = \frac{R_{inf}}{k_e V_d} \tag{68}$$

ただし，k_e は

$$k_e = \frac{0.693}{t_{1/2}} \tag{19}$$

であるから，この値を式(68)に代入すると

$$C_{ss} = \frac{R_{inf}}{\frac{0.693}{t_{1/2}} \times V_d} \tag{69}$$

で表される．したがって式(67)から式(69)が導ける．

a　正しい．k_e，V_d が一定ならば，定常状態では式(68)より C_{ss} は R_{inf} に比例する．

b　正しい．R_{inf}，V_d が一定のとき，点滴静注に影響する因子は

	定常状態に達する時間	定常状態における濃度
薬物の k_e が大 （$t_{1/2}$ が小）	短い	小さい
薬物の k_e が小 （$t_{1/2}$ が大）	長い	大きい

となる．C_{ss} に達する時間は薬物の半減期に依存する．

c　誤り．a の記述に矛盾するので誤り．

例題131　体重 60 kg の上気道炎患者に塩酸セフメノキシムを 1 g/hr の速度で定速静脈内投与した．この抗生剤の生物学的半減期が 1 時間であり，分布容積が 0.25 L/kg であるとき，定常状態における血漿中薬物濃度〔μg/mL〕に近い値は次のどれか．ただし，$\log_e 2 = 0.69$ であり，この薬物の動態は線形 1-コンパートメントモデルに従うものとする．

1　45　　**2**　60　　**3**　100　　**4**　150　　**5**　200

薬剤師国試（80回）

[解答]　3

[解説]　定常状態における血漿中薬物濃度〔μg/mL〕は式(69)に各値を代入して求める．

$$C_{ss} = \frac{R_{inf}}{\frac{0.69}{t_{1/2}} \times V_d} \tag{69}$$

$$= \frac{1 \times 1000 \,[\mathrm{mg/hr}]}{\frac{0.69}{1}\,[\mathrm{hr}^{-1}] \times 0.25 \times 60\,[\mathrm{L}]}$$

$$= 96.6 \,[\mathrm{mg/L}]$$

$$= 96.6 \,[\mu\mathrm{g/mL}]$$

なお，〔μg/mL〕は分子・分母に 1000 を掛けると〔mg/L〕になる．

例題 132 線形 1 -コンパートメントモデルで説明可能な薬物の定速静注投与に関する次の記述のうち，**誤っているもの**はどれか．

1　注入速度が消失速度に等しくなったとき薬物の血中濃度は定常状態となる．
2　定常状態の血中薬物濃度は，注入速度とその薬物の全身クリアランスによって決まる．
3　生物学的半減期の長い薬物では，血中薬物濃度が定常状態に達するまでに長時間かかる．
4　注入を中止した後の血中薬物濃度の半減期は，注入中止時の血中薬物濃度が高いほうが長い．
5　早く治療濃度に到達させるためになされる急速静注による負荷投与の量は，体内からの一次消失速度定数と注入速度から求められる．

薬剤師国試（76 回）

[解 答]　4

[解 説]　1　正しい．
2　正しい．式(70)より正しい．

$$C_{ss} = \frac{R_{inf}}{CL_{tot}} \quad (70)$$

3　正しい．例題 130 解説 b 参照．

4　誤り．線形 1 -コンパートメントモデルでは，血中薬物濃度の大きさに関係なく，半減期は一定である．

5　正しい．負荷投与量 $= \dfrac{注入速度}{消失速度定数}$

例題 133　薬物の静脈内定速注入に関する次の記述のうち，**誤っているものの組合せ**はどれか．ただし，薬物は体内で線形コンパートメントモデルに従うものとする．

a　注入速度が大きいほど，薬物の血中濃度は速やかに定常状態に達する．
b　注入速度と，そのときの定常状態の薬物の血中濃度は比例関係にある．
c　注入速度をそのときの定常状態の薬物の血中濃度で割れば，薬物の全身クリアランスが求められる．
d　定常状態では薬物の血中濃度は一定になるので，一次速度モデルは成立しなくなる．
e　定常状態では薬物の注入速度と消失速度とは等しい．

1　(a, b)　2　(a, d)　3　(b, c)
4　(b, d)　5　(d, e)

薬剤師国試（78 回）

[解答] 2

[解説]
a 誤り．点滴静注開始後の血中薬物濃度の推移は式(65)，式(67)より計算すると

時間	C_{ss} に対する割合
$t_{1/2}$	50%
$t_{1/2} \times 4$	94%
$t_{1/2} \times 5$	97%
$t_{1/2} \times 6$	98%
$t_{1/2} \times 7$	99%

となり，一定速度で点滴静注すると，C_{ss} になるまでの時間は静注速度（静注薬物量）には依存せず，薬物の半減期に依存し，定常状態に達するには半減期の7〜8倍の時間を必要とする．

b 正しい．式(70)参照　　$C_{ss} = \dfrac{R_{inf}}{CL_{tot}}$　　(70)

c 正しい．式(70)参照

d 誤り．消失速度は，一次速度モデルに依存しており，定常状態では薬物の点滴速度と消失速度が等しくなり，一定値（C_{ss}）となる．

e 正しい．

例題134 アミノフィリン注射液（テオフィリンとして250〔mg〕を含有）をまず急速静注で与え，その後直ちにテオフィリンとして10〔mg/hr〕の速度で静脈内定速注入を行い，下表の血清中濃度測定値を得た．テオフィリンは線形1-コンパートメントモデルに従うものと仮定し，次の各問に答えよ．

時間〔hr〕	0.1	5	20	40	50
濃度〔μg/mL〕	9.9	7.6	4.8	4.1	4.0

問1 テオフィリンの分布容積〔L〕として最も近い値は次のどれか．

1 15　**2** 20　**3** 25　**4** 30　**5** 35

問2 テオフィリンのクリアランス〔L/hr〕として，最も近い値は次のどれか．

1 1.0　**2** 1.5　**3** 2.0　**4** 2.5　**5** 3.0

薬剤師国試（81回）

[解答] 問1−3，問2−4
[解説] 問1　式(11)に各値を代入して求める．

$$V_d = \dfrac{D}{C_0} \quad (11)$$

$$= \dfrac{250〔mg〕}{10〔mg/L〕}$$

$$= 25〔L〕$$

0.1 hr は最終50 hr より考えると，限りなく 0 時間後の血中薬物濃度 C_0 に近いので，$C_0 = 9.9$ 〔μg/mL〕≒ 10 〔mg/L〕として上式に代入した．

問2　データより静脈内定速注入速度（点滴静注速度）R_{inf} は

$$R_{inf} = 10 \text{〔mg/hr〕}$$

定常状態におけるテオフィリンの血清中濃度は

$$C_{ss} = 4.0 \text{〔μg/mL〕} = 4.0 \text{〔mg/L〕}$$

であると表より判断できる．

したがって，式(70′) に各値を代入すると求められる．

$$CL_{tot} = \frac{R_{inf}}{C_{ss}} \qquad (70')$$

$$= \frac{10 \text{〔mg/hr〕}}{4.0 \text{〔mg/L〕}} = 2.5 \text{〔L/hr〕}$$

例題 135　生物学的半減期 3 時間の薬物を，注入速度100〔mg/hr〕で点滴静注したとき定常状態の血漿中薬物濃度として 20〔μg/mL〕が得られた．分布容積〔L〕として最も近い値はどれか．

1 22　**2** 32　**3** 42　**4** 52　**5** 62

薬剤師国試（72 回）

〔解 答〕 1

〔解 説〕 式(68)より誘導された式(73)を用いて解く．

$$V_d = \frac{R_{inf}}{k_e \cdot C_{ss}} \qquad (73)$$

$R_{inf} = 100$〔mg/hr〕,

$C_{ss} = 20$〔μg/mL〕 = 20〔mg/L〕

$k_e = \dfrac{0.693}{t_{1/2}} = \dfrac{0.693}{3 \text{〔hr〕}}$ を式(73)に代入して求める．

$$V_d = \frac{100}{\dfrac{0.693}{3} \times 20} = 21.6 \text{〔L〕}$$

例題 136　体重 70 kg の心筋梗塞の患者に，リドカイン 200〔mg〕をリンゲル液 500〔mL〕に溶解した注射液を点滴静注した．リドカイン 4〔μg/mL〕の血中濃度を得るための静注速度〔mL/min〕は次のどれか．ただしリドカインの全身クリアランスは10〔mL/min/kg〕である．

1 7　**2** 10　**3** 14　**4** 17　**5** 20

薬剤師国試（72 回）

〔解 答〕 1

〔解 説〕 式(71)に各値を代入して求める．

$$R_{inf} = C_{ss} \cdot CL_{tot} \qquad (71)$$

第8章 薬物速度論

$$= 4 \,[\mu g/mL] \times 10 \,[mL/min/kg] \\ \times 70 \,[kg]$$
$$= 2800 \,[\mu g/min]$$
$$= 2.8 \,[mg/min]$$

リドカイン注射液の濃度は $400\,[\mu g/mL] = 0.4\,[mg/mL]$ なので，R_{inf} をこの濃度で割れば求められる．

$$R_{inf} = \frac{2.8\,[mg/min]}{0.4\,[mg/L]} = 7\,[mL/min]$$

例題 137 全身クリアランスが $100\,[L/hr]$ で，体内動態が線形1-コンパートメントモデルで表される薬物を，静脈内に点滴注入した場合，定常状態において，血中薬物濃度を $1\,[\mu g/mL]$ に維持するためには，注入速度をどの値 $[mg/hr]$ に設定すればよいか．

1　0.1　　2　4.3　　3　69.3
4　100.0　5　230.0

薬剤師国試（73回）

[解 答] 4

[解 説] 式(71)に各値を代入して求める．

$$R_{inf} = C_{ss} \cdot CL_{tot} \quad (71)$$

$$= 1\,[mg/L] \times 100\,[L/hr]$$
$$= 100\,[mg/hr]$$

なお，$1\,[\mu g/mL]$ は分子・分母を1000倍すると $1\,[mg/L]$ となる．

例題 138 体重 60 kg の患者に生物学的半減期2時間の抗生物質を点滴静注し，血中薬物濃度を $5\,[\mu g/mL]$ に保ちたい．点滴速度は次のどれか．ただし，分布容積は，$0.5\,[L/kg]$，$\log_e 2 = 0.693$ として計算せよ．

1　5 mg/hr　　2　26 mg/hr　　3　52 mg/hr
4　75 mg/hr　　5　104 mg/hr

薬剤師国試（75回）

[解 答] 3

[解 説] 式(69)から式(74)が得られる．この式に各値を代入して求める．

$$C_{ss} = \frac{R_{inf}}{\frac{0.693}{t_{1/2}} \times V_d} \quad (69)$$

$$\therefore R_{inf} = C_{ss} \times V_d \times \frac{0.693}{t_{1/2}} \quad (74)$$

$$= 5\,[mg/L] \times 0.5\,[L/kg]$$

$$\times 60 \,[\text{kg}] \times \frac{0.693}{2\,[\text{hr}]}$$

$$\fallingdotseq 52.0 \,[\text{mg/hr}]$$

例題 139 代謝を受けず尿中にのみ（糸球体ろ過により）排泄される薬物を，クレアチニンクリアランスが 40〔mL/min〕の腎疾患患者に投与したい．血中薬物濃度を 10〔μg/mL〕にするために必要な点滴速度〔mg/hr〕はどれか．ただし，健常人のクレアチニンクリアランスは 120〔mL/min〕であり，健常人に 200〔mg〕を投与した時の AUC は 2.0〔mg・min/mL〕とする．また，患者と健常人の体重は等しいものとする．
1 0.3　**2** 0.6　**3** 3.3　**4** 20　**5** 60

薬剤師国試（77 回）

[解答] 4

[解説] 健常人の全身クリアランス CL_tot は式(25)より

$$CL_\text{tot} = \frac{D}{\text{AUC}} \quad (25)$$

$$= \frac{200\,[\text{mg}]}{2.0\,[\text{mg}\cdot\text{min/L}]} = 100\,[\text{mL/min}]$$

この腎不全患者のクレアチニンクリアランス値（40 mL/min）が健常人のクレアチニンクリアランス値（120 mL/min）の 1/3 であることから，この患者の CL_tot も，健常人の CL_tot の 1/3 であると推定される．したがって，

$$CL_\text{tot}（患者） = CL_\text{tot}（健） \times \frac{1}{3}$$

$$= 100 \times \frac{1}{3}$$

$$= 33.3\,(\text{mL/min})$$

よって式(71)より

$$R_\text{inf} = C_\text{ss} \cdot CL_\text{tot} \quad (71)$$

$$= 10\,[\mu\text{g/mL}] \times 33.3\,[\text{mL/min}]$$

$$= 333\,[\mu\text{g/min}]$$

$$= 0.333\,[\text{mg/min}]$$

$$\fallingdotseq 20\,[\text{mg/hr}]$$

〔別解〕

定常状態における血中薬物濃度 C_ss を 10〔μg/mL〕に保つために必要な健常人の点滴速度 R_inf は式(71)より

$$R_\text{inf} = C_\text{ss} \cdot CL_\text{tot} \quad (71)$$

$$= 10\,[\mu\text{g/mL}] \times 100\,[\text{mL/min}]$$

$$= 1\,[\text{mg/min}]$$

この患者の腎機能は健常人の 1/3 であるので点滴速

度も 1/3 にする必要がある．したがって

$$R_{\text{inf}} = 1 \,[\text{mg/min}] \times \frac{1}{3}$$
$$= 0.333 \,[\text{mg/min}]$$
$$\fallingdotseq 20 \,[\text{mg/hr}]$$

例題 140 60 歳，男性，体重 55 kg の心不全患者において定常状態のジゴキシンの平均血清中濃度を 1 [ng/mL] に保つためのジゴキシン散剤の維持量 [mg/day] として，最も近い処方量 [mg/day] は次のどれか．

ただし，ジゴキシンの全身クリアランスを 150 [mL/hr/kg]，ジゴキシン散剤のバイオアベイラビリティを 70 [%] とする．

1 0.3　**2** 0.4　**3** 0.7　**4** 3.0　**5** 4.0

薬剤師国試（81 回）

[解答] 1

[解説] 本問はまず点滴静注として R_{inf} [mg/day] を求める．式(71)に各値を代入すると

$$R_{\text{inf}} = C_{\text{ss}} \cdot CL_{\text{tot}} \tag{71}$$
$$= 1 \,[\text{ng/mL}] \times 24 \,[\text{hr}]$$
$$\times 150 \,[\text{mL/hr/kg}] \times 55 \,[\text{kg}]$$

第 8 章　薬物速度論

$$= 198{,}000 \,[\text{ng/day}]$$
$$= 0.198 \,[\text{mg/day}]$$

となる．しかし散剤のバイオアベイラビリティは 70% であるのでジゴキシン散剤の維持量 x [mg/day] は

$$x : 1.0 = 0.198 : 0.7$$
$$x = \frac{0.198}{0.7} = 0.283 \,[\text{mg/day}]$$
$$\fallingdotseq 0.3 \,[\text{mg/day}]$$

となる．

例題 141 ある患者にある薬物を 30 [mg/hr] の速度で持続注入をおこない，定常状態の血漿中薬物濃度が 12 [mg/L]，尿中排泄速度が 20 [mg/hr] という結果を得た．この薬物が肝と腎からのみ排泄されるとすると，この薬物の肝クリアランス [L/hr] に最も近い数値は次のどれか．

1 0.3　**2** 0.8　**3** 1.7　**4** 2.5　**5** 4.2

薬剤師国試（77 回）

[解答] 2

[解説] 点滴静注における式(70)を変形した式(75)を用いて全身クリアランス CL_{tot} を求める．

$$CL_{tot} = \frac{R_{inf}}{C_{ss}} \qquad (75)$$

$$= \frac{30 \text{[mg/hr]}}{12 \text{[mg/L]}} = 2.5 \text{ [L/hr]}$$

尿中排泄速度 dX_u/dt は腎クリアランス CL_r とそのとき（定常状態）の血中薬物濃度（血漿中薬物濃度）C_{ss} の積として与えられるので，CL_r は

$$\frac{dX_u}{dt} = CL_r \cdot C_{ss} \qquad (76)$$

$$\therefore CL_r = \frac{dX_u/dt}{C_{ss}} \qquad (77)$$

$$= \frac{20 \text{[mg/hr]}}{12 \text{[mg/L]}} = 1.7 \text{ [L/hr]}$$

となる．したがって肝クリアランス CL_h は

$$CL_h = CL_{tot} - CL_r$$
$$= 2.5 - 1.7$$
$$= 0.8 \text{ [L/hr]}$$

例題 142 次の表に，3人のぜん息患者にアミノフィリン 0.80〔mg/kg/hr〕（テオフィリンとして 0.64〔mg/kg/hr〕の速度で静脈内定速注入中に得られたテオフィリンの血中濃度測定値と推定全身クリアランス値を示す．いずれの患者の分布容積も 0.5〔L/kg〕として，血中濃度に関する解釈の正誤について，正しい組合せはどれか．なお，テオフィリンの平均的クリアランスを示す患者の場合，アミノフィリン 0.80〔mg/kg/hr〕の投与速度で，血中テオフィリン濃度として治療濃度域 10〜20〔mg/L〕内の〔16 mg/L〕が得られる．

患者	採血時間(hr)（点滴開始からの時間）	血中濃度測定値〔mg/L〕	推定全身クリアランス〔L/hr/kg〕
A	3	3.5	0.031
B	16	18	0.016
C	30	6	0.107

a 患者 A の投与速度は上げるべきである．
b 患者 B の投与速度はこのままで継続すべきである．
c 患者 C の投与速度は上げるべきである．

	a	b	c
1	誤	誤	正
2	誤	正	正
3	正	誤	正
4	正	誤	誤
5	正	正	正
6	誤	誤	誤

薬剤師国試（82回）

[解答] 1

[解説] アミノフィリンはテオフィリンを可溶化するため，エチレンジアミンを用いて水溶性複塩とした

ものである．主薬はテオフィリンであるので，テオフィリンの点滴速度 $R_{\text{inf}} = 0.64\,\text{mg/kg/hr}$ を用いて以下の計算をする．

患者 A，B，C の定常状態における推定平均血中テオフィリン濃度 C_{ss}，消失速度定数 k_e，生物学的半減期 $t_{1/2}$ を式(70)，式(29)，式(18)を用いて求めると次のようになる．

$$C_{\text{ss}} = \frac{R_{\text{inf}}}{CL_{\text{tot}}} \tag{70}$$

患者 A : $C_{\text{ss}} = \dfrac{0.64}{0.031} = 20.6\,\text{[mg/L]}$

B : $C_{\text{ss}} = \dfrac{0.64}{0.016} = 40.0\,\text{[mg/L]}$

C : $C_{\text{ss}} = \dfrac{0.64}{0.107} = 6.0\,\text{[mg/L]}$

$$k_e = \frac{CL_{\text{tot}}}{V_d} \tag{29}$$

患者 A : $k_e = \dfrac{0.031}{0.5} = 0.062\,\text{[hr}^{-1}\text{]}$

B : $k_e = \dfrac{0.016}{0.5} = 0.032\,\text{[hr}^{-1}\text{]}$

C : $k_e = \dfrac{0.107}{0.5} = 0.214\,\text{[hr}^{-1}\text{]}$

$$t_{1/2} = \frac{0.693}{k_e} \tag{18}$$

患者 A : $t_{1/2} = \dfrac{0.693}{0.062} = 11.2\,\text{[hr]}$

B : $t_{1/2} = \dfrac{0.693}{0.032} = 21.7\,\text{[hr]}$

C : $t_{1/2} = \dfrac{0.693}{0.214} = 3.2\,\text{[hr]}$

a 誤り．患者 A では，採血時(3 hr)では 3.5 mg/L であるが上昇過程にあり，このまま点滴を継続すると，半減期(11.2 hr)の 4～5 倍時間後には定常状態(20.6 mg/L)に達するので，このまま継続するか，投与速度を若干下げる必要がある．

b 誤り．患者 B ではこのまま点滴を継続すると C_{ss} = 40 [mg/L] となり大幅に治療濃度域を越えるため，投与速度を下げる必要がある．

c 正しい．患者 C では，C_{ss} = 6.0 [mg/L] では治療濃度域に達しないので投与速度を上げる必要がある．もし定速注入速度を 2.5 倍にすると

$$C_{\text{ss}} = \frac{R_{\text{inf}}}{CL_{\text{tot}}} \tag{70}$$

$$\frac{0.64 \times 2.5}{0.107} = 15.0\,\text{[mg/L]}$$

となり，ちょうどよくなる．

例題143 第Ⅰ欄の文章の □ に入れるべき語句を第Ⅱ欄より選べ．

第Ⅰ欄

循環器疾患治療薬である塩酸ベラパミルは，肝固有クリアランス 85〔L/min〕，血漿たん白結合率 90% の薬物である．この薬物を 5.0〔mg/hr〕で点滴静注した場合，定常状態の平均血漿中濃度は 問1 を示す．また，うっ血性心不全合併のために肝血流量が 2/3 に低下した場合，同じ平均血漿中濃度を維持するには，点滴静注速度を 問2 に変更する必要がある．ただし，健常人の肝血流量は 1.5〔L/min〕で，ベラパミルの全血中/血漿中濃度比は 1 である．

第Ⅱ欄

問1　1　0.65 ng/mL　　2　6.5 ng/mL
　　　3　65 ng/mL　　　4　650 ng/mL
　　　5　6.5 μg/mL　　　6　65 μg/mL

問2　1　0.35 mg/hr　　2　0.75 mg/hr
　　　3　1.5 mg/hr　　　4　3.5 mg/hr
　　　5　5.0 mg/hr　　　6　7.5 mg/hr

薬剤師国試（83回）

[解答] 問1 — 3，問2 — 4

[解説] 問1　塩酸ベラパミルは尿中排泄率が 3% 以下でほとんど肝で代謝され消失する．したがって，肝クリアランス CL_h は全身クリアランス CL_{tot} とほぼ等しくなる．まず，式(49)に各値を代入して CL_h を求める．

$$CL_h = \frac{Q_h \cdot f \cdot CL_{int}}{Q_h + f \cdot CL_{int}} \tag{49}$$

$$= \frac{1.5 \times 0.1 \times 85}{1.5 + 0.1 \times 85}$$

$$= 76.5 \ \text{〔L/hr〕}$$

$$\therefore CL_{tot} \fallingdotseq CL_h = 76.5 \ \text{〔L/hr〕}$$

薬物を点滴静注したとき，定常状態における血中薬物濃度 C_{ss} は式(70)から

$$C_{ss} = \frac{R_{inf}}{CL_{tot}} \tag{70}$$

$$= \frac{5.0}{76.5} = 0.0654 \ \text{〔mg/L〕}$$

$$= 65.4 \ \text{〔ng/mL〕}$$

問2　うっ血性心不全合併のため，Q_h が 1.5〔L/min〕の 2/3（= 1.0 L/min）になったので，式(49)に代入して

$$CL_h = \frac{1.0 \times 0.1 \times 85}{1.0 + 0.1 \times 85}$$

$$= 0.895 \ \text{〔L/min〕}$$

$$= 53.7 \ \text{〔L/hr〕}$$

式(70)を変形し，各値を代入して点滴速度を求める．

$R_{inf} = C_{ss} \cdot CL_{tot}$

$\phantom{R_{inf}} = 65.4 \times 53.7$

$\phantom{R_{inf}} \fallingdotseq 3.5 \ [mg/hr]$

7 反復投与（繰り返し静注）

例題144 血中消失半減期4時間，分布容積100 L の薬物がある．初回（0時間），2回目（4時間後），3回目（12時間後）に各100 mg を急速静注した．3回目の急速静注直後の血中濃度として最も近い値（ng/mL）は次のうちどれか．なお，この薬物の体内動態は線形1-コンパートメントモデルに従うものとする．

1	400	**2**	700	**3**	1400
4	1750	**5**	3000		

薬剤師国試（82回）

[解答] 3

[解説] 投与直後の濃度（初濃度）は式(11)(154頁参照)より

$$C_0 = \frac{D}{V_d} \qquad (11')$$

$$ = \frac{100 \ [mg]}{100 \ [L]}$$

$$ = 1 \ mg/L = 1000 \ [ng/mL]$$

この薬物の4時間後（半減期4時間）の血中濃度は

$$\frac{C_0}{2} = \frac{1000}{2}$$
$$= 500 \ [\mathrm{ng/mL}]$$

となる．2回目の投与直後の血中濃度（500 + 1000 = 1500 ng/mL）はそれから8時間後（半減期の2倍）は

$$\frac{1500}{2^2} = 375 \ [\mathrm{ng/mL}]$$

となり，3回目の投与直後の血中濃度は

$$375 + 1000 = 1375 \ [\mathrm{ng/mL}]$$

この関係をグラフで示すと，次のようになる．

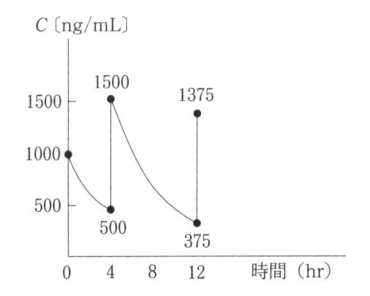

例題145 硫酸ゲンタマイシンを，維持量として 15 mg 静脈内投与して血漿中濃度を上限 3.0 μg/mL，下限 1.5 μg/mL の間に保ちたい．

第8章 薬物速度論

この患者の分布容積は 10.0 l，この薬物の血中からの消失速度定数は 0.231 hr⁻¹ である．この薬物の投与間隔（hr）として最も適切なものはどれか．ただし，ゲンタマイシンは1-コンパートメントモデルに従って血中から消失するものとする．

1 3　　**2** 5　　**3** 6　　**4** 7　　**5** 8

薬剤師国試（77回）

[解答] 1

[解説] 半減期 $t_{1/2}$ は式(18)（156頁参照）より

$$t_{1/2} = \frac{0.693}{k_\mathrm{e}} \qquad (18)$$

$$= \frac{0.693}{0.231} = 3 \ \mathrm{hr}$$

となる．ここで $C_\mathrm{max} = 3.0 \ [\mu\mathrm{g/mL}]$，$C_\mathrm{min} = 1.5 \ [\mu\mathrm{g/mL}]$ にするには 3 hr（半減期）後に 1.5 [μg/mL] だけ血漿中濃度を上昇させればよい．ここで分布容積 $V_\mathrm{d} = 10 \ [\mathrm{L}]$ であるので式(11)を変形した下式(11′)に各値を代入すると

$$C_0 = \frac{D}{V_\mathrm{d}} \qquad (11')$$

$$= \frac{15}{10}$$

$$= 1.5 \ [\mathrm{mg/L}]$$

= 1.5〔µg/mL〕

となる．すなわち，投与間隔 $\tau = 3$ hr で 15 mg 投与すれば，1.5〔µg/mL〕だけ血漿中濃度が上昇し，上限は 3.0〔µg/mL〕となる．

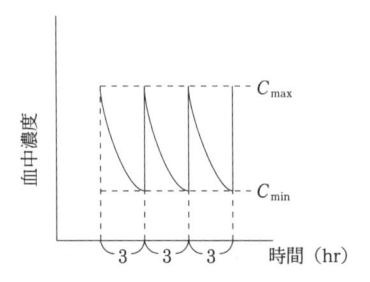

例題146 体内動態が線形 1-コンパートメントモデルに従う薬物 10 mg を患者に単回静脈内投与した．投与直後の血中濃度は 50 ng/mL，半減期は 10 時間であった．この薬物の錠剤を一定の時間間隔で経口投与し，定常状態の平均血中濃度が約 100 ng/mL になるように維持したい．次の投与方法のうちどれが最も適当か．ただし，この薬物の錠剤を経口投与したとき，絶対的 bioavailability（生物学的利用能）は 100% であった．$\ln 2 = 0.693$ とする．

1　8 時間ごとに 5 mg を投与
2　8 時間ごとに 10 mg を投与
3　6 時間ごとに 15 mg を投与
4　12 時間ごとに 5 mg を投与
5　12 時間ごとに 10 mg を投与

薬剤師国試（78 回）

[解答] 2

[解説] 反復投与の場合の定常状態の平均血中濃度 $\overline{C}_{ss}$ は式(78)で与えられる．

$$\overline{C}_{ss} = \frac{F \cdot X_0}{k_e \cdot V_d \cdot \tau} \tag{78}$$

ただし，τ は投与間隔である．絶対的バイオアベイラビリティは 100% であるから F（生体利用率）= 1 である．

10 mg 単回静注のデータより

$$k_e = \frac{0.693}{t_{1/2}} \tag{19}$$

$$= \frac{0.693}{10} = 0.0693 \; [\text{hr}^{-1}]$$

また，分布容積 V_d は

$$V_d = \frac{D}{C_0} \tag{11}$$

$$= \frac{10 \times 10^6 \,[\text{ng}]}{50 \,[\text{ng/mL}]} = 200 \; [\text{L}]$$

これらの値を式(78)に代入して $\overline{C}_{ss}$ を求める.

1 $\overline{C}_{ss} = \dfrac{5}{0.0693 \times 200 \times 8} = 0.045$ 〔mg/L〕

2 $\overline{C}_{ss} = \dfrac{10}{0.0693 \times 200 \times 8} = 0.09$ 〔mg/L〕

3 $\overline{C}_{ss} = \dfrac{15}{0.0693 \times 200 \times 6} = 0.18$ 〔mg/L〕

4 $\overline{C}_{ss} = \dfrac{5}{0.0693 \times 200 \times 12} = 0.03$ 〔mg/L〕

5 $\overline{C}_{ss} = \dfrac{10}{0.0693 \times 200 \times 12} = 0.06$ 〔mg/L〕

ここで
$\overline{C}_{ss} = 100$ 〔ng/mL〕 $= 0.1$ 〔mg/L〕にする条件を満足するのは 2 である.

例題 147 ゲンタマイシンは主として腎より未変化体として排泄されるので，その全身クリアランス（CL；mL/min）は患者の腎機能により変動し，次の式で表される.

$CL = 7 + 0.8 \times$（患者のクレアチニンクリアランス）

腎機能の正常な患者に対して，硫酸ゲンタマイシンを1日当たり120 mg を2回に分けて筋注するとき，有効な治療効果が期待できる．クレアチニンクリアランス 65 mL/min の患者に対する投与法として最も適切なものはどれか．ただし，クレアチニンクリアランスの正常値を 100 mL/min とし，硫酸ゲンタマイシン注射液はそれぞれ 10 mg, 40 mg, 60 mg 含有のアンプルが用意されているものとする.

1 10 mg × 2 を1日1回　総計 20 mg を筋注
2 10 mg × 2 を1日2回　総計 40 mg を筋注
3 40 mg を1日1回　総計 40 mg を筋注
4 40 mg を1日2回　総計 80 mg を筋注
5 60 mg を1日1回　総計 60 mg を筋注

薬剤師国試（79回）

〔解答〕 4

〔解説〕
正常な患者
$CL_{tot} = 7 + 0.8 \times 100 = 87$ 〔mL/min〕
本患者
$CL_{tot} = 7 + 0.8 \times 65 = 59$ 〔mL/min〕
全身クリアランスの減少に応じて投与量を減らせばよい.

$120 \times \dfrac{59}{87} = 81.4$ 〔mg〕

したがって，40 mg を1日2回投与すればよい.

〔別解〕 正常な患者の定常状態における平均血中薬物濃度 $\overline{C}_{ss}$ を式(79)より，F = 1 として求める．

$$\overline{C}_{ss} = \frac{f \cdot X_0}{CL_{tot} \cdot \tau} \tag{79}$$

$$= \frac{1 \times 60 \text{[mg]}}{87 \text{[mL/min]} \times 60 \times 12\text{hr}}$$

$$= 9.58 \text{[mg/mL]}$$

ただし，τ は投与間隔である．

問の各条件を式(78)を用いて計算する．

1 $\overline{C}_{ss} = \dfrac{20}{59 \times 60 \times 24} = 2.35 \times 10^{-4}$ [mg/mL]

2 $\overline{C}_{ss} = \dfrac{20}{59 \times 60 \times 12} = 4.71 \times 10^{-4}$ [mg/mL]

3 $\overline{C}_{ss} = \dfrac{40}{59 \times 60 \times 24} = 4.71 \times 10^{-4}$ [mg/mL]

4 $\overline{C}_{ss} = \dfrac{40}{59 \times 60 \times 12} = 9.42 \times 10^{-4}$ [mg/mL]

5 $\overline{C}_{ss} = \dfrac{60}{59 \times 60 \times 24} = 7.06 \times 10^{-4}$ [mg/mL]

本患者の $\overline{C}_{ss}$ を正常な患者の血中薬物濃度と同じにする条件を満足するのは 4 である．

8 吸収速度

例題 148 下の各図の A は，ある薬剤を単回経口投与した時の血中濃度-時間曲線であり，この場合，薬物は 100% 吸収されるものとする．B はその剤形を変えることで，この薬物の見かけの吸収速度定数が低下した時の血中濃度-時間曲線である．ただし，この薬物の体内動態は 1-コンパートメント線形モデルに従い，剤形を変えても消失速度定数は，変化しないものとする．また，A，B いずれの場合も薬物の投与量は同一であり，吸収速度定数は，消失速度定数よりも大きいものとする．B に関する正しい図はどれか．

第8章 薬物速度論

数が大きくなると，最大血中濃度は上昇する．吸収が速やかなほど，短時間で最高血中濃度に達し，その値も大きい．

図1〜5について説明すると，

1 誤り．Bの吸収速度定数がAの吸収速度定数に比べて低下しているのに，AとBとの間の吸収過程に差が見られないのは誤りである．

2 誤り．投与量が同一で100％吸収されるので，Bの吸収速度定数が低下していても，BのAUCとAのAUCは$AUC_A ≒ AUC_B$になるはずであるが，図は$AUC_B > AUC_A$であるので誤りである．

3 誤り．Bの吸収速度定数が低下しても，吸収の始まりが遅れることはない．

4 誤り．AとBの消失速度定数は変化しないので，消失過程は平行に推移すると考えられ，図4のような極端な変化は考えられない．

5 正しい．経口投与における最高血中濃度に到達する時間 t_{max} は下式で表される．

$$t_{max} = \frac{1}{k_a - k_e} \ln \frac{k_a}{k_e} \qquad (80)$$

ここで k_a は吸収速度定数，k_e は消失速度定数である．この式より k_a が大きいと t_{max} は短くなる．

薬剤師国試（83回）

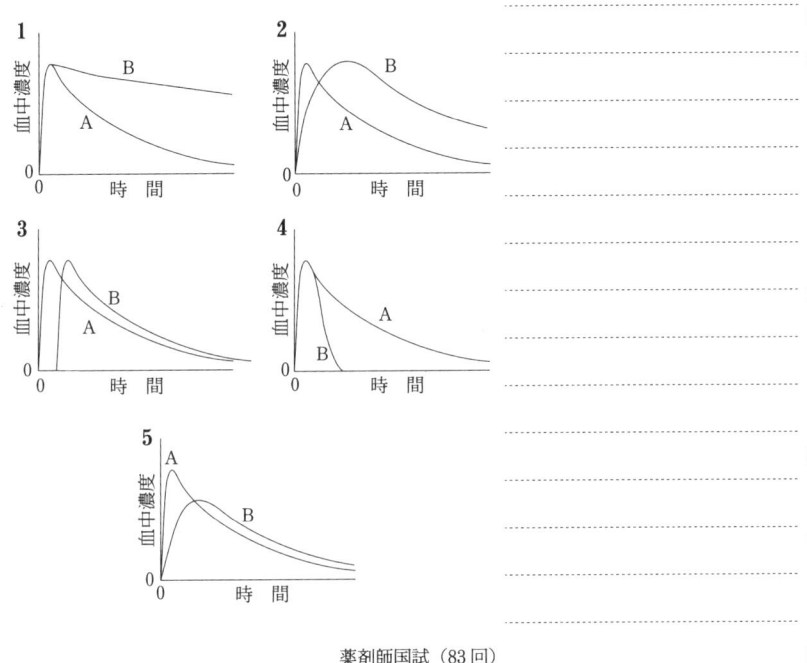

[解答] 5

[解説] 薬物の経口投与後の血中濃度-時間曲線は，その薬物の吸収速度と消失速度により決まり，消失速度定数が同じとき，吸収速度定数が低下すると最大血中濃度に達する時間は遅くなり，最大血中濃度は著しく低下するが，AUCは変わらない．一方消失速度定

⑨ バイオアベイラビリティ

例題 149 ある薬物の 2 つの光学異性体（＋）体と（−）体をそれぞれヒトに 100〔mg〕静脈内投与，あるいは 200〔mg〕経口投与した後の血中濃度を測定し，表に示す結果を得た．ただし，この薬物は肝代謝のみで消失し，体内動態は線形性を示し，生体内で（＋）体と（−）体の相互変換は起こらないものとする．肝血流速度を 100 L/hr として，体内動態の立体選択性に関する次の記述のうち，正しいものの組合せはどれか．

	静脈内投与 (100 mg)		経口投与 (200 mg)	
	（＋）体	（−）体	（＋）体	（−）体
血中濃度-時間曲線下面積〔mg・hr/L〕	10	2.0	9.0	1.0
投与直後の血中濃度〔mg/L〕	1.0	1.0	−	−

a （＋）体の分布容積は，（−）体の 2 倍である．
b （＋）体の血中消失半減期は，（−）体の 5 倍である．
c （＋）体と（−）体のバイオアベイラビリティは，同じである．
d （−）体のバイオアベイラビリティは，25％である．
e （＋）体を経口投与後，門脈血液中には投与量の100％が移行する．

1 (a, b)　　2 (a, e)　　3 (b, c)
4 (b, d)　　5 (c, e)

薬剤師国試（83 回）

[解答] 4

[解説] a 誤り．式(11)に各値を代入して求める．

$$V_d = \frac{D}{C_0} \tag{11}$$

（＋）体：$V_d = \dfrac{100}{1.0} = 100$ 〔L〕

（−）体：$V_d = \dfrac{100}{1.0} = 100$ 〔L〕

　（＋）体と（−）体の V_d は等しい．

b 正しい．式(35)，式(18)から

$$t_{1/2} = \frac{0.693 \times \text{AUC}}{C_0} \quad (81)$$

式(81)に各値を代入して求める

(＋)体：$t_{1/2} = \dfrac{0.693 \times 10}{1.0} = 6.93$ 〔hr〕

(－)体：$t_{1/2} = \dfrac{0.693 \times 2.0}{1.0} = 1.39$ 〔hr〕

$$\frac{6.93}{1.39} \fallingdotseq 5.0$$

c　誤り．静注後得られる AUC に対する被験製剤経口投与後の AUC の比を絶対的バイオアベイラビリティ（BA）とよび，式(82)で与えられる．

絶対的バイオアベイラビリティ(%) =
$$\frac{\text{AUC}_\text{po}/D_\text{po}}{\text{AUC}_\text{iv}/D_\text{iv}} \times 100 \quad (82)$$

添え字の po および iv はそれぞれ経口投与および静注を意味する．式(82)に各値を代入して求める．

(＋)体：$\text{BA}(\%) = \dfrac{9.0/200}{10/100} \times 100 = 45\%$

(－)体：$\text{BA}(\%) = \dfrac{1.0/200}{2.0/100} \times 100 = 25\%$

よって，(＋)体と(－)体の BA は同一でない．

d　正しい．c の解説参照

e　誤り．本問では肝代謝のみで消失するので $CL_\text{tot} = CL_\text{h}$ であるので(＋)体の

$$CL_\text{tot} = CL_\text{h} = \frac{D}{\text{AUC}}$$

$$= \frac{100}{10}$$

$$= 10 \text{〔L/hr〕}$$

肝抽出率 E_h は式(47′)より

$$E = \frac{CL_\text{h}}{Q_\text{h}} \quad (47′)$$

$$= \frac{10}{100} = 0.1$$

(＋)体：BA(%) = 消化管透過率(%) ×
$$(1 - E)$$

であるので

$45 = $ 消化管透過率(%) $\times (1 - 0.1)$

∴消化管透過率(%) = 50%

すなわち，(＋)体は 200〔mg〕経口投与すると，消化管透過率 50% なので 100〔mg〕が門脈血管中に移行，$E_\text{h} = 0.1$ なので 10〔mg〕は肝で除去され，90〔mg〕が全身系に入ったことになる．

例題 150　6-メルカプトプリン 0.8 mmol の内服及び静注後の血漿中濃度の AUC がアロプリノールの併用（100 mg を 1 日 3 回，2 日間内服）により，どう変化したかを表に示した．両

第8章 薬物速度論

薬物とも肝臓での代謝により主に消失する．なお，ヒトの肝血漿流量は約 0.7 L/min である．第Ⅰ欄の（　）の中に入れるべき字句を第Ⅱ欄より選べ．

表　アロプリノール投与による 6-メルカプトプリンの AUC（μM·min）の変化

	アロプリノール 非併用時	アロプリノール 併用時
内服	142	716
静注	1207	1405

第Ⅰ欄
問1　アロプリノール併用により，6-メルカプトプリン内服時のバイオアベイラビリティは約（問1）する．

問2　6-メルカプトプリンの全身クリアランスはアロプリノール併用の有無にかかわらず，約 0.6 L/min を示した．この薬物間相互作用の要因として（問2）が考えられる．

第Ⅱ欄
問1　1　1/3 に減少　　2　1/2 に減少
　　　3　3 倍に増大　　4　4 倍に増大
　　　5　5 倍に増大

問2　1　肝初回通過効果の減少
　　　2　肝代謝酵素の誘導
　　　3　分布容積の減少
　　　4　肝血流量の増加

薬剤師国試（82回）

[解答]　問1—4，問2—1

[解説]　問1　内服時の絶対的バイオアベイラビリティ（%）は，式(82)で与えられる．

$$\mathrm{BA}(\%) = \frac{\mathrm{AUC}_{po}/D_{po}}{\mathrm{AUC}_{iv}/D_{iv}} \times 100 \quad (82)$$

式(82)に各値を代入して求める．

アロプリノール非併用時：

$$\mathrm{BA}(\%) = \frac{142/0.8}{1207/0.8} \times 100 = 11.76\,\%$$

アロプリノール併用時：

$$\mathrm{BA}(\%) = \frac{716/0.8}{1405/0.8} \times 100 = 50.96\,\%$$

$$\therefore \frac{\text{併用時}}{\text{非併用時}} = \frac{50.96}{11.76} = 4.3$$

4.3 倍に増加するから 4 が正解である

問2　アロプリノールと 6-メルカプトプリンは構造が類似し，キサンチンオキシダーゼにより代謝され，不活性化される．

アロプリノール
抗痛風薬

メルカプトプリン
抗悪性腫瘍薬

消化管から吸収された薬物はまず，小腸で代謝され，次いで門脈を経て肝に入り，肝で除去，代謝を受けたのち全身循環血中に到達するが，その間に薬物の量は血液から除去され減ることが多い．この減少効果を**初回通過効果**という．初回通過効果の大きい薬物ほどAUC およびバイオアベイラビリティが小さくなる．本問ではアロプリノール併用により，6-メルカプトプリンの AUC（142 → 716）およびバイオアベイラビリティ（4倍）が大きくなっているので肝初回通過効果の減少が考えられる．また，CL_{tot}（$= kV_d$）の変化が起こっていないことから，分布容積（V_d）の減少はない．

例題 151 次の図は，ヒトにアミトリプチリンの 50 mg 経口投与後及び 25 mg 筋肉内投与後の血漿中のアミトリプチリン濃度及びその活性代謝物ノルトリプチリン濃度の時間推移を示している．次の記述のうち正しいものはどれか．

1 アミトリプチリンの経口投与後のバイオアベイラビリティは筋肉内投与後のバイオアベイラビリティとほぼ等しい．
2 アミトリプチリンの経口投与では肝または消化管における初回通過効果の関与が考えられる．
3 アミトリプチリンを経口投与したときも筋肉内投与したときも，アミトリプチリン血漿中濃度と薬理効果の関係は同じである．
4 ノルトリプチリンの全身クリアランスはアミトリプチリンの投与部位の影響を受けて変化している．
5 血漿中のノルトリプチリン濃度から考えると，アミトリプチリンの経口投与後のバイオアベイラビリティは筋肉内投与後のバイオアベイラビリティより大きい．

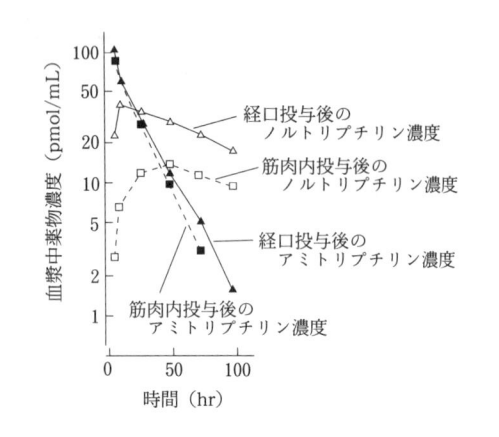

第 8 章 薬物速度論

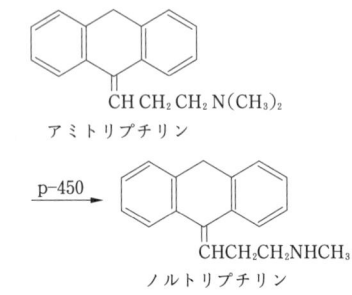

1 誤り．経口および筋肉内投与後のアミトリプチリンの血漿中濃度の時間推移はグラフよりほぼ等しく，AUC もほぼ同じレベルと推定される．絶対的バイオアベイラビリティ（BA）の尺度として AUC が用いられ式(82)で与えられる．

$$BA(\%) = \frac{AUC_{po}/D_{po}}{AUC_{iv}/D_{iv}} \times 100 \qquad (82)$$

$$= \frac{AUC_{po} \times D_{iv}}{AUC_{iv} \times D_{po}} \times 100 \qquad (83)$$

しかし，経口投与（$D_{po} = 50$ mg）の方が筋肉内投与（$D_{iv} = 25$ mg）の 2 倍であるので，式(83)から経口投与の BA は筋肉内投与の 1/2 になる．

2 正しい．経口投与後の方が筋肉内投与後に比べて活性代謝物ノルトリプチリンの血漿中濃度が著しく高い一方，未変化体濃度は経口投与と筋肉内投与であまり差がない．これは経口投与時の吸収過程で，肝または消化管における代謝に起因する初回通過効果の関与が考えられる．

3 誤り．アミトリプチリンの血漿中濃度が同じであっても，活性代謝物ノルトリプチリンの血漿中濃度は経口投与が筋肉内投与に比べ著しく高いので，薬理効果は経口投与の方が高い．アミトリプチリンとノルトリプチリンの効力比が薬理効果に関係する．

4 誤り．ノルトリプチリンの全身クリアランスはア

薬剤師国試（80 回）

[解答] 2

[解説] アミトリプチリンは生体内で代謝され，活性代謝物ノルトリプチリンに変化する．

アミトリプチリン
CHCH₂CH₂N(CH₃)₂

$\xrightarrow{p\text{-}450}$

ノルトリプチリン
CHCH₂CH₂NHCH₃

ミトリプチリンの投与部位とは関係しない．全身クリアランスは薬物に固有の値で，薬物の投与部位の影響を受けない．
5　誤り．バイオアベイラビリティはアミトリプチリン（未変化体）のAUCで評価する．

例題152　バイオアベイラビリティに関する次の記述の正誤について，正しい組合せはどれか．

a　徐放性製剤において，薬物の種類及び含量が等しく，50%薬物溶出時間が同じであれば，生物学的同等性は必ず成立する．

b　相対的バイオアベイラビリティは，標準製剤経口投与後の血中濃度時間曲線下面積（AUC）に対する試験製剤経口投与後のAUCの比率から求められる．

c　既存の製剤の剤形，投与部位，製造方法等を変更する場合，生物学的同等性の試験を行う必要はない．

	a	b	c	d
1	正	正	誤	正
2	誤	誤	正	正
3	誤	正	正	誤
4	正	誤	正	誤
5	誤	正	誤	正
6	誤	正	正	正

d　生物学的同等性試験では標準製剤と試験製剤間の最高血中濃度（C_{max}）及びAUCの比較が必要である． 薬剤師国試（83回）

[解答]　5

[解説]　a　誤り．含量（製剤学的同等性）や溶出時間が等しくても，生物学的同等性（同一剤形で，同一の用量をヒトに投与し，両者のバイオアベイラビリティが同等である）が等しいといえない．

b　正しい．

相対的バイオアベイラビリティ(%) =

$$\frac{AUC_{試験製剤}}{AUC_{標準製剤}} \times 100 \qquad (84)$$

静脈投与不可能な薬物に用いられ，両製剤中の主薬の量が同一の場合である．

c　誤り．製剤の剤形，投与部位，製造方法等の変更により，バイオアベイラビリティが変化する可能性があるので生物学的同等性の試験を行う必要がある．

d　正しい．

例題153　図は薬物A及びBを固形医薬品として経口投与したときの未溶解の固体薬物量（Ⅰ），消化管内で溶解状態にある薬物量（Ⅱ），

及び吸収された薬物量（Ⅲ）をそれぞれ投与量に対する比（％）として表し，時間経過を示したものである．次の記述の正誤について，正しい組合せはどれか．

a　A及びBの吸収率はほぼ同じである．

b　AよりもBにおいて，バイオアベイラビリティと溶出速度との相関性は高いと考えられる．

c　AよりもBの方が消化管内における溶解速度が大きい．

d　Aの吸収における律速段階は，消化管膜透過過程であると考えられる．

	a	b	c	d
1	正	誤	誤	正
2	正	正	誤	正
3	誤	正	正	誤
4	誤	正	誤	誤
5	正	誤	正	正

A, B のグラフ

薬剤師国試（81回）

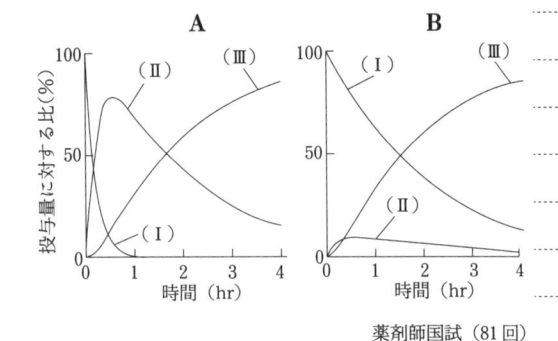

解答　2

解説　a　正しい．Ⅲの曲線を比較すると両者はまったく同じであることからAとBの吸収率はほぼ同じである．

b　正しい．各時間のバイオアベイラビリティは各時間のⅢの投与量に対する比，すなわち

生物学的利用率（EBA%，F）=
$$\frac{循環血中に入った薬物量}{投与薬物量} \times 100$$

$$F = \frac{CL_{tot} \cdot AUC}{D} \times 100 \quad (85)$$

で表される．Aは溶出が速いが，消化管膜透過が遅く，すぐ吸収されずに薬物は消化管内に存在する．Bは溶出は遅いが，溶出されるとすぐ消化管膜を透過し吸収される．したがってバイオアベイラビリティは溶出速度に依存し，相関性が高い．

c　誤り．溶解速度は未溶解の固体の薬物量（Ⅰ）の比較からわかる．すなわちAの方が溶解速度が速い．

d　正しい．Aは消化管膜透過速度（吸収速度）が遅くこの過程が律速段階である．

総合演習（I）

第1章　化学反応速度論

問題編

次の文のうち，正しい文に○印を，間違っている文に×印を文末の（　）内に付けなさい．

[基本問題 I]　反応の速さ

1. 化学反応の速さは，単位時間あたりの反応物の濃度の減少量，あるいは生成物の濃度の増加量で表す．（　）
2. 一般に，反応物の濃度が高いほど分子が衝突する機会が多くなるので，反応の速さは大きくなる．（　）
3. 化学反応の速さは，反応の種類によって大きく違うが，同じ一つの反応でも，反応物の濃度や温度その他の条件によっていろいろ変わる．（　）
4. 反応速度定数 k は反応の種類と濃度によって決まる定数である．（　）
5. 反応速度定数 k は反応の種類や温度によって変化するが，反応物の濃度に無関係でその反応に固有の定数である．（　）
6. 反応を起こすのに必要な最小のエネルギーを活性化エネルギーという．反応物の粒子は，活性化エネルギー以上のエネルギーを得ると，高エネルギーの状態を経て生成物に変わる．この高エネルギーの状態を活性化状態という．（　）
7. 一般に，活性化エネルギーの小さい反応の反応速度は大きい．（　）
8. 反応温度が高まると反応物の分子はエネルギーを得て，この反応の活性化エネルギーより大きなエネルギーをもった分子の割合が急激に増え，反応の速さは著しく増す．（　）
9. 反応の前後でそれ自身は変化せず，反応速度定数 k のみを変える物質を触媒という．（　）
10. 反応熱は触媒の有無により異なる．（　）
11. 吸熱反応で，乱雑さが減少するような変化は，自発的には起こらない．（　）
12. 発熱反応で，乱雑さが増大するような変化は，自発的に進行する．（　）

[基本問題 II]　反応次数

1. 零次反応の速度定数の次元は（濃度）/（時間）である．（75回）（　）

2. 水溶液中における一次反応速度定数 k は濃度には関係しない．(73回)（　）
3. 医薬品の分解反応の半減期は，反応次数にかかわらず反応物質の初濃度の影響を受けない．(80回)（　）
4. 一次反応では任意の時間における反応速度 v はその時間に存在する物質の濃度 C に比例する．（　）
5. 一次反応の時間と濃度の関係をプロットすると直線関係になる．（　）
6. 一次反応では濃度が $1/2$ になるのに要する時間（半減期）だけでなく，任意の割合になるのに要する時間も濃度によらず一定である．（　）
7. 一次反応では半減期 $t_{1/2}$ から反応速度定数 k が求められる．（　）
8. 零次反応では，一定時間間隔をとると，反応物の減少量は一定である．（　）
9. 零次反応では，反応物の濃度によって反応速度は変化しない．（　）
10. 零次反応における濃度 C と時間 t の関係をグラフで示すと直線になり，この直線の切片から初濃度 C_0，勾配から零次反応速度定数 k が求められる．（　）
11. 零次反応では反応速度 v と零次反応速度定数 k は等しくなる．（　）
12. 零次反応の半減期は初濃度 C_0 に反比例する．（　）
13. 一次反応の半減期は反応速度定数 k だけで決まり，初濃度に依存しない．これは一次反応において半減期は濃度に関係なく一定であることを示している．（　）
14. 一次反応では濃度 C は反応時間に対し指数関数で減少するので，濃度が薄くなるほど反応速度は遅くなる．（　）
15. 一次反応では反応の濃度の対数は，時間 t の増加に伴って直線的に減少するので，$\log C$ を t に対してプロットし，その勾配から一次反応速度定数 k を求めることができる．（　）
16. 二次反応（2A→P）では A の濃度 C を測定し，時間 t を横軸，$1/C$ を縦軸にとってグラフで示すとその直線の勾配から二次反応速度定数 k を求めることができる．（　）
17. 初濃度 C_0 を変化させて半減期 $t_{1/2}$ を測定したとき，それが初濃度 C_0 に無関係ならば一次反応である．（　）
18. 二次反応（2A→P）において $t_{1/2} = \dfrac{1}{k \cdot C_0}$ となるので，$t_{1/2}$ が C_0 に反比例するならば二次反応と判定できる．（　）
19. 3種類の薬物（A，B，C：初濃度はいずれも同じ）の分解速度が見かけ上零次（A），一次（B），二次（C）反応に従い，しかも，いずれの半減期も2時間であるとき，次の記述の正誤について答えよ．

　a 反応開始1時間後の分解率の大小の順は A＜B＜C である．(82回)（　）
　b 4時間後には A の残存量はゼロとなる．(82回)（　）
　c 8時間後には B の残存量は最初の $1/16$ となる．(82回)（　）
　d それぞれの反応の速度定数の次元は，A〔濃度・時間$^{-1}$〕，B〔時間$^{-1}$〕，C〔濃度$^{-1}$・時間$^{-1}$〕である．(82回)（　）

［基本問題 Ⅲ］ 反応速度と温度

1. Arrhenius プロットの傾斜から化学反応の活性化エネル

ギーを求めることができる．(75回)（　）
2. 反応速度定数の値は，一般に温度の上昇に伴って著しく増加する．（　）
3. 反応速度定数 k と絶対温度 T との間には次式のような関係が一般に成立するとされている．この式に関する次の記述について答えよ．

$$k = A \cdot e^{-\frac{E_a}{RT}} \quad (39)$$

ただし，A は頻度因子，E_a は活性化エネルギー，R は気体定数

 a この関係は一次反応のときのみ成立する．(70回)（　）
 b 二つの薬品を比較するとき，高温で安定性のより大きな薬品は低温でも安定性はより大であるといえる．(70回)（　）
 c $\log k$ を $1/T$ に対して目盛ると直線が得られる．(70回)（　）
 d 高温，短期間での実験から A 及び E_a を求めれば，ある保存温度下でのその薬品の安定性を予測することが可能である．(70回)（　）

4. Arrhenius プロットが直線を示さないときには，実験した温度範囲内において複数の反応機構が存在する可能性がある．(75回)（　）
5. アレニウス式によれば，反応速度定数と絶対温度の逆数とは直線関係にある．(73回)（　）
6. 2つの医薬品の分解反応を比較する時，頻度因子 A が同じ値であるならば，活性化エネルギー E_a の小さい医薬品の反応速度は温度の影響を受けにくい．（　）
7. 活性化エネルギーの大小関係がわかっても，高温条件下での分解速度の大小から，室温での安定性の優劣が推測できるとは限らない．(80回)（　）
8. 擬一次反応で加水分解する薬物 A と B の等モルを含む水溶液がある．A，B の加水分解反応の活性化エネルギーはそれぞれ26，12〔kcal/mol〕であり，加熱滅菌の温度条件（121℃）では，両者の分解速度は等しかった．これについて，次の記述の正誤について答えよ．

 a 25℃では，B の方が A より速やかに分解する．(76回)（　）
 b 25℃でも，A と B は同じ速度で分解する．(76回)（　）
 c 50℃では，A の方が B より半減期が小である．(76回)（　）
 d 頻度因子の値が不明であり，これだけでは，A と B の分解速度を比較するとき，25℃ではどちらが速いかを論ずることはできない．(76回)（　）

［応用問題］

問1 物質 A の濃度が減少するとき，その反応速度は一般に次式で示される．

$$-\frac{d[A]}{dt} = k[A]^n$$

n は反応次数，k は反応速度定数，t は時間である．また，$[A]_0$ を初期濃度とするとき，反応次数（n）と積分反応速度式との関係は次のように示される．

	反応次数（n）	積分反応速度式
a	0	$[A] = [A]_0 - kt$
b	1	$\ln[A] = \ln[A]_0 - kt$
c	2	$[A]^{-1} = kt + [A]_0^{-1}$

反応速度定数 k の次元について，正しい組合せはどれか．

	a	b	c
1	時間$^{-1}$	時間$^{-1}$	時間$^{-1}$
2	濃度・時間$^{-1}$	時間$^{-1}$	濃度・時間$^{-1}$
3	濃度	濃度$^{-1}$・時間$^{-1}$	濃度
4	濃度・時間$^{-1}$	時間$^{-1}$	濃度$^{-1}$・時間$^{-1}$
5	濃度$^{-1}$	濃度・時間$^{-1}$	濃度$^{-1}$

薬剤師国試（83回）

解　答　編

[基本問題　I]　反応の速さ

1. （○）　溶液中の反応では，物質の増減はその濃度の増減として表すことができる．

$$反応速度 = \frac{濃度変化}{時間}$$

2. （○）
3. （○）
4. （×）　k は反応の種類と温度によって決まる定数である．
5. （○）　反応次数は実験的に決められる値で，必ず整数になるとは限らない．
6. （○）　活性化エネルギーは反応物と生成物の間のエネルギー障壁に相当する．
7. （○）　十分な活性化エネルギーをもった分子の衝突でも，衝突の方向，分子の形などの要因で必ずしも反応が起こるとは限らない．頻度因子 A が影響する．
8. （○）
9. （×）　触媒は反応速度 v のみを変える物質である．
10. （×）　反応熱は触媒の有無に関係なく，一定である．
11. （○）
12. （○）

[基本問題　II]　反応次数

1. （○）　零次反応の反応速度定数の次元は濃度/時間で，通常，〔mg・mL^{-1}・hr^{-1}〕で表す．
2. （○）　一次反応の反応速度定数 k は濃度に無関係で，その次元は時間$^{-1}$である．
3. （×）　初濃度の影響を受けないのは一次反応のみである．
4. （○）　$v = -\dfrac{dC}{dt} = kC$ で与えられる．k は濃度に無関係な反応に固有な定数（一次反応速度定数）である．
5. （×）　指数曲線となる．図2参照．
6. （○）　図2参照．任意の割合になるのに要する時間は濃度によらず一定である．
7. （○）　一次反応では $t_{1/2} = \dfrac{0.693}{k}$ であるのでこの式より求められる．
8. （○）　零次反応は次式（3）で与えられる．

$$-\frac{dC}{dt} = k \qquad (3)$$

式(3)を積分すると

$$C = -kt + C_0 \qquad (4)$$

で表される.式(4)をグラフで示すと

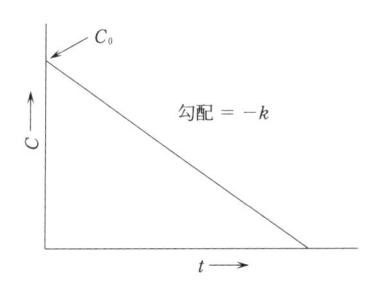

図1 零次反応

となり,初濃度 C_0 は Y 軸との切片,勾配から零次反応速度定数 k を求めることができる.

9. (○) 図1参照.
10. (○) 図1参照.
11. (○) 零次反応の反応速度 v は式(3′)で与えられ,

$$v = -\frac{dC}{dt} = k \qquad (3')$$

$v = k$ となる.

12. (×) 零次反応の半減期 $t_{1/2}$ は式(7)で与えられ,

$$t_{1/2} = \frac{C_0}{2k} \qquad (7)$$

半減期は初濃度 C_0 に比例する.

13. (○) 一次反応の半減期 $t_{1/2}$ は式(20)で与えられ,

$$t_{1/2} = \frac{0.693}{k} \qquad (20)$$

一次反応の半減期は反応速度定数 k に反比例し,初濃度 C_0 に関係なく一定である.

14. (○) 一次反応では式(9)で与えられ,

$$-\frac{dC}{dt} = kC \qquad (9)$$

式(9)を積分すると

$$\log_e C = -kt + \log_e C_0 \qquad (10)$$

式(10)を指数関数で表すと

$$C = C_0 e^{-kt} \qquad (13)$$

となる.式(13)をグラフで表すと図2となる.

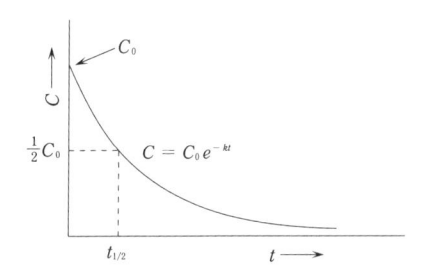

図2 一次反応

15. (○) 式(10)を常用対数に書き直し,整理すると式(15)が得られる.

$$\log C = -\frac{kt}{2.303} + \log C_0 \qquad (15)$$

式(15)をグラフで表すと,図3で与えられ,その勾配(= $-k/2.303$)から k を求めることができる.

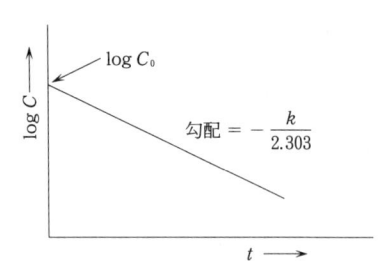

図3 一次反応

16. （〇）二次反応（2A→P）の反応速度式は式(29)で与えられる．
$$v = -\frac{dC}{dt} = k[C]^2 \tag{29}$$
式(29)を積分すると，式(30)となり，
$$\frac{1}{C} = kt + \frac{1}{C_0} \tag{30}$$
グラフで示すと図4で与えられる．

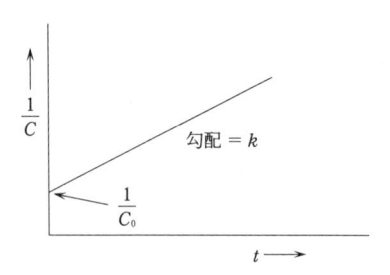

図4 二次反応 ($v = k[C]^2$)

17. （〇）一次反応では $t_{1/2} = \dfrac{0.693}{k}$ であるので，C_0 に無関係である．

18. （〇）式(30)に $C = 2/C_0$ を代入すると $t_{1/2} = \dfrac{1}{k \cdot C_0}$ が求められる．

19. 各反応の時間の推移を表およびグラフで表すと次のようになる．
 a （〇）下図（図8）参照．
 b （〇）零次反応では半減期の2倍の時間で残存量はゼロとなる．
 c （〇）8時間後には半減期（2時間）の4倍であるので $\left(\dfrac{1}{2}\right)^4 = \dfrac{1}{16}$ になる．

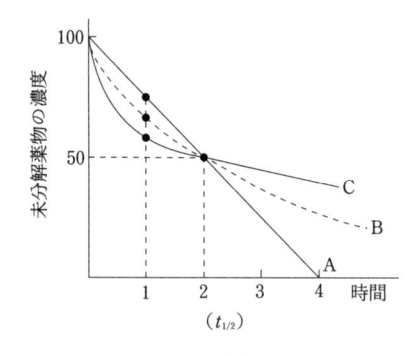

図8

零次反応 $v = -\dfrac{dC}{dt} = k \tag{3}$

総合演習

$$t_{1/2} = \frac{C_0}{2k} \tag{7}$$

一次反応 $\quad v = -\dfrac{dC}{dt} = kC \tag{9}$

$$t_{1/2} = \frac{0.693}{k} \tag{20}$$

二次反応 $\quad v = -\dfrac{dC}{dt} = k[C]^2 \tag{29}$

$$t_{1/2} = \frac{1}{k \cdot C_0} \tag{33'}$$

表1　未分解薬物濃度

	$t=0$	1時間	2時間	4時間	8時間
A（零次）	1	0.75	1/2	0	
B（一次）	1	0.71	1/2	1/4	1/16
C（二次）	1	0.67	1/2	1/3	1/5

d （○）

[基本問題 III] 反応速度と温度

1. （○） Arrhenius（アレニウス）は反応速度と温度の関係について，式(37)を導いた．

$$\frac{d\log_e k}{dT} = \frac{E_a}{RT^2} \tag{37}$$

ここで，E_a は活性化エネルギー，R は気体定数，T は絶対温度を示す．

式(37)を T について積分し常用対数に直すと，

$$\log k = -\frac{E_a}{2.303R} \cdot \frac{1}{T} + \log A \tag{40}$$

ここで A は頻度因子 frequency factor と呼び，無次元の反応固有の定数である．

式(40)は $\log k$ を $1/T$ に対してプロットすれば直線関係が得られ，これをアレニウスプロットと呼ぶ．式(37)または式(40)を Arrhenius の式と呼んでいる．この式(40)の勾配（傾き）は $-E_a/2.303R$ であるので，その勾配より E_a を求めることができる．また切片より A を求めることができる．

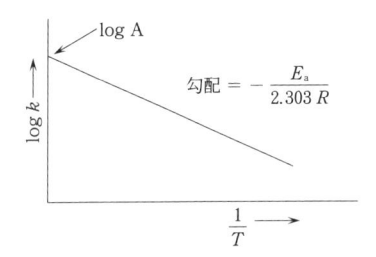

図6　反応速度定数と温度の関係

2. （○）

3. **a** （×） この式(39)は Arrhenius の式である．反応次数に関係なく成立する．

   b （×） E_a の値は，医薬品により異なるので $\log k$ を $1/T$ に対して図示すると，図7 a，b のようになる．$\log k$ の値の大，小で安定性を比較できるので，A が異なる場合，高温で安定な E_a の小さい医薬品は低温では不安定となる．A が同じ場合，高温，低温いずれの場合も E_a の大きい医薬品が安定となる．すなわち，E_a が異なれば，高温と低温との安定性が異なる．

総合演習

a. 頻度因子 A が異なる場合

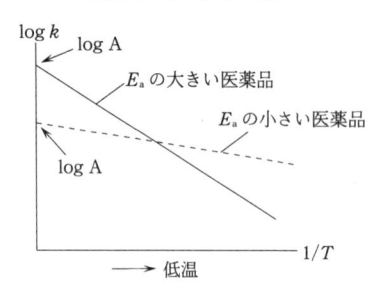

```
log k
  ↑  log A
  |＼
  |  ＼  Eₐ の大きい医薬品
  |    ＼
  | log A
  |‥‥‥‥‥‥‥‥‥
  |        Eₐ の小さい医薬品
  |_____ 1/T
   ← 低温
```

b. 頻度因子 A が同じ場合

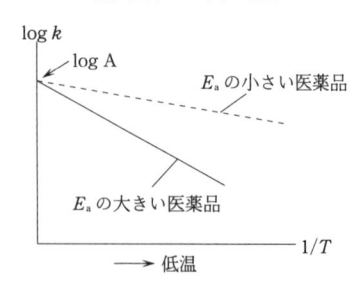

```
log k
  ↑ log A
  |‥‥‥‥‥‥‥‥
  |        Eₐ の小さい医薬品
  |＼
  |  ＼
  |    ＼ Eₐ の大きい医薬品
  |_____ 1/T
   ← 低温
```

図 7

c （○）
d （○）

4. （○）
5. （×） 反応速度定数の対数値と絶対温度の逆数が直線関係にある. 図 6 と式 (40) を参照.
6. （○） Arrhenius プロットにおいて, その傾きは E_a が小

さいと小さくなるので温度の影響を受けにくくなる.

7. （○） Arrhenius プロットは, 活性化エネルギー E_a と頻度因子 A の双方によって決まるので, E_a の大小関係のみで広い範囲の安定性を比較することはできない.

8. 式 (38′) を用い, E_a の大きい薬物 A と E_a の小さい薬物 B の一般図を書くと図 8 となる.

$$\ln k = -\frac{E_a}{RT} + \ln A \tag{38′}$$

ここで E_a は活性化エネルギー, A は頻度因子, k は反応速度定数である. 縦軸に $\ln k$, 横軸に $1/T$ をとり, プロットすると $-E_a/R$ は直線の勾配となり, E_a の大きい薬物 A は直線の傾きが大きくなる.

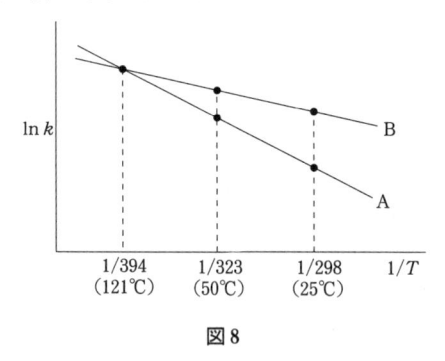

図 8

a （○） グラフ (図 8) からもわかるように, 25℃では B の方が A より速やかに分解する.
b （×）
c （×） 50℃では薬物 B の分解反応はグラフ (図 8) よ

り k は大きいので $t_{1/2}$ は短くなる．

d （×）　頻度因子の値が不明でも薬物 A，B の分解速度は比較できる．

[応用問題]

問1　4

[解き方の **POINT**]

零（0）次反応の式（a）は式（4）と同じ式であり，式（5）から k の単位は濃度・時間$^{-1}$ である．

$$[A] = [A]_0 - kt \qquad (a)$$

$$C = C_0 - kt \qquad (4)$$

$$k = \frac{C_0 - C}{t} \qquad (5)$$

一次反応の式（b）は式（10）と同じ式であり，反応速度定数 k は式（20′）より，その単位は時間$^{-1}$ である．

$$\ln [A] = \ln [A]_0 - kt \qquad (b)$$

$$\ln C = \ln C_0 - kt \qquad (10)$$

$$k = \frac{\ln 2}{t_{1/2}} = \frac{0.693}{t_{1/2}} \qquad (20')$$

二次反応の式（c）は式（30）と同じ式であり，反応速度定数 k は式（33′）より，濃度$^{-1}$・時間$^{-1}$ である．

$$[A]^{-1} = kt + [A]_0^{-1} \qquad (c)$$

$$\frac{1}{C} = kt + \frac{1}{C_0} \qquad (30)$$

$$k = \frac{1}{t_{1/2} \cdot a} \qquad (33')$$

第2章 酵素反応速度論

問題編

次の文のうち，正しい文に○印を，間違っている文に×印を文末の（　）内に付けなさい．

[基本問題 I]

1. 酵素と酵素反応に関する次の記述の正誤について
   a 酵素反応には，最適pHと最適温度が存在する．(82回)（　）
   b 酵素は糖質を主成分とする物質であり，生体内化学反応を触媒する．(82回)（　）
   c ビタミンを補酵素とする酵素がある．(82回)（　）
   d Michaelis定数（K_m値）が大きいほど酵素と基質との親和力は強い．(82回)（　）
   e 基質Sが生成物Pとなる過程で酵素Eと基質Sが速やかに複合体を生成する反応；

   $$E + S \underset{k_{-1}}{\overset{k_1}{\rightleftarrows}} E \cdot S \overset{k_2}{\longrightarrow} P$$

   において，Michaelis-Mentenの式は，複合体（E・S）が反応中一定の濃度を保ち，Eの濃度はSの濃度よりもきわめて小さいという仮定の下で成り立つ．(79回)（　）
   f Michaelis-Menten式（9）は基質濃度[S]が実質的に一定のままであるような非常に短い時間内にvを測定したときのみ有効である．（　）
   g K_mはES複合体の結合の強さを表し，その値が大きければ結合は強いことを意味する．
   h 酵素触媒反応では酵素は大変効率がよいので，普通，酵素濃度を基質濃度よりはるかに低くして実験を行う．
   i 酵素触媒反応では[ES]は[S]に比べてゆるやかに変化するので，d[S]/dtに比べてd[ES]/dtはほぼ0に等しいとおける．また普通の実験条件では，EはSに比べて著しく少ないので，[ES]は[S]に比べて非常に小さい．

2. 酵素触媒反応が次の模式で示され，Michaelis-Menten式にしたがうとき，次の酵素反応式について

   $$E + S \underset{k_{-1}}{\overset{k_1}{\rightleftarrows}} ES \underset{k_{-2}}{\overset{k_2}{\rightleftarrows}} E + P$$

   a ESの生成速度と分解速度が等しい状態を定常状態という．定常状態でd[ES]/dt = 0とすることは，−d[S]/dt = d[P]/dtということを意味する．（　）
   b 多くの酵素触媒反応では，ESがEとSに戻る速度の方が，ESがEとPに変換する速度よりはるかに速い．k_{-1}がk_2よりはるかに大きい場合，K_mはESの解離定数K_Sにほぼ等しくなる．この場合K_mはES複合体の結合の強さを表している．（　）
   c K_mはV_{max}の1/2の反応速度のときの基質濃度[S]である．またK_mは反応条件（pH，温度，緩衝液）により変化する．各酵素には最適pH，最適温度があり，その両側で酵素活性が低下する．K_mはまた酵素の活性部位に対す

る基質の親和性を示し，K_m が小さければ基質が酵素の活性部位に強く親和し，速やかに反応生成物 P に変換されることを意味する．（　）

d 酵素触媒反応を通常の方法で測定するとき，酵素と基質とを混合した瞬間に定常状態に達している．（　）

e V_{max} は基質濃度[S]によって変化する．（　）

[総合問題]

問1 次の図は，薬物の血中濃度（C）と体内からの消失速度（v）の関係を示している．この関係が Michaelis–Menten 式で表現されるならば，血中濃度が $15\,\mu g/mL$ のときの消失速度（mg/日）は次のどれか．

なお，V_{max} を最大消失速度，K_m を Michaelis 定数とすれば次式が成立する．

$$v = \frac{V_{max} \cdot C}{K_m + C}$$

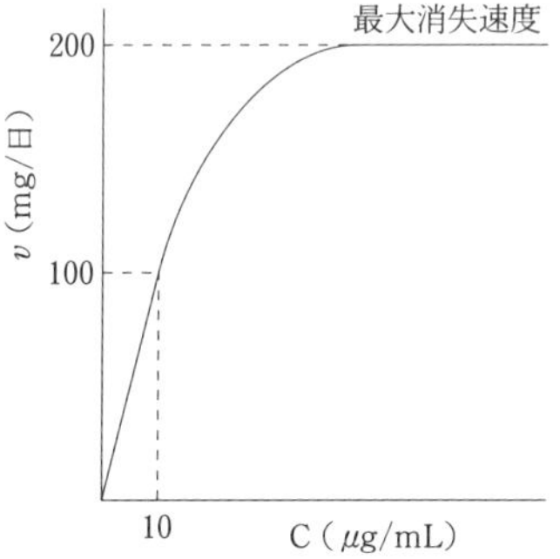

1 110
2 120
3 130
4 140
5 150

薬剤師国試　（73回）

[応用問題]

問1 Michaelis–Menten 式が成立する酵素反応について実験したところ，下図の直線**ウ**に示す結果が得られた．次の記述の正誤について，正しい組合せはどれか．

なおグラフの縦軸は，反応速度（v）の逆数であり，横軸は基質濃度 [S] の逆数である．

a 結果が直線**ウ**から直線**ア**に変化した場合，酵素反応液に競合阻害剤が添加された可能性が高い．一方，非競合阻害剤が添加されると，直線**イ**に変化する可能性が高い．

b 最大反応速度 V_{max} は $1.0\,\mu mol\cdot$

	a	b	c
1	正	誤	正
2	誤	誤	誤
3	誤	正	誤
4	誤	誤	正
5	正	正	正

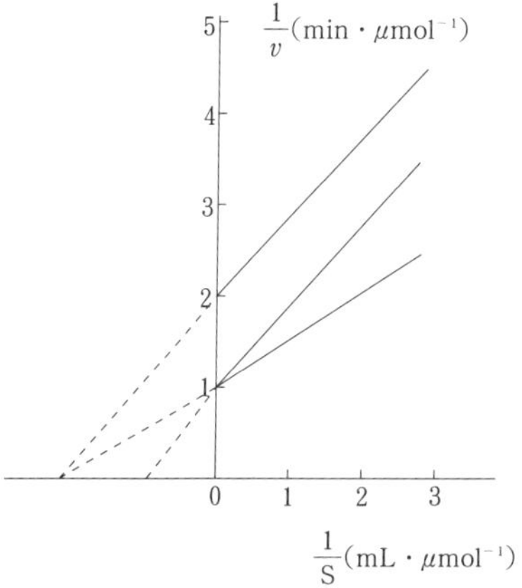

min^{-1}である．

c 同じ酵素濃度で基質濃度を2倍にした場合，常に反応速度は4倍になる．

薬剤師国試（83回）

解 答 編

[基本問題 Ⅰ]

1. **a** （○） 酵素はたん白質であるので高温になると変性がおこるため失活する．pHが変わるとたん白質の側鎖のイオン化の変化により，活性中心への基質の結合性が変化する．

   b （×） 酵素はたん白質を主成分とする物質である．

   c （○） チアミン二リン酸（TPP）はトランスケトラーゼ，ピルビン酸デヒドロゲナーゼの補酵素，フラビンアデニンジヌクレオチド（FAD）は酸化還元酵素の補酵素として働いている．

   d （×） K_mが小さいほど，酵素と基質の親和性は強くなり，低い基質濃度でも反応速度が大きい．

   e （○）

   f （○）

   g （×） K_mはある酵素がその最大速度の半分の速度を示す場合のその特異的基質の濃度であり，その値が小さければ結合は強くなる．

   h （○）

   i （○） [ES]は基質が最後になくなるまでほぼ一定であるので

$$\frac{d[ES]}{dt} = 0$$

となる．通常[E]は[S]に比べて小さく1/1000以下である．

2. **a** （○） 反応中間体の濃度がほぼ一定で時間によって変化しないという定常状態（steady state）を仮定してd[ES]/dt = 0とおく．

   b （○）

   c （○）

   d （○）

   e （×） $V_{max} = k_2[E]_t$で表され，反応液に基質をさらに加えても最大速度は変化しない．

[総合問題]

問1　2

[解き方のPOINT]

式（9）と本問の式は同じ式である．

$$v = \frac{V_{max}[S]}{K_m + [S]} \qquad (9)$$

$$v = \frac{V_{max}}{2} \text{ のとき } K_m = [S] \qquad (17)$$

となるので本問では

$$K_m = 10 \ [\mu g/mL]$$

である．各値を代入して求める．

$$v = \frac{V_{max} \cdot C}{K_m + C}$$

$$= \frac{200 \times 15}{10 + 15}$$

= 120〔mg/day〕

[応用問題]
問1　3
[解き方の POINT]

a　誤り．競合阻害剤を加えると基質が酵素に結合するのが妨げられるので，K_m は大きくなる．基質を大量に加えれば，傾きは異なるが $1/v$ 軸上で共通の切片をもつ直線が得られる．$1/v$ 軸上の切片は $1/V_{max}$ に等しいので，V_{max} は競合阻害剤を添加しても変化しない．非競合阻害剤を添加すると，直線は $1/S$ 軸上で共通の切片をもち，基質に対する結合部位はふさがらないので K_m は変化しないが，V_{max} が減少する．競合阻害剤を添加すると直線**ウ**から**イ**に変化し，非競合阻害剤を添加すると直線**ウ**から**ア**に変化する可能性が高い．

b　正しい．直線**ウ**の $1/v$ 軸上の切片が $\dfrac{1}{V_{max}}$ であるので $V_{max} = 1.0\,\mu\text{mol}\cdot\text{min}^{-1}$ である．

c　誤り．基質濃度が低いところでは成り立つが，基質濃度の高いところでは，酵素の触媒能力を超えるため，反応速度は一定値 V_{max} になり，成り立たなくなる．

総合演習

第3章　電解質溶液・電離平衡

問題編

次の文のうち，正しい文に○印を，間違っている文に×印を文末の（　）内に付けなさい．

[基本問題　I]　水のイオン積とpH
1. 水溶液に関する次の記述の正誤について
    a　水素イオン指数（pH）と水素イオン濃度 $[H^+]$ の間には，$pH = -\log[H^+]$ の関係がある．(82回)（　）
    b　水のイオン積（K_w）は純水のみではなく，酸や塩基が溶存している場合でも，温度が一定ならば常に一定である．(82回)（　）
    c　多塩基性酸水溶液では，一般に第二段階以下の電離は第一段階の電離に比べて著しく小さい．(82回)（　）
    d　アミノ酸の等電点と等しいpHの水溶液中では，そのアミノ酸の電気泳動における移動度は最も大きい．(82回)（　）
2. 水溶液中で電離している酸や塩基の割合は電離度 α で表す．（　）
3. 酸の強さは一般に，1価の酸，2価の酸，3価の酸の順に増大する．（　）
4. 0.10 [mol/L] の塩酸 10.0 mL と 0.10 [mol/L] の水酸化ナトリウム水溶液 9.8 mL とを混合した溶液のpHは，およそ6である．（　）
5. 0.10 [mol/L] の塩酸 10.0 mL と 0.10 [mol/L] の水酸化ナトリウム 10.2 mL とを混合した溶液のpHは，およそ9である．（　）

[基本問題　II]　電離平衡
1. 酸の解離に関する次の記述の正誤について
    a　acetic acid の下記の平衡式に関して，平衡定数 K と酸解離定数 K_a の間には，$K = K_a[H_2O]$ の関係がある．
    $CH_3COOH + H_2O \rightleftharpoons CH_3COO^- + H_3O^+$
    (82回)（　）
    b　acetic acid の pK_a は4.7である．pH 4.7 の水溶液中では，CH_3COOH と CH_3COO^- のモル濃度は等しい．(82回)（　）
    c　「ammonia の pK_a は10である」という記述は正しくない．「ammonium ion の pK_a は10である」とするべきである．(82回)（　）
    d　負の値の pK_a をもつものは特に強い酸である．(82回)（　）
2. 濃度 c を同じにして，いろいろな弱酸の水溶液を比較した場合，酸解離定数 K_a の大きな酸ほど電離度 α が大きく，酸としての性質が強い．また，K_a の同じ弱酸の水溶液では，濃度 c が小さくなるほど，電離度 α は大きくなる．（　）
3. 弱酸，弱塩基の解離定数（電離定数）は，同じ濃度では解離定数の小さな酸や塩基ほど，水素イオン濃度や水酸化物イ

222

オン濃度が小さく，その酸性やアルカリ性（塩基性）は弱い．
（　）
4. 電解質分子の一部が電離して，生じたイオンと平衡状態になることを，電解質の**電離平衡（解離平衡）**という．（　）
5. 解離定数（電離定数）は温度が変わらなければ，溶質の濃度に関係なく一定である．（　）
6. 強酸は電離度が大きいので，弱酸より pK_a 値は大きくなる．（　）
7. 医薬品の水溶液中の安定性は pH によって影響を受けることが多い．弱電解質の医薬品が消化管で吸収される場合，その医薬品は吸収部位の pH で溶解し，非イオン形（分子形）で存在する割合が多いほど，また，非イオン形の脂溶性が大きいほど吸収されやすい．この理論を **pH 分配仮説**という．（　）
8. 強塩基は電離度が大きいので，pK_b 値は小さくなる．その共役酸の pK_a 値は逆に大きくなる．（　）

[基本問題　Ⅲ]　塩・緩衝溶液
1. 炭酸水素ナトリウムと硫酸水素ナトリウムは，どちらも酸性塩であるが，炭酸水素ナトリウム水溶液は酸性，硫酸水素ナトリウム水溶液はアルカリ性（塩基性）を示す．（　）
2. 酸性塩の水溶液が酸性を示し，塩基性塩の水溶液が塩基性を示すとは限らない．（　）
3. 酸性酸化物および塩基性酸化物の水溶液は，それぞれ，酸性および塩基性を示す．（　）
4. 塩化アンモニウム（NH_4Cl）は水溶液中でほとんど完全に電離し，弱い酸性を示す．これは生成する NH_4^+ イオンの一部が加水分解されてオキソニウムイオンとアンモニアを生じ，次の平衡関係になるためである．
$$NH_4^+ + H_2O \rightleftarrows NH_3 + H_3O^+ \qquad (\ )$$
5. 弱酸とその塩の混合物，または弱塩基とその塩の混合物を溶かした溶液は，酸や塩基を少量加えても，電離平衡がその効果を打ち消す方向に移動するため，pH が変化しにくい．これを**緩衝作用**といい，緩衝作用をもつ溶液を**緩衝溶液**または**緩衝液**という．（　）
6. 生物の体内の血液では，主に二酸化炭素と炭酸水素塩による緩衝液が pH を調節し，pH は約 7.40 に保たれている．（　）
7. 生物の体内の細胞内では主にリン酸二水素塩とリン酸一水素塩による緩衝液により，pH は約 6.86 に保たれている．（　）
8. 弱酸とその塩を用いた緩衝溶液の pH は下式で表される．
$$pH = pK_a + \log \frac{C_S}{C_A} \qquad (56)$$
ただし，C_A は弱酸のモル濃度，C_S は弱酸の塩のモル濃度である．（77回）（　）

[総合問題]
問 1　図は，0.2〔mol/L〕の 1 価の弱酸の水溶液 50 mL を 0.2〔mol/L〕水酸化ナトリウム水溶液で滴定した結果を示している．この酸に関する次の記述のうち，下線の部分の正誤について，正しい組合せはどれか．

a　水酸化ナトリウム水溶液を 0〜10 mL 加えたところで，pH がやや大きく変化している．もし，この酸が強酸であれ

ば，この条件下では，pH の変化はほとんどない．

b 水酸化ナトリウム水溶液を約 50 mL 加えたところで，pH が大きく変化している．もし，この酸が強酸であれば，この条件下では，pH の変化はこれほど大きくない．

c 水酸化ナトリウム水溶液を 80～100 mL 加えたところで，pH の変化はほとんどない．もし，この酸が強酸であれば，この条件下では，pH の変化はかなり大きい．　(81回)

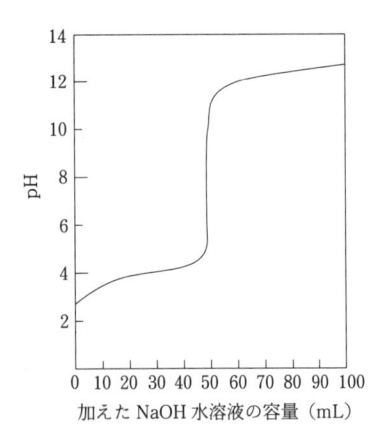

	a	b	c
1	誤	正	誤
2	正	正	誤
3	正	誤	正
4	誤	誤	正
5	正	誤	誤

問2　60℃で pH 5.0 を示す水溶液の水酸化物イオン（OH⁻）濃度〔mol/L〕の値として，正しいものは次のどれか．ただし，この温度における pK_w は 13 とする．

1　10^{-9}　　2　10^{-4}　　3　10^{-5}　　4　10^{-8}　　5　10^{-13}　　(65回)

問3　リン酸は 3 価の酸で，その電離平衡および酸解離定数は次式のように表される．

$$H_3PO_4 \rightleftharpoons H_2PO_4^- + H^+ \quad K_1 = \frac{[H^+][H_2PO_4^-]}{[H_3PO_4]} \quad (1)$$

$$H_2PO_4^- \rightleftharpoons HPO_4^{2-} + H^+ \quad K_2 = \frac{[H^+][HPO_4^{2-}]}{[H_2PO_4^-]} \quad (2)$$

$$HPO_4^{2-} \rightleftharpoons PO_4^{3-} + H^+ \quad K_3 = \frac{[H^+][PO_4^{3-}]}{[HPO_4^{2-}]} \quad (3)$$

ただし，$K_1 = 7.08 \times 10^{-3}$〔mol/L〕，$K_2 = 6.31 \times 10^{-8}$〔mol/L〕，および $K_3 = 4.47 \times 10^{-13}$〔mol/L〕とする．濃度 c のリン酸水溶液の pH を測定したところ，2.00 であった．このリン酸水溶液では，K_2 と K_3 の値は，K_1 の値に比べて極めて小さい．したがって，式(2)と式(3)の電離は無視でき，式(1)の電離平衡のみを考えればよいので，$[H^+] = [H_2PO_4^-]$ とみなせる．ただし，このときの電離度 α は，1 に対して無視できない．これらのことを考慮して，電離度 α とリン酸濃度 c を求めよ．次にこの濃度 c のリン酸水溶液に，少しずつ塩基を加えていくと，(1)，(2)，(3)の電離平衡が段階的に起こる．したがって，$[H^+] = K_1$ としたとき，$[H_2PO_4^-] = [H_3PO_4]$ となる．同様に，さらにリン酸水溶液に塩基を加えて，pH を A にすると，$[H_2PO_4^-] = [HPO_4^{2-}]$ となり，pH を B にすると，$[HPO_4^{2-}] = [PO_4^{3-}]$ となることがわかる．A と B の値を求めよ．ただし，$\log 6.31 = 0.800$，$\log 4.47 = 0.650$ とする．

問4　グリシンの水溶液中では，2 種のイオン A⁺ および C⁻ と双性イオン B との間に，次に示す平衡関係がある．

$$\underset{A^+}{H_3N^+-CH_2-COOH} \overset{K_1}{\rightleftharpoons} \underset{B}{H_3N^+-CH_2-COO^-} + H^+$$

加えた NaOH 水溶液の容量（mL）

$$H_3N^+-CH_2-COO^- \overset{K_2}{\rightleftharpoons} H_2N-CH_2-COO^- + H^+$$
　　　　B　　　　　　　　　　C

　この溶液において，[A$^+$]と[C$^-$]が等しいときの値をグリシンの等電点という．グリシンの等電点を求めよ．ただし，解離定数（電離定数）は，$K_1 = 10^{-2.3}$ [mol/L]，$K_2 = 10^{-9.7}$ [mol/L]とする．

問5 0.275 [mol/L]の酢酸水溶液の電離度 α，水素イオン濃度 [H$^+$]，および水素イオン指数 pH を求めよ．ただし，温度は25℃，酢酸の酸解離定数 $K_a = 2.75 \times 10^{-5}$ [mol/L]，log 2.75 = 0.44とする．

問6 0.22 [mol/L]酢酸水溶液の水素イオン濃度 [H$^+$] に最も近い値はどれか．ただし，酢酸の酸解離定数 $K_a = 1.80 \times 10^{-5}$ [mol/L]とする．

1　1.00×10^{-5} [mol/L]　　2　1.80×10^{-5} [mol/L]
3　1.99×10^{-5} [mol/L]　　4　1.00×10^{-3} [mol/L]
5　1.99×10^{-3} [mol/L]

(81回)

問7 0.05 [mol/L]の酢酸水溶液と0.05 [mol/L]酢酸ナトリウム水溶液を容積比1：4の割合で混合したときに得られるpHの値に最も近いものは次のどれか．ただし，酢酸の pK_a = 4.5，また log 2 = 0.30，log 3 = 0.48，log 7 = 0.85とする．

1　3.0　　2　4.0　　3　5.0　　4　6.0　　5　7.0

(86回)

解　答　編

[基本問題　I]

1.　a　（○）　酸性，塩基性の程度は水素イオン濃度 [H$^+$] の逆数の常用対数を用いて表す．

$$pH = \log \frac{1}{[H^+]} = -\log [H^+] \quad (4)$$

水素イオン指数 pH はピーエイチとよぶ．

b　（○）

$$[H^+][OH^-] = K_w = 1.0 \times 10^{-14} \text{ [(mol/L)}^2\text{] (25℃)}$$
(3)

これを**水のイオン積**（K_w）といい，温度一定のもとでは常に一定である．高温ほど K_w の値は大きくなる．

c　（○）　強酸である硫酸でも濃度が大きいときは，第二解離はかなり小さくなる．

d　（×）　アミノ酸など両性電解質は，溶液の pH によって電荷状態が大きく変化するが，一定の pH において，分子内の正，負の電荷が打ち消され全体として電荷が0となる．このときの pH の値を**等電点**という．

$$H_3N^+-\underset{R}{CH}-COOH \underset{H^+}{\overset{OH^-}{\rightleftharpoons}} H_3N^+-\underset{R}{CH}-COO^-$$
　陽イオン　　　　　　　　双性イオン
　　　　　　　　　　　　　（等電点）

$$\underset{H^+}{\overset{OH^-}{\rightleftharpoons}} H_2N-\underset{R}{CH}-COO^-$$
　　　　　　陰イオン

等電点ではアミノ酸の電荷の和が0となるため，電気泳動における移動度は最も小さくなる．

2.　（○）　溶かした全分子数に対する電離した分子の数の割合を**電離度**という．

総合演習

$$\text{電離度 } \alpha = \frac{\text{電離している酸(塩基)の物質量}}{\text{溶液中の酸(塩基)の物質量}}$$

3. (×) 酸の強さは電離度(解離度)の大小によって決まり,価数に関係しない.

例　3価の酸　　H_3PO_4(中等度の酸)
　　2価の酸　　H_2SO_4(強酸),H_2S(弱酸),CO_2(弱酸)
　　1価の酸　　HCl(強酸),CH_3COOH(弱酸)

多価の強酸・強塩基では第一段階の電離はほぼ完全に進むが,第二段階以後の電離は,濃度が大きいときは強酸・強塩基でも小さくなる.多価の弱酸・弱塩基の第二段階以降の電離は第一段階の電離に比べて著しく小さい.

4. (×) およそ3である.

0.10 [mol/L] の塩酸 $(10.0-9.8)$ mL = 0.2 mL が過剰で,水溶液全体は $(10.0+9.8) ≒ 20$ mL であるので,混合溶液中の水素イオン濃度 $[H^+]$ は

$$[H^+] = 0.10 \text{ [mol/L]} \times \frac{0.2}{20} = \frac{2}{2000} = \frac{1}{1000} \text{ [mol/L]}$$

ゆえに

$$\text{pH} = -\log \frac{1}{1000} = -\log 10^{-3} = 3$$

$$\therefore \text{pH} = 3$$

5. (×) およそ pH = 11 である.

$$[OH^-] = 0.10 \times \frac{0.2}{20} = \frac{1}{1000} \text{ [mol/L]}$$

ゆえに

$$[H^+] = \frac{K_W}{[OH^-]} = 10^{-14} \times 10^3 \text{ [mol/L]} = 10^{-11} \text{ [mol/L]}$$

$$\therefore \text{pH} = 11$$

[基本問題 II]

1. a (×)

$$\frac{[CH_3COO^-][H_3O^+]}{[CH_3COOH][H_2O]} = K \text{ (一定)}$$

あまり濃くない酢酸水溶液では,溶媒の水は多量に存在するので,実質上一定とみなしてよい.そこで $[H_2O]$ を右辺に移して,$[H_3O^+]$ を簡単にして $[H^+]$ で表すと

$$\frac{[CH_3COO^-][H^+]}{[CH_3COOH]} = K[H_2O] = K_a \quad (10)$$

となる.K_a は酸解離定数(酸の電離定数)という.

b (○) 上式(1)の両辺の対数をとり,両辺に-1を掛けて移項すると

$$-\log [H^+] = -\log K_a + \log \frac{[CH_3COO^-]}{[CH_3COOH]}$$

ここで,$-\log [H^+] = \text{pH}$,$-\log K_a = \text{p}K_a$ であるので,上式に代入すると,

$$\text{pH} = \text{p}K_a + \log \frac{[CH_3COO^-]}{[CH_3COOH]}$$

上式に各値を代入すると

$$4.7 = 4.7 + \log \frac{[CH_3COO^-]}{[CH_3COOH]}$$

$$\therefore \log \frac{[CH_3COO^-]}{[CH_3COOH]} = \log 1 = 0$$

よって $[CH_3COOH] = [CH_3COO^-]$ となる.

式(2)を一般式で表すと弱酸の **Henderson-Hasselbalch** の式(3)となる.

総合演習

$$\text{pH} = pK_a + \log\frac{[\text{イオン形の酸}]}{[\text{非イオン形の酸}]} \quad (3)$$

c（○）
$$NH_3 + H_2O \rightleftarrows NH_4^+ + OH^-$$

NH_4^+ は塩基 NH_3 に対する**共役酸**（conjugated acid）である．したがって

$$NH_4^+ \rightleftarrows NH_3 + H^+$$

$$K_a = \frac{[NH_3][H^+]}{[NH_4^+]}$$

アンモニウムイオン $[NH_4^+]$ の pK_a は

$$pK_a = -\log K_a$$

となる．この K_a の値が小さいと酸として弱く，逆に塩基としては強いことになる．

d（○） pK_a が小さいほど（K_a が大きいほど）強い酸である．したがって，本問は正しい．

2.（○）

例 0.050〔mol/L〕弱酸の α, K_a〔mol/L〕, $[H^+]$ $(=c\alpha$〔mol/L〕), pH $(25℃)$

弱酸	電離度 α	K_a〔mol/L〕	$[H^+]$〔mol/L〕	pH
HCOOH	7.23×10^{-2}	2.82×10^{-4}	3.6×10^{-3}	2.44
CH_3COOH	2.32×10^{-2}	2.75×10^{-5}	1.16×10^{-3}	2.94
C_6H_5OH	5.5×10^{-5}	1.51×10^{-10}	2.75×10^{-6}	5.56

例 酢酸の α, K_a〔mol/L〕, $[H^+]$ $(=c\alpha$〔mol/L〕), pH $(25℃)$

濃度〔mol/L〕	電離度 α	K_a〔mol/L〕	$[H^+]$〔mol/L〕	pH
0.110	1.57×10^{-2}	2.75×10^{-5}	1.73×10^{-3}	2.76
0.080	1.84×10^{-2}	2.75×10^{-5}	1.47×10^{-3}	2.83
0.040	2.59×10^{-2}	2.75×10^{-5}	1.04×10^{-3}	2.98
0.010	5.11×10^{-2}	2.75×10^{-5}	5.11×10^{-4}	3.29

濃度 c が小さくなるほど，α は大きくなるが，c を $1/10$ にしても，α は 10 倍にはならないので $[H^+]=c\alpha$ は小さくなり，pH は大きくなる．

3.（○）

4.（○） 例 $CH_3COOH \rightleftarrows CH_3COO^- + H^+$

5.（○）

6.（×） K_a 値は大きくなるが，pK_a 値は小さくなる．

7.（○）

8.（○）

[基本問題 Ⅲ]

1.（×）
$$NaHCO_3 \rightleftarrows Na^+ + HCO_3^-$$
$$HCO_3^- + H_2O \rightleftarrows H_2CO_3 + OH^- \quad (1)$$
$$HCO_3^- \rightleftarrows H^+ + CO_3^{2-} \quad (2)$$

$NaHCO_3$ は式(2)に比べ，式(1)の電離が優先し塩基性（アルカリ性）を示す．

$$NaHSO_4 \rightleftarrows Na^+ + HSO_4^-$$
$$HSO_4^- \rightleftarrows H^+ + SO_4^{2-} \quad (3)$$
$$HSO_4^- + H_2O \rightleftarrows H_2SO_4 + OH^- \quad (4)$$

$NaHSO_4$ は式(4)に比べ，式(3)の電離が優先し酸性を示す．

総合演習

2. (○) 酸性塩，塩基性塩は化学式上の名称で，水溶液の酸性・塩基性と必ずしも一致しない．$NaHCO_3$ は酸性塩であるが塩基性を示す．
3. (○)
4. (○)
5. (○)

緩衝液	pH の範囲
CH_3COOH と CH_3COONa	3.2～6.2
KH_2PO_4 と K_2HPO_4	5.2～8.3
NH_3 と NH_4Cl	8.0～11.0

6. (○) $CO_2 + H_2O \rightleftharpoons H^+ + HCO_3^-$
7. (○) $H_2PO_4^- \rightleftharpoons H^+ + HPO_4^{2-}$
8. (○)

[総合問題]

問1 5

[解き方の POINT]

a (○) 弱酸（酢酸など）を水酸化ナトリウム水溶液で滴定すると問の図のように滴定の初期では，滴下によって pH はしだいに大きくなるが，緩衝溶液となってやがて変化は少なくなる．中央点に近づくと，未反応の弱酸が減少して緩衝作用が失われ，pH は急激に増大する．もし，この酸が強酸であれば，ほとんど電離しているので，$[H_3O^+]$ に対する影響が少なく，pH はほとんど変化しない．

b (×) 強酸と強塩基の中和反応の方が，中和点付近で pH は大きく変化する．

c (×) 完全に中和を終えたのちは水酸化ナトリウム水溶液の量のみに pH は支配されるので弱酸，強酸に関係なく pH の変化はほとんどない．

問2 4

[解き方の POINT]

$pH = 5.0$ ∴ $[H^+] = 1.0 \times 10^{-5}$ [mol/L]
$pK_W = 13$ ∴ $K_W = 1.0 \times 10^{-13}$ (mol/L)^2
$K_W = [H^+][OH^-]$ より

$$\therefore [OH^-] = \frac{K_W}{[H^+]} = \frac{1.0 \times 10^{-13}(mol/L)^2}{1.0 \times 10^{-5}(mol/L)}$$
$$= 1.0 \times 10^{-8} \text{[mol/L]}$$

問3 A = 7.20，B = 12.35

[解き方の POINT]

$$H_3PO_4 \rightleftharpoons H_2PO_4^- + H^+$$
$$c(1-\alpha) \quad c\alpha \quad c\alpha$$

$$K_1 = \frac{[H^+][H_2PO_4^-]}{[H_3PO_4]} = \frac{c\alpha \times c\alpha}{c(1-\alpha)} = \frac{c\alpha^2}{1-\alpha}$$
$$= 7.08 \times 10^{-3} \text{[mol/L]}$$

$pH = 2.0$ より，$[H^+] = c\alpha = 1 \times 10^{-2}$ [mol/L] を上式に代入すると，

$$\frac{1 \times 10^{-2} \times \alpha}{1-\alpha} = 7.08 \times 10^{-3} \quad \therefore \alpha = 0.4145$$

$[H^+] = c\alpha$ より ∴ $c = \dfrac{1 \times 10^{-2}}{0.4145} = 0.0241$ [mol/L]

A $[H_2PO_4^-] = [HPO_4^{2-}]$ のとき，式（2）より
$[H^+] = K_2 = 6.31 \times 10^{-8}$ [mol/L]
∴ $pH = -\log(6.31 \times 10^{-8}) = 7.20$

B $[HPO_4^{2-}] = [PO_4^{3-}]$ のとき，式（3）より
$[H^+] = K_3 = 4.47 \times 10^{-13}$ [mol/L]

∴ pH = $-\log(4.47 \times 10^{-13}) \fallingdotseq 12.35$

問4 pH = 6

[解き方の POINT]

$$\frac{[B][H^+]}{[A^+]} = K_1, \quad \frac{[C^-][H^+]}{[B]} = K_2$$

$$K_1 \times K_2 = \frac{[C^-][H^+]^2}{[A]}$$

等電点では $[A^+] = [C^-]$ なので

$[H^+] = \sqrt{K_1 \cdot K_2} = \sqrt{10^{-2.3} \times 10^{-9.7}} = 10^{-6}$

pH = $-\log(1 \times 10^{-6}) = 6$

問5 $\alpha = 1.00 \times 10^{-2}$, $[H^+] = 2.75 \times 10^{-3}$ 〔mol/L〕, pH = 2.56

[解き方の POINT]

$$CH_3COOH \rightleftharpoons CH_3COO^- + H^+$$
$$c(1-\alpha) \qquad c\alpha \qquad c\alpha$$

$$K_a = \frac{[CH_3COO^-][H^+]}{[CH_3COOH]} = \frac{c\alpha \times c\alpha}{c(1-\alpha)} = \frac{c\alpha^2}{1-\alpha}$$

ここで弱酸の濃度が大きいときは，α は1に比べて著しく小さい場合は，$1 - \alpha \fallingdotseq 1$ とみなせるから

$K_a = c\alpha^2$

∴ $\alpha = \sqrt{\dfrac{K_a}{c}}$ 　　　　　　　　　(11)

$[H^+] = c\alpha = \sqrt{K_a c}$ 　　　　　　　(12)

となる．上式に各値を代入して求める．

$\alpha = \sqrt{\dfrac{K_a}{c}} = \sqrt{\dfrac{2.75 \times 10^{-5}}{0.275}} = 1.00 \times 10^{-2}$

$[H^+] = c\alpha = 2.75 \times 10^{-3}$ 〔mol/L〕

pH = $-\log[H^+] = -\log 2.75 + 3 = 2.56$

問6 5

[解き方の POINT]

問5の式(4)に各値を代入して求める．

$[H^+] = \sqrt{K_a c} = \sqrt{1.80 \times 10^{-5} \times 0.22}$
$= \sqrt{3.96 \times 10^{-6}}$
$\fallingdotseq 2 \times 10^{-3}$ 〔mol/L〕

問7 3

[解き方の POINT]

CH_3COOH の濃度 　$C_A = 0.05 \times \dfrac{1}{5} = 0.01$ 〔mol/L〕

CH_3COONa の濃度 　$C_S = 0.05 \times \dfrac{4}{5} = 0.04$ 〔mol/L〕

上記の値を問7の式(1)に代入して求める．

pH = $pK_a + \log \dfrac{C_S}{C_A} = 4.5 + \log \dfrac{0.04}{0.01}$
$= 4.5 + \log 4 = 4.5 + 2\log 2 = 5.1$

第4章 酸・塩基の強さと構造

問題編

次の文のうち，正しい文に○印を，間違っている文に×印を文末の（　）内に付けなさい．

[基本問題 I] 基礎理論

1. 酸とは，水素イオンを相手に与える物質をいい，塩基とは，水素イオンを受け取る物質をいう．（　）
2. 酢酸の電離平衡において，**酸解離定数** K_a は次式で表される．

$$CH_3COOH + H_2O \rightleftarrows CH_3COO^- + H_3O^+$$

共役塩基　　　共役酸

$$\frac{[CH_3COO^-][H_3O^+]}{[CH_3COOH]} = K[H_2O] = K_a \text{ [mol/L]}$$

K_a と**酸解離指数** pK_a の関係は次式で表される．（　）

$$pK_a = -\log K_a$$

3. 有機アミンの電離平衡において，**塩基解離定数** K_b は次式で表される．

$$RNH_2 + H_2O \rightleftarrows RNH_3^+ + OH^-$$

共役酸　　共役塩基

$$\frac{[RNH_3^+][OH^-]}{[RNH_2]} = K[H_2O] = K_b \text{ [mol/L]}$$

K_b と**塩基解離指数** pK_b の関係は次式で表される．（　）

$$pK_b = -\log K_b$$

4. 一般には，有機アミンの塩基の強さとして，その共役酸（RNH_3^+）の K_a または pK_a で表される．

$$RNH_3^+ + H_2O \rightleftarrows RNH_2 + H_3O^+$$

$$K_a = \frac{[RNH_2][H_3O^+]}{[RNH_3^+]}, \quad pK_a = -\log K_a$$

K_a と K_b の関係は

$$K_a = \frac{K_w}{K_b}, \quad pK_a + pK_b = 14 \quad \text{となる．（　）}$$

5. 負の値の pK_a をもつ酸は特に強い酸である．(82回)（　）
6. 酸解離定数 K_a の対数を酸解離指数 pK_a と定義する．（　）
7. K_a，K_b が大きければ（pK_a，pK_b が小さければ），その酸，塩基は弱い．（　）
8. メチルアミンの pK_b は 3.34 であるので，その共役酸（$CH_3NH_3^+$）の pK_a は $14 - 3.34 = 10.66$ となる．（　）
9. 酢酸の pK_a は 4.757 であるとすると，K_a は 1.75×10^{-5} [mol/L] となる．ただし，$10^{4.757} = 57148$ である．（　）
10. 酸性度は acetylene の方が ethylene よりも高い．(82回)（　）
11. 水（$pK_a = 15.74$）はアンモニア（$pK_a = 36$）より強酸であるので，水酸化物イオン OH^- はアミドイオン NH_2^- より強い塩基である．（　）

230

12. 次の酸・塩基反応は起こるか．

   a CH$_3$COCH$_3$ + NaNH$_2$ ⟶ CH$_3$COCH$_2^-$Na$^+$ + NH$_3$
     （　　）
     pK_a = 19   pK_a = 36

   b HCN + CH$_3$COONa ⟶ NaCN + CH$_3$COOH（　　）
     pK_a = 9.3   pK_a = 4.76

   c H—C≡C—H + OH$^-$ ⟶ H—C≡C:$^-$ + H$_2$O（　　）
     pK_a = 25   pK_a = 15.74

   d H—C≡C—H + NaNH$_2$ ⟶ H—C≡C:$^-$Na$^+$ + NH$_3$
     （　　）

13. 水のイオン積 [H$^+$][OH$^-$] = 1.0 × 10^{-14}〔(mol/L)^2〕(25℃) であるので水の酸解離指数 pK_a = 15.74 となる．ただし log 1.8 = 0.26 とする．（　　）

[基本問題　II]　有機酸の強さと化学構造

1. 酢酸の酸性は，エタノールに比べてはるかに大きいのはカルボキシレートイオンとアルコキシドイオンの相対的安定性にある．（　　）

2. カルボン酸の解離は平衡反応であるので，カルボキシル基に電子求引基が付くと，誘起効果（I効果）によってカルボキシレートイオンを安定化させるので，酸性度を増大させる．（　　）

3. 脂肪族カルボン酸の性質に関する次の記述の正誤について
（81回）

   a モノクロロ酢酸は酢酸よりも強い酸である．（　　）

   b トリクロロ酢酸はモノクロロ酢酸よりも強い酸である．（　　）

   c トリクロロ酢酸はトリフルオロ酢酸よりも強い酸である．（　　）

   d 2-クロロプロピオン酸は3-クロロプロピオン酸よりも強い酸である．（　　）

4. 塩酸はフッ化水素酸（フッ酸）より強い酸である．したがってクロロ酢酸はフルオロ酢酸より強い酸である．（　　）

5. フェニル酢酸は安息香酸より強い酸である．（　　）

6. プロピオン酸は酢酸やギ酸より強い酸である．（　　）

7. p-methylphenol, p-chlorobenzoic acid, p-nitrobenzoic acid, cyclohexanol の中で最も強い酸は p-nitrobenzoic acid である．（　　）

8. フェノールはエタノールに比べて酸性が強いので，エタノールと反応しない水酸化ナトリウムと反応してナトリウムフェノキシドを生成する．（　　）

9. フェノールに比べ，p-クロルフェノールは酸性が弱く，p-メトキシフェノールは酸性が強くなる．（　　）

10. 2,4,6-トリニトロフェノールは p-ニトロ安息香酸より弱い酸である．（　　）

[基本問題　III]　有機塩基の強さと化学構造

1. 水溶液中のアミンの塩基性は，窒素原子の非共有電子対がプロトンとどれだけ配位しやすいかに依存している．（　　）

2. アミンの窒素原子に電子を供給すれば非共有電子対の電子密度を高めアミンの塩基性は強くなる．（　　）

3. アンモニア，メチルアミン，ジメチルアミンの順に塩基性は弱くなる．（　　）

4. pyridine, aniline, indole, dimethylamine の中で最も

強い塩基は aniline である．(81回，改変)（　）

解　答　編

[基本問題 I] 基礎理論

1. （○）ブレンステッド・ローリーの理論である．
2. （○）
3. （○）
4. （○）
5. （○）水溶液中でほとんど解離する強酸の酸解離定数は整数となるので pK_a は負の値となる．強塩基の pK_b も負の値となる．

	H_2SO_4	HCl	HNO_3
pK_a	-9.0	-7.0	-1.3

6. （×）K_a の逆数の対数が pK_a である．

$$pK_a = \log \frac{1}{K_a} = -\log K_a$$

7. （×）その酸，塩基は強い．逆に K_a，K_b が小さければ（pK_a，pK_b が大きければ），その酸，塩基は弱い．

8. （○）$CH_3NH_2 + H_2O \rightleftarrows CH_3NH_3^+ + OH^-$
　　　　　　塩基　　酸　　　共役酸　　共役塩基
∴ $pK_a + pK_b = 14$

9. （○）$4.757 = \log \dfrac{1}{K_a}$

$y = \log_{10} x \longrightarrow x = 10^y$ を用いて上式を変形すると

$10^{4.757} = \dfrac{1}{K_a}$

$K_a = \dfrac{1}{57148} = 1.75 \times 10^{-5}$ 〔mol/L〕

10. （○）s 性の高い炭素の軌道上にある水素の酸性が強い．アセチレンの炭素は sp 混成軌道（s 性1/2）を形成し，その $pK_a = 25$ である．エチレンの炭素は sp^2 混成軌道（s 性1/3）を形成し，その $pK_a = 37$ である．

11. （×）　　　$H_2O \rightleftarrows H^+ + OH^-$
　　　　　　　　　　　　　　　（H_2O の共役塩基）
　　　　　　　$NH_3 \rightleftarrows H^+ + NH_2^-$
　　　　　　　　　　　　　　（アンモニアの共役塩基）

酸（HA）が強い酸であればあるほど，その共役塩基（A^-）はプロトンを受け取り難くなり弱い塩基となる．したがって NH_2^- が OH^- より強い塩基である．一般に，酸はより大きい pK_a をもつ酸の共役塩基に H^+ を与え，ある酸の共役塩基は，その酸より小さい pK_a をもつ酸から H^+ を引き抜く．

12. 11 の解答をよく理解して答えよ．

a （○）アセトンはアンモニアより H^+ を離しやすいので起こる．

b （×）青酸は酢酸より弱酸なので起こらない．

c （×）水はアセチレンより H^+ を離しやすいので起こらない．

d （○）アセチレンはアンモニアより H^+ を離しやすいので起こる．

13. （○）　　$H_2O \rightleftarrows H^+ + OH^-$

$[H_2O] = \dfrac{1000 〔mL〕}{18} = 55.5$ 〔mol/L〕

$[H^+] = 1.0 \times 10^{-7}$ [mol/L]
$[OH^-] = 1.0 \times 10^{-7}$ [mol/L]
$K_a = \dfrac{[H^+][OH^-]}{[H_2O]} = \dfrac{1.0 \times 10^{-14}}{55.5}$
$= 1.8 \times 10^{-16}$ [mol/L]
$pK_a = -\log(1.8 \times 10^{-16}) = 16 - \log 1.8 = 15.74$

[基本問題 Ⅱ] 有機酸の強さと化学構造

1. (○) カルボキシレートイオンの負電荷は，二つの酸素原子上に非局在化し，共鳴混成体として安定化しているが，アルコキシドイオンは一つの酸素原子上に局在化し，安定化できない．その差が酢酸は酸性を示すのに対し，エタノールは中性を示す結果となる．

$CH_3CH_2\ddot{O}H + H_2O \rightleftarrows CH_3CH_2\ddot{O}^- + H_3O^+$

共鳴による安定化

2. (○) 酢酸とトリフルオロ酢酸，プロピオン酸を比べると電気陰性度はF (4.0)，C (2.5)，H (2.1)であるので，Fは電子求引原子であり，メチル基は電子供与基となるのでpK_a値に差が出る．

pK_a 0.23   4.76   4.87

3. **a** (○) **b** (○) **c** (×) **d** (○)

酢酸のメチル基の水素を電気陰性度の大きい塩素原子で順次置換していくと，塩素原子の誘起効果（電子求引効果）により，酸性度は増大し，pK_aの値は次第に小さくなる．

CH$_3$COOH   ClCH$_2$COOH   Cl$_2$CHCOOH   Cl$_3$CCOOH
pK_a 4.76   2.85   1.48   0.64

その誘起効果はσ結合を通して作用し，カルボキシル基からの距離に強く依存し，電子求引の原子である塩素原子がカルボキシル基から遠ざかると酸性度が急激に減少する．

CH$_2$CH$_2$COOH   CH$_3$CHCOOH   CH$_3$CH$_2$COOH
 | |
Cl   Cl

pK_a 3.92   2.86   4.87

4. (×) フッ化水素は水と水素結合しフッ化水素酸となるが，その電離度は小さく弱酸である．しかし，カルボン酸の炭化水素部分に電気陰性度の大きい原子が付くと，その電子求引性により酸が強くなる．電気陰性度はF (4.0)，Cl (3.5)であるので，フルオロ酢酸の方が強い酸である．

FCH$_2$COOH   ClCH$_2$COOH
pK_a 2.59   2.85

5. (×) フェニル酢酸のカルボキシレートイオンはベンゼン環と非局在化できないので安息香酸より弱い酸である．安息香酸のカルボキシレートイオンの負電荷がベンゼン環に非局在化し，共鳴安定化できるので，安息香酸はフェニル酢酸より強酸である．しかし，フェニル酢酸は酢酸より強酸である．

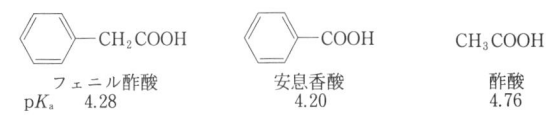

フェニル酢酸   安息香酸   酢酸
pK_a 4.28   4.20   4.76

総合演習

6. （×） アルキル基は電子供与基で，カルボキシレートイオンを不安定化させる．その結果，酸としての強さはギ酸，酢酸，プロピオン酸の順に弱くなる．

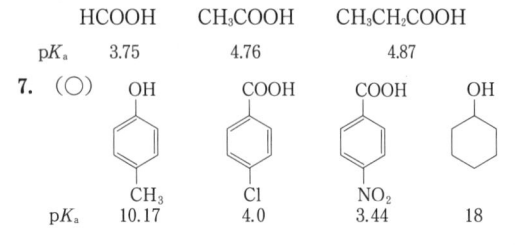

	HCOOH	CH₃COOH	CH₃CH₂COOH
pK_a	3.75	4.76	4.87

7. （○）

	4-メチルフェノール	4-クロロ安息香酸	4-ニトロ安息香酸	シクロヘキサノール
pK_a	10.17	4.0	3.44	18

8. （○） フェノールは酢酸に比べて酸性は弱いが，解離によって生じるフェノキシドイオン $C_6H_5O^-$ は酸素原子上の負電荷がベンゼン環に非局在化し，共鳴安定化する．エタノールは $CH_3CH_2O^-$ が水溶液中で共鳴安定化できず電離できないので中性である．

$$C_6H_5OH + H_2O \rightleftharpoons C_6H_5O^- + H_3O^+$$

$$C_6H_5OH + NaOH \longrightarrow C_6H_5ONa + H_2O$$

9. （×） 電気陰性度は O＞Cl＞H であるが，酸素原子上の電子が共鳴によってベンゼン環に移動する共鳴効果が，酸素の σ 結合を通しての誘起効果による電子求引力より優り，p-メトキシフェノールの酸性はフェノールより弱くなる．

	p-クロロフェノール	フェノール	p-メトキシフェノール
pK_a	9.38	9.89	10.21

10. （×） 2,4,6-トリニトロフェノール（ピクリン酸）は p-ニトロ安息香酸より強い酸である．

	2,4,6-トリニトロフェノール	m-ニトロフェノール	m-ニトロ安息香酸
pK_a	0.60	o- 7.17, m- 8.28, p- 7.15	o- 2.17, m- 3.45, p- 3.44

[基本問題 Ⅲ] 有機塩基の強さと化学構造

1. （○）

2. （○） 逆に，アミンの窒素原子に付く水素原子を電子求引基で置換し電子を求引すれば，窒素原子の非共有電子対の電子密度は低くなり，アミンの塩基性は弱くなる．

3. （×） 共役酸（RNH₃⁺）の正電荷を電子供与基であるアルキル基が分散させ，溶媒和によって安定化させるので逆に塩基性は強くなる．

$$R-NH_2 + H_2O \rightleftharpoons RNH_3^+ + OH^-$$

	NH₃	CH₃NH₂	CH₃NHCH₃
pK_b	4.76	3.34	3.27
共役酸の pK_a	9.24	10.66	10.73

4. （×） dimethylamine が最も強い塩基である．

	ピリジン	アニリン	インドール	CH₃NHCH₃
pK_b	8.75	9.37	17.6	3.27
共役酸 pK_a	5.25	4.63	-3.6	10.73

インドールはピロールと同様その非共有電子対は p 軌道で 6π 系（芳香性）に関与し，塩基性に関係せず，中性を示す．

第5章 酸と塩基・pH-分配仮説

問題編

次の文のうち，正しい文に○印を，間違っている文に×印を文末の（　）内に付けなさい．

[基本問題　Ⅰ]　薬物の吸収

1. 薬物吸収に関する次の記述の正誤について
   a　薬物の多くは有機弱電解質であるため，管腔内で溶解した薬物は，吸収部位のpHによって決まるイオン形の割合と，そのイオン形分子の脂溶性によって吸収速度が決定される（pH-分配仮説）．(79回)（　）
   b　尿がアルカリ性になると，サリチル酸の尿細管からの再吸収は抑制される．(78回)（　）
   c　食物は，消化液の分泌や肝臓の血流を増大させるが，胃内容排出速度を遅らせるので，薬物の吸収を減少させたり，遅らせることがある．(78回)（　）
   d　四級アンモニウム塩類は胃からの吸収が速く，速効性が期待できる．(79回)（　）
   e　水に難溶性の薬物は粒子が微細な方が消化管からの吸収は良い．(79回)（　）
   f　直腸からの薬物の吸収は，その吸収部位に関係なく肝初回通過効果を回避できる．(78回)（　）
   g　胆汁は水に難溶性の薬物に対して可溶化あるいは分散化作用を持ち，多くの場合吸収を促進する．(73回)（　）
   h　口腔粘膜から吸収された薬物は門脈を経由せず，ただちに全身循環系に入るので肝臓での初回通過効果を受けない．(74回)（　）
   i　ペプチドあるいはたん白性薬物の消化管吸収は，一般に悪いので製剤開発の大きな障害になっている．(75回)（　）
   j　アミノ配糖体系抗性物質の経口投与では全身作用は期待できない．(75回)（　）

2. 薬物の経皮吸収に関する次の記述の正誤について
   a　表皮の最も外側は角質層と呼ばれ，薬物の皮膚透過に対するバリアーの役割を果している．(82回)（　）
   b　汗腺や毛穴などの付属器官では，薬物の拡散係数は大きいが，薬物の経皮吸収への寄与は少ない．(82回)（　）
   c　薬物の皮膚透過は受動拡散により起こると考えられている．(82回)（　）
   d　皮膚組織には代謝酵素が存在しないため，経皮吸収改善を目的とした薬物のプロドラッグ化は有効ではない．(82回)（　）

解　答　編

[基本問題　I]　薬物の吸収

1. **a**　（×）　弱電解質の吸収は非イオン形の割合によって決まり，吸収部位の pH で非イオン形の割合とその非イオン形分子の脂溶性によって吸収速度が決定される．

   b　（○）　サリチル酸は pK_a ≒ 3.0 の酸性薬物であるので，pH の上昇によりイオン形の割合が急激に増大し，尿細管からの再吸収が抑制される．

   c　（○）　食後には胃内容物排泄速度が遅くなり，一般に薬物の吸収は遅くなる．

   d　（×）　四級アンモニウム塩は消化管中の pH でイオン形で存在し，吸収性は低く，速効性は期待できない．

   e　（○）　微粉化すると粒子の比表面積が増大し，溶解速度は大きくなる．

   f　（×）　直腸上部から吸収された薬物は，門脈を通って肝臓に移行するので肝初回通過効果を回避できない．

   g　（○）　脂肪を摂取すると胆汁の分泌量が増加し，グリセオフルビンのような溶解しにくい薬物に胆汁の界面作用により溶解速度が大きくなり吸収を促進する．

   h　（○）

   i　（○）　ペプチドは消化管吸収率が悪く，かつ，ばらつきが大きいので消化管からの吸収は期待できない．

   j　（○）

2. **a**　（○）　角質層はバリアーの役割を果たしている．

   b　（○）　角質層には汗腺や毛穴などの付属器官が存在し，付属器官の薬物の拡散係数は角質層実質部より約 10 倍大きいが，付属器官の面積が実質部の 0.1％ ほどしかないため，薬物の経皮吸収への寄与は少ない．

   c　（○）

   d　（×）　表皮や真皮部分に多くの代謝酵素が存在しているためプロドラッグ化は有効である．たとえば，吉草酸ベタメタゾンはベタメタゾンのプロドラッグであり，経皮吸収がかなり改善されている．

総合演習

第6章　化学平衡

問　題　編

次の文のうち，正しい文に○印を，間違っている文に×印を文末の（　）内に付けなさい．

[基本問題　I]　基礎理論
1. 薬物のたん白結合がLangmuir型で表されるとき，次の記述の正誤について
    a　たん白質が薬物分子に対して同じ親和性をもつとき，横軸に薬物の非結合形濃度の逆数，縦軸にたん白質単位濃度当たりの結合形薬物濃度の逆数をとると右上りの直線が得られ，縦軸との切片の逆数はたん白質1モル当たりの薬物の結合部位数となる．(76回)（　）
    b　薬物との結合定数が大きい場合には，薬物濃度がある限度以上になると，血漿中の非結合形分率が急激に増大し，急性毒性を発現する場合がある．(76回)（　）
    c　たん白結合における競合的阻害現象がある場合，阻害物質の存在で，当該薬物の見かけの結合定数が減少するが，たん白質の結合部位の数には変化はない．(76回)（　）
    d　ワルファリンはフェニルブタゾンと血漿たん白質と非競合的に結合するので，このような薬物と併用すると，非結合形の濃度に変化をきたして組織中への分布が急激に増加し，有害作用の原因となる場合がある．(76回)（　）
2. 薬物の血漿たん白結合に関する次の記述の正誤について

    a　一般に血漿たん白質と薬物との結合及び解離反応は，極めて速い可逆反応である．(78回)（　）
    b　アルブミンは血漿たん白結合に関与し，その質量濃度は血漿中に含まれる全たん白質のなかで最も大きい．(78回)（　）
    c　血漿たん白結合の結合定数が大きいワルファリンは，ある用量を超えると急激に血漿中の非結合形薬物の割合が大きくなる．(78回)（　）
    d　正常な脳脊髄液，リンパ液のたん白質濃度は血漿よりもかなり高いので，一般にこれらの血管外液中の総薬物濃度は，血漿中の総薬物濃度よりも高い．(78回)（　）
    e　フェニトインの抗けいれん作用は，投与量や血漿中総薬物濃度よりも血漿中の非結合形薬物濃度に依存する．(78回)（　）
    f　フェニトインの抗けいれん作用の強さは，血漿中の非結合形薬物濃度よりも，血漿たん白非結合率に依存する．(83回)（　）
    g　肝疾患時には，血漿たん白結合率や分布容積が変化することがある．(83回)（　）
    h　血漿たん白結合率が高い薬物は，結合率が低い薬物と比較すると，組織結合率が同じ場合には，分布容積は大である．(83回)（　）
    i　肝臓において，血流律速で消失する薬物の場合，その血漿たん白結合を阻害する薬物を併用しても，血漿たん白非

結合率の増加の割合ほどは肝クリアランスは増加しない．
(83回)（　）

解　答　編

[基本問題　I]　基礎理論

1. **a** （○）　Double reciprocal プロットのグラフ（図2，132頁）から正しい．

   b （○）　薬物のたん白結合定数の大きい薬物では，低投与量でたん白との結合型で存在するが，高投与量では血漿中の非結合分率が増大し，急性毒性を発現する場合がある．

   c （○）　式(24)の図4（135頁）において，縦軸切片 $\frac{1}{r}$ は変化しないので，結合部位の数 n は変わらない．競合阻害では傾き $\frac{1}{nK}$ が大きくなるので，K の値は小さくなる．

   d （×）　ワルファリンとフェニルブタゾンは血漿たん白質と競合的に結合する．

2. **a** （○）

   b （○）

   c （○）

   d （×）　正常な脳脊髄液，リンパ液のたん白質濃度は血漿中の濃度より低い．

   e （○）

   f （×）　血漿中の非結合形薬物濃度が薬理作用の強さに直接関係する．

   g （○）　肝疾患時には，血漿たん白質の低下および黄疸による血漿ビリルビンの増加などにより血漿たん白結合率や分布容積が変化する．

   h （×）　血漿たん白結合率の高い薬物は，組織移行性が小さく，分布容積も小さくなる．

   i （○）　血流律速で消失する薬物（リドカイン，プロプラノロールなど）の肝クリアランスは肝血流量の影響を受けるが，血漿たん白結合性の変動の影響は少ない．

総合演習

第8章 薬物速度論

問題編

次の文のうち，正しい文に○印を，間違っている文に×印を文末の（ ）内に付けなさい．

[基本問題 I] 腎排泄
1. 薬物の腎排泄に関する次の記述の正誤について
   a フェノールスルホンフタレインの腎クリアランスが100〔mL/min〕の患者は腎機能が正常と推測される．(79回)（ ）
   b 薬物の糸球体からのろ過速度は，血漿たん白結合率の変化の影響を受けない．(79回)（ ）
   c 近位尿細管での薬物の分泌は主として能動輸送によって進行するので，同じ輸送系を介して分泌される薬物を併用した場合，その拮抗的阻害によって薬物の尿中排泄速度は促進する．(79回)（ ）
   d 高齢者には腎機能の低下がしばしばみられ，薬物の尿への排泄が抑制されることがあるので，薬物が長時間体内に滞留する傾向がある．(79回)（ ）
   e プロベネシドをペニシリンと併用すると，プロベネシドはペニシリンの排泄を阻害し，その血中からの消失速度を遅くする．(78回)（ ）
   f 尿がアルカリ性になるとサリチル酸の尿細管からの再吸収は抑制される．(78回)（ ）
   g スルホブロモフタレインはほとんど腎臓から排泄されるので，そのナトリウム塩が腎機能検査に用いられる．(78回)（ ）
   h 糸球体では血漿たん白質はろ過されるので，血漿たん白結合率の大きい薬物の腎排泄は速くなる．(78回)（ ）
   i イヌリンの血漿中濃度が増加すれば糸球体ろ過速度（GFR）は増加する．(78回)（ ）
   j 尿細管再吸収は一般に受動輸送によるとされ，尿 pH にほとんど影響されない．(76回)（ ）
2. 腎クリアランスに関する次の記述の正誤について
   a イヌリンは血漿中でたん白と結合せず糸球体ろ過のみを受け，尿細管分泌や尿細管再吸収を受けないので，正常人でのクリアランスは約200〔mL/min〕である．(73回)（ ）
   b p-アミノ馬尿酸の腎クリアランスは血漿中濃度に依存するが，低濃度では500〔mL/min〕にもなり，尿細管分泌が大きいことを示している．(73回)（ ）
   c クレアチニンの腎クリアランスが50〔mL/min〕であるヒトでは，尿細管再吸収が盛んになっていることが明らかである．(73回)（ ）
   d スルファチアゾールのヒトでの腎クリアランスは67〔mL/min〕であるので，尿細管再吸収はほとんどないことが明らかである．(73回)（ ）
   e サリチル酸の腎クリアランスは尿の pH が高くなるほど

239

大きくなる．(73回)（　）
3. クレアチニンクリアランスに関する次の記述の正誤について
    a　クレアチニンは腎臓で生合成され，血液中に放出されるので，血清クレアチニン濃度は腎機能の指標として用いられる．(81回)（　）
    b　クレアチニンは血清たん白質に結合しない．(81回)（　）
    c　クレアチニンの腎クリアランスは，糸球体ろ過速度にほぼ相当する．(81回)（　）
    d　血清クレアチニン濃度が定常状態にある時，Cockcroft-Gaultの式を用いると，血清クレアチニン濃度からクレアチニンクリアランスのおおよその値が推定できる．(81回)（　）

[基本問題　II]　バイオアベイラビリティ，TDM
1. バイオアベイラビリティに関する次の記述の正誤について
    a　体内における薬物の消失が一次速度過程であれば，AUCは循環血中に取り込まれた未変化薬物の総量に比例するので，AUCはバイオアベイラビリティの指標となる．(81回)（　）
    b　同一の主成分をもつ2つの製剤の速度的バイオアベイラビリティが同等なとき，この2つの製剤は生物学的に同等であるとみなされる．ただし，量的バイオアベイラビリティの値は同等性の判定には用いない．(81回)（　）
    c　水に難溶性の薬物や安全域の狭い薬物の製剤では，バイオアベイラビリティの測定が望ましい．(81回)（　）

    d　最高血中薬物濃度はバイオアベイラビリティの指標とはならない．(81回)（　）
2. 薬物治療をすすめるうえでTDM（薬物血中濃度モニタリング）を行うことが望まれる薬物についての記述の正誤について
    a　血中濃度の高さと薬効又は副作用の強度や発現頻度との間の関係がない薬物．(78回)（　）
    b　投与量と血中濃度との関係が非線形性を示す薬物．(78回)（　）
    c　副作用又は中毒症状と病気本来の症状の区別がむずかしい薬物．(78回)（　）
    d　治療係数が大きい薬物．(78回)（　）

解　答　編

[基本問題　I]　腎排泄
1. a　(×)　ヒトの腎血漿流量は500〜700 mL/minであり，フェノールスルホンフタレインは代謝を受けず94％が尿細管分泌により排泄されるので，その腎クリアランスは腎血漿流量に近い値をとる．腎クリアランス100 mL/minのときは，腎機能が低下している可能性がある．
   b　(×)　血漿たん白に結合している薬物は糸球体ろ過を受けないため，血漿たん白結合率の変化はろ過速度に影響し，結合率の高い薬物は糸球体からのろ過速度が低下する．
   c　(×)　拮抗的阻害により分泌が低下すれば，尿中排泄速度は低下する．
   d　(○)

e （○） プロベネシドはペニシリンの尿細管分泌を競合阻害により減少させ，ペニシリンの作用を持続化させる．
f （○） 尿がアルカリ性になるとサリチル酸の非イオン形分率が減少し，尿細管再吸収は抑制される．
g （×） スルホブロモフタレインはほとんど肝臓から取り込まれ，胆汁中に排泄されるのでそのナトリウム塩は肝機能検査に用いられる．
h （×） 糸球体では血漿たん白質はろ過されないので，血漿たん白結合率の大きな薬物の腎排泄は遅くなる．
i （×） イヌリンやクレアチニンクリアランスは血漿中濃度に依存しない．糸球体ろ過速度は一定である．
j （○）

2. a （×） イヌリンクリアランスはGFRを表し，ヒトでの正常値は100〜130 mL/minである．
b （○） p-アミノ馬尿酸は腎血漿流量（RPF）および腎血流量（RBF）の測定薬として用いられる．
c （×） クレアチニンクリアランスはGFRを表し，この低下は糸球体ろ過能の低下を示す．クレアチニンはイヌリン同様糸球体ろ過のみで排泄される．
d （×） 薬物の腎クリアランスがGFR（100〜120 mL/min）に比べて小さいので，尿細管再吸収は起こっていると考えられる．しかし尿細管分泌があるかどうかは不明である．
e （○） サリチル酸の$pK_a ≒ 3$であるので，尿のpHが高くなるとイオン形が増加するため再吸収が低下し，腎クリアランスは大きくなる．

3. a （×） クレアチニンは腎臓ではなく筋肉中でクレアチンからホスホクレアチンを経て，生合成される．
b （○）
c （○）
d （○）

[基本問題 II] バイオアベイラビリティ，TDM

1. a （○） 式(85)からAUCは式(86)で表される．

$$\mathrm{AUC} = \frac{\mathrm{F} \cdot D}{CL_{tot}} = \frac{\mathrm{F} \cdot D}{k_e \cdot V_d} \tag{86}$$

消失が一次速度過程であれば，AUCはバイオアベイラビリティ（F）と比例する．
b （×） 生物学的同等性は"同一成分の持つ2つの製剤において，量的および速度論的バイオアベイラビリティがともに等しいとき，この2つの製剤は生物学的同等である"と定義される．
c （○） 水に難溶性の薬物はバイオアベイラビリティが変動しやすいので安全域の狭い薬物の製剤は測定が望ましい．
d （×） 最高血中薬物濃度C_{max}は，バイオアベイラビリティの評価にAUCとともに，最も重要な値である．

2. a （×） 血中濃度の高さと薬効又は副作用の強度や発現頻度との間に関係がない薬物については，TDMを行う必要はない．
b （○）
c （○）
d （×） 治療係数が大きい薬物ほど安全性が高いのでTDMを行う必要はない．

総合演習（II）

―― 最近の薬剤師国家試験問題から ――

第1章　化学反応速度論

例題1　ある薬物の水溶液中における分解の1次速度定数は 0.05hr^{-1} で，溶解度は 1 w/v％ である．溶解速度が分解速度に比べて充分に速い状態において，この薬物 200 mg を 5 mL の水に懸濁させ，分解物の生成を時間の関数としてモニターしたところ，最初は直線的に増加したが，□時間をすぎると，分解物の生成はその直線からずれた．

□の中に入るべき数値は次のどれか．

1　10　　2　20　　3　40　　4　60　　5　80

薬剤師国試（90回）

解答　4

解説　懸濁剤の分解の溶解速度は分解速度より速いので見かけ上零次反応で進行する（4頁例題2参照）．懸濁液中の固相が消失すると一次反応で分解するので，直線からずれてくる．したがって，薬物が 1.0 w/v％（懸濁固体が消失）になるまでの時間を求めればよい．見かけ上零次反応の分解速度を k' とすると

$k' = k_1 \cdot C_s = 0.05 (hr^{-1}) \times 1.0 (w/v\%) = 0.05 (hr^{-1} \cdot w/v\%)$

したがって，初濃度 4（w/v％）の懸濁液の濃度が 1.0（w/v％）になるまでの時間 t は3頁式（4）に

$C = -kt + C_0$　　　　　　　　（4）

代入すると

$1.0 (w/v\%) = -0.05 (hr^{-1} \cdot w/v\%) \times t + 4.0 (w/v\%)$

∴　$t = 60 (hr)$

例題2　薬物Aの水溶液中（初濃度 40 mg/mL）での分解過程について，時間（hr）に対して濃度 C（mg/mL）の常用対数値をプロットしたところ，下のグラフのようになった．次の記述の正誤について，正しい組合せはどれか．ただし log 2 = 0.3 とする．

	a	b	c	d
1	正	正	誤	誤
2	正	正	誤	正
3	正	誤	正	誤
4	誤	正	正	誤
5	誤	誤	正	正
6	誤	誤	誤	正

総合演習

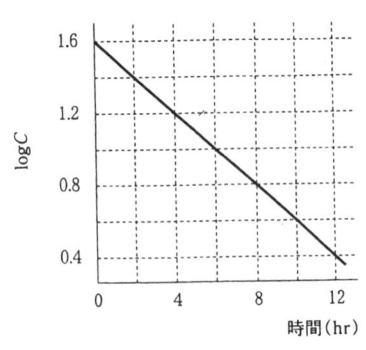

[グラフ: 縦軸 log C, 横軸 時間(hr), 0時で1.6、12時で約0.4の直線]

a 分解は0次反応速度式に従っている．
b 反応の半減期は約8時間である．
c 反応速度定数は，0.1 hr⁻¹ である．
d 反応開始から20時間後には，薬物Aの約99％が分解することが予測される．

薬剤師国試（91回）

解答 6

解説 a（×） 縦軸に濃度の対数，横軸に時間をとったときのグラフが直線となるのは一次反応である．
b（×） 濃度が40〔mg/mL〕から20〔mg/mL〕となる時間が半減期であるので
$\log 40 = \log 2^2 + \log 10 = 2 \times 0.3 + 1.0 = 1.6$
$\log 20 = \log 2 + \log 10 = 0.3 + 1.0 = 1.3$
よって，グラフより半減期は3時間である．
c（×） $k = \dfrac{0.693}{t_{1/2}} = \dfrac{0.693}{3} = 0.231$〔hr⁻¹〕である．

d（○） 本文8頁式（15）を変形，$\log \dfrac{C}{C_0} = -\dfrac{k}{2.303}t$ となる．
20時間後の薬物残存率は上式に各値を代入すると，
$\log \dfrac{C}{C_0} = -\dfrac{0.231}{2.303} \times 20 \fallingdotseq -2$
∴ $\dfrac{C}{C_0} = 10^{-2} = 0.01$
となり，約99〔％〕分解されていると判断できる．

例題3 水溶液中において，薬物Aは1次反応速度式に従い，薬物Bは0次反応速度式に従って分解する．濃度C_0の薬物A，Bそれぞれの水溶液を調製して，一定条件下で保存したところ，1年後に両者とも濃度が$\dfrac{1}{2}C_0$となった．さらに，同一条件で保存し続けたところ，分解反応が進行し，ある時点で薬物Bの濃度は0になった．その時点での薬物Aの濃度として正しいものはどれか．

1 0 **2** $\dfrac{1}{4}C_0$ **3** $\dfrac{1}{8}C_0$ **4** $C_0 \ln 2$ **5** $\dfrac{1}{2}C_0 \ln 2$

薬剤師国試（86回）

解答 2

解説 1年後A，B共$\dfrac{1}{2}C_0$になったことから，AとBの半減期は1年である．Bの分解は2年で0になるが，Aは2年で$\dfrac{1}{4}C_0$，3年で$\dfrac{1}{8}C_0$になる．したがって$\dfrac{1}{4}C_0$が正しい．

総合演習

例題 4 次の文章の □ に入る数値の正しい組合せはどれか．

化合物 A の 200℃ での分解反応の半減期は初濃度が 1 mol/L の時は 30 分，2 mol/L の時は 15 分であった．この分解反応は 0 次，1 次，2 次反応のうち a 次反応に従って分解し，初濃度が 3 mol/L の場合，化合物 A が 90 ％ 分解するのに要する時間は b 分である．

	a	b
1	0	162
2	1	100
3	2	90
4	0	324
5	1	200
6	2	180

薬剤師国試（89回）

解答 3

解説 初濃度と半減期が反比例の関係にあるので二次反応である．一次反応では初濃度と半減期は無関係である．本文 15 頁式（30）に各値を代入して求める．

$$\frac{1}{C} = kt + \frac{1}{C_0} \quad (30)$$

$$\frac{1}{0.1 C_0} = \frac{1}{30} \times t + \frac{1}{3}$$

$$\therefore \quad t = 90 \,[\text{min}]$$

例題 5 3 種類の薬物 A，B 及び C の分解は，それぞれ 0 次，1 次及び 2 次反応に従う．次の記述のうち，正しいものの組合せはどれか．

a A の残存量は，時間と共に直線的に減少する．
b B の残存量の対数は，時間と共に直線的に減少する．
c C の残存量の逆数の対数は，時間と共に直線的に増加する．
d いずれの薬物も，その初濃度と半減期が同じ場合，半減期以降での薬物の分解量の最も少ないのは A である．

1 （a，b）　2 （a，c）　3 （a，d）
4 （b，c）　5 （b，d）　6 （c，d）

薬剤師国試（88回）

解答 1

解説 a（○） A は零次反応であるので，本文 3 頁式（4）に従い，薬物残存量は，時間と共に直線的に減少する．

$$C = -kt + C_0 \quad (4)$$

b（○） B は一次反応であるので，本文 6 頁式（10）に従い，薬物残存量の対数は時間と共に直線的に減少する．

$$\ln C = -kt + \ln C_0 \quad (10)$$

c（×） C は二次反応であるので，本文 15 頁式（30）に従い，薬物残存量の逆数は時間と共に直線的に増加する．問の「の対数」を取れば正しい．

d（×） 半減期以降の薬物の分解量が最も少ないのは二次反応の C である．A は直線的に減少するので分解量は最も多い．半減期以降の薬物の分解量は A＞B＞C の順となる．

例題 6 薬物 A〜D について，それぞれ 3 種類の異なる含量の水性注射剤（2 mL 溶液，アンプル入り）を調製し，それらの 40 ℃ における経時的安定性を試験した．次

の記述のうち，正しいものの組合せはどれか．
a 薬物 A について，初期含量に対する残存率が 90 % となるまでの時間を求めたところ，初期含量に無関係であった．この結果から，薬物 A の分解は 0 次反応であることがわかった．
b 薬物 B について，初期含量に対する残存率が 90 % となるまでの時間を求めたところ，初期含量に反比例していた．この結果から，薬物 B の分解は 2 次反応であることがわかった．
c 薬物 C について，初期含量に対する残存率が 50 % となるまでの時間を求めたところ，初期含量に無関係であった．この結果から，薬物 C の分解は 1 次反応であることがわかった．
d 薬物 D について，初期含量に対する残存率が 50 % となるまでの時間を求めたところ，初期含量の 2 乗に比例した．この結果から，薬物 D の分解は 2 次反応であることがわかった．

1 (a, b) 2 (a, c) 3 (a, d)
4 (b, c) 5 (b, d)

薬剤師国試（85 回）

解答 4

解説 a（×）残存時間が初期含量に無関係なのは一次反応である．
b（○）残存時間が初期含量に反比例するのは二次反応である．
c（○）残存時間が初期含量に無関係なので一次反応である．
d（×）二次反応では残存時間は初期含量に反比例するので，零次，一次，二次反応のいずれにも該当しない．

例題 7 物質 X が物質 Y へと変化する反応が二次反応速度式に従うとする．この反応に関する記述の正誤について，正しい組合せはどれか．
a 反応速度は X の濃度と Y の濃度との積に比例する．
b 反応温度が一定のとき，X の半減期は X の初濃度に逆比例する．
c 反応速度定数 k の次元は（時間）$^{-1}$ である．
d X の濃度の逆数は時間とともに直線的に増加する．

	a	b	c	d
1	正	誤	正	誤
2	誤	正	正	誤
3	誤	正	誤	正
4	正	誤	誤	正
5	正	正	誤	正

薬剤師国試（92 回）

解答 3

解説 a（×）本文 15 頁式（28）に示すように二次反応の速度式は $-\dfrac{d[X]}{dt} = k[X]^2$ で示される．
すなわち反応物質 X の 2 乗に比例する．
b（○）X の半減期 $t_{1/2}$ は本文 16 頁式（33）に示したように
$$t_{1/2} = \dfrac{1}{k[X_0]} \tag{33'}$$
で表され，X の半減期は X の初濃度に逆比例（反比例）する．
c（×）反応速度定数 k は下式で示され，k の次元は（時間）$^{-1}$

(濃度)$^{-1}$ である．

$$k = \frac{1}{t_{1/2}[X_0]}$$

d（○）二次反応の速度式は本文 15 頁式（30）で示され，反応物質の濃度の逆数は時間と共に直線的に増加する．正しい．

$$\frac{1}{C} = kt + \frac{1}{C_0} \qquad (30)$$

例題 8 アレニウスの式における分解反応速度定数 k と絶対温度 T の関係は，
$$k = Ae^{-\frac{E_a}{RT}}$$
で表される（A：定数，E_a：活性化エネルギー，R：気体定数）．

これに関する記述のうち，正しいものの組合せはどれか．

a k は温度上昇とともに指数関数的に減少する．
b アレニウスプロット（縦軸に $\ln k$，横軸に $1/T$ をプロット）をすると右下がりの直線となり，その傾きが E_a の値である．
c 定数 A はアレニウスプロットの y 切片より求めることができ，k と同じ単位をもつ．
d 一般に E_a の値が大きいと分解速度は小さい．

1　(a, b)　　2　(a, c)　　3　(a, d)
4　(b, c)　　5　(b, d)　　6　(c, d)

薬剤師国試（92 回）

解 答　6

解 説　a（×）E_a は常に正であるので，温度 T が上昇すると $e^{-\frac{E_a}{RT}}$ の項は指数関数的に増加するので，k は指数関数的に増加する．

b（×）アレニウス式の両辺の自然対数をとると，$\ln k = \ln A - \frac{E_a}{R} \cdot \frac{1}{T}$ となり，y 軸を $\ln k$，x 軸を $\frac{1}{T}$ でプロットすると，その傾きは $-\frac{E_a}{R}$ となる．E_a そのものではない．

c（○）y 切片は $\ln A$ であるから，A は k と同じ単位で求まる．定数 A は頻度因子とよばれ，反応速度定数と同じ単位である．

d（○）活性化エネルギー E_a が大きいと分解速度定数 k が小さくなるため，分解速度は小さくなる．

例題 9 ある薬物の苛酷試験を 50 ℃，70 ℃，90 ℃で行い，アレニウス式に基づいて，その分解反応速度定数 k の自然対数と絶対温度 T との関係をプロットすると下図のようになった．図中の回帰直線は，$\ln k = 20.5 - 8,400 \cdot (1/T)$ であった．このときの分解反応の活性化エネルギー（J/mol）に最も近い値はどれか．ただし，アレニウス式は $k = A \cdot e^{-E/RT}$ で表され，A は頻度因子，E は活性化エネルギー，R は気体定数である．また R は 8.3 J/(k·mol) とする．

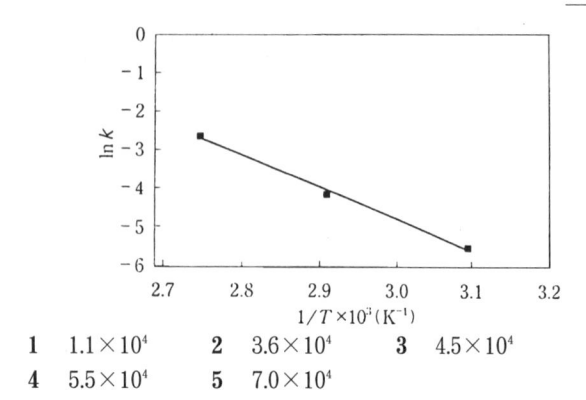

総合演習

1	1.1×10^4	2	3.6×10^4	3	4.5×10^4
4	5.5×10^4	5	7.0×10^4		

薬剤師国試（89回）

解答 5

解説 本文19頁式(38)に各値を代入すると

$$\log_e k = -\frac{E_a}{RT} + \log_e A$$

$$= -8400 \times \frac{1}{T} + 20.5$$

$$\frac{E_a}{R} = 8400$$

∴ $E_a = 8400 \times R = 8400 [K] + 8.31 J [k \cdot mol]$

$= 6.972 \times 10^4 [J/mol]$

例題 10 反応の進行に伴うエネルギー変化に関する記述の正誤について，正しい組合せはどれか．

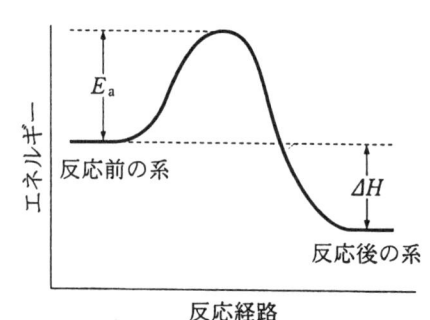

a 反応速度定数 k がアレニウスの式に従う場合，k と活性化エネルギー E_a は
$$\frac{d\ln k}{dT} = -\frac{E_a}{RT^2}$$ で関係づけられる．

b E_a の値は，0，1，2次反応のいずれの場合でも，反応速度定数と反応温度との関係から求めることができる．

c 反応熱 ΔH の値が大きいほど，その平衡状態は反応温度の低下と共に反応前の系に傾く．

d 標準自由エネルギーが反応前より反応後の系で大きい場合，平衡は反応前の系に傾いている．

	a	b	c	d
1	正	正	誤	誤
2	誤	誤	正	正
3	正	誤	誤	正
4	誤	誤	正	誤
5	誤	正	誤	正

薬剤師国試（91回）

解答 5

解説 a（×）本文19頁式(38)の自然対数は，

$$\ln k = -\frac{E_a}{RT} + \ln A \tag{38}$$

となる．両辺を T で微分すると

$$\frac{d\ln k}{dT} = -\frac{E_a}{RT^2} \text{ となる．}$$

b（○）アレニウス式に従う場合，反応次数に関係なく，活性化エネルギーを求めることができる．

c（×）反応熱 $\Delta H < 0$，発熱反応であるので反応温度の低下と共に反応後の系に傾く．

d（○）$\Delta G > 0$ ならば $\Delta G = -RT \ln k$ において $\ln k < 0$，すなわち $k < 1$ となる．したがって，平衡は反応前の系に傾いている．

第2章　酵素反応速度論

例題1　抗てんかん薬フェニトインを 250 mg/day 服用中の患者の定常状態平均血中濃度（以下，血中濃度）は，15 μg/mL であった．定常状態におけるフェニトインの体内からの消失速度は Michaelis-Menten 式で表され，この患者の最大消失速度（V_{max}）は 400 mg/day であった．今，肝機能低下が起こり，患者の V_{max} が 340 mg/day に減少したとすると，250 mg/day で服用を続けた場合，予想される血中濃度（μg/mL）の値はどれか．なお，フェニトインのバイオアベイラビリティは 100 % とする．

1 15　　**2** 20　　**3** 25　　**4** 30　　**5** 35

薬剤師国試（88回）

[解答]　3

[解説]　本文38頁例題18の式（9）に各値を代入して求める．

$$R = \frac{V_{max} \cdot C_{ss}}{K_m + C_{ss}}$$

$$250 \text{[mg/day]} = \frac{400 \text{[mg/day]} + 15 \text{[μg/mL]}}{K_m + 15 \text{[μg/mL]}}$$

∴　$K_m = 9 \text{[μg/mL]}$

次にこの K_m 値を使って患者の V_{max} が 340〔mg/day〕になったときの血中濃度を求めると

$$250 \text{[mg/day]} = \frac{340 \text{[mg/day]} \cdot C_{ss}}{9 \text{[mg/L]} + C_{ss}}$$

∴　$C_{ss} = 25 \text{[μg/mL]}$

注：1〔μg/mL〕=1〔mg/L〕

例題2　ある薬物が単一のシトクロム P450 分子種で代謝されたとき，図に示す関係が得られた．酵素反応のミカエリス定数（mmol/L）と最大代謝速度（μmol/min）として最も適当な組合せはどれか．ここで，図中の V（μmol/min）は代謝速度，S（mmol/L）は基質となる薬物濃度とする．

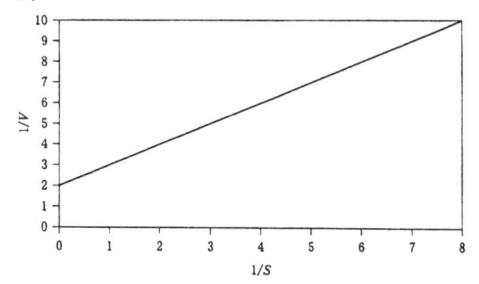

	ミカエリス定数	最大代謝速度
1	0.2	0.5
2	0.3	2.0
3	0.5	2.0
4	0.5	0.5
5	2.0	1.0

薬剤師国試（90回）

[解 答]　4

[解 説]　本文40〜41頁式(22),図2を用いて解く.グラフより V_{max} は $1/V_{max} = 2$

　　　　∴　$V_{max} = 0.5$

また直線の傾きは1であるので,$\dfrac{K_m}{V_{max}} = 1$　　$\dfrac{K_m}{0.5} = 1$

　　　　∴　$K_m = 0.5$

また,K_m は x 軸との切片からも $-\dfrac{1}{K_m} = -2$ より $K_m = 0.5$ となる.

第3章　電解質溶液・電離平衡

例題1　次の記述の，☐ に入れるべき数値の正しい組合せはどれか．

ある弱酸（$K_a = 8.0 \times 10^{-5}$）の 0.20 mol/L 水溶液の pH は，__a__ であり，この水溶液と 0.20 mol/L 水酸化ナトリウムを 2:1 の割合で混合したときに得られる pH は，__b__ となる．ただし，$\log 2 = 0.30$, $\log 4 = 0.60$, $\log 8 = 0.90$ とする．

	a	b
1	1.7	3.9
2	1.7	5.4
3	2.4	4.1
4	2.4	5.1
5	3.1	4.7

薬剤師国試（89回）

解答　3

解説　本文 61 頁式（12），58 頁式（4）を用いて pH を求める．

$$[H^+] = \sqrt{K_a C} \qquad (12)$$
$$= \sqrt{(8.0 \times 10^{-5}) \times 0.2}$$
$$= 4.0 \times 10^{-3} \text{[mol/L]}$$

$$pH = -\log[H^+] \qquad (4)$$
$$= -\log(4.0 \times 10^{-3})$$
$$= -\log(2^2 \times 10^{-3})$$
$$= -2\log 2 + 3 = 2.4$$

次に，この水溶液と 0.20〔mol/L〕水酸化ナトリウム水溶液を 2:1 で混合すると

$$[Acid] = \frac{0.20}{3} \text{〔mol/L〕}, \quad [Salt] = \frac{0.10 \times 2}{3} \text{〔mol/L〕}$$

となる．

これらの値を 62 頁式（14′）に代入すると

$$pH = pK_a + \log\frac{[Salt]}{[Acid]} \qquad (14')$$
$$= pK_a + \log\frac{0.10 \times 2/3}{0.2/3} = pK_a + \log 1$$
$$= -\log(8.0 \times 10^{-5})$$
$$= 5.0 - \log 8$$
$$= 5.0 - 0.90$$
$$= 4.1$$

例題2　次の文章の ☐ 内に入れるべき数値を求めよ．

大気と平衡にある水は 1.5×10^{-5} mol L^{-1} の二酸化炭素 CO_2 を溶解している．反応は次のように表される．

$$CO_2 + H_2O \longrightarrow H_2CO_3 \qquad (1)$$

総合演習

$$H_2CO_3 \xrightleftharpoons{K_{a1}} H^+ + HCO_3^- \quad (2)$$

$$HCO_3^- \xrightleftharpoons{K_{a2}} H^+ + CO_3^{2-} \quad (3)$$

式(2)の $pK_{a1} = 6.46$,及び(3)の $pK_{a2} = 10.25$ である.水溶液は酸性であるため,式(3)と水自身の解離によるプロトンの影響を無視できるとすると,弱酸の溶液のpHを求める次式を用いて水溶液のpHが求められる.

$$pH = \frac{1}{2}pK_{a1} - \frac{1}{2}\log C_A$$

ここで $C_A = 1.5 \times 10^{-5}$ mol L^{-1} および $\log 1.5 = 0.18$ とすると pH = □ となる.

薬剤師国試（88回,改）

解答 5.64

解説 問題中に与えられている本文61頁式(13)に各値を代入して求める.

$$pH = \frac{1}{2}pK_a - \frac{1}{2}\log C \quad (13)$$

$$= \frac{1}{2} \times 6.46 - \frac{1}{2}\log(1.5 \times 10^{-5})$$

$$= 3.23 - \frac{1}{2}(0.18 - 5)$$

$$= 5.64$$

例題3 0.05 mol/L 酢酸水溶液と 0.05 mol/L 酢酸ナトリウム水溶液を容積比 1:2 の割合で混合したときに得られる水溶液のpHの値に最も近いものは次のどれか.ただし,酢酸の $pK_a = 4.5$,また $\log 2 = 0.30$,$\log 3 = 0.48$,$\log 7 = 0.85$ とする.

1 3.0　**2** 4.0　**3** 5.0　**4** 6.0　**5** 7.0

薬剤師国試（86回,改）

解答 3

解説 本文62頁式(15)は化学式で表すと

$$pH = pK_a + \log \frac{[CH_3COO^-]}{[CH_3COOH]} \quad (15')$$

となり,この式に各値を代入して求める.

$$pH = 4.5 + \log \frac{0.05 \times \frac{2}{3}}{0.05 \times \frac{1}{3}}$$

$$= 4.5 + \log 2$$

$$= 4.8$$

例題4 ある弱塩基B（$K_b = 5.0 \times 10^{-5}$）を水に溶解し,1.0×10^{-3} mol/L の溶液を調製した.この溶液のpHに関する文章の □ の中に入れるべき数値を求めよ.
弱塩基Bの水溶液中での解離は式(1),水の自己解離は式(2)で表される.

$$B + H_2O \rightleftharpoons BH^+ + OH^- \quad (1)$$

$$H_2O \rightleftharpoons H^+ + OH^- \quad (2)$$

253

水の自己解離を無視すればこの溶液のpHは □ となる．ただし，水のイオン積 $K_w = 1.0 \times 10^{-14}$, $\log 2 = 0.30$ とする．

薬剤師国試（92回，改）

解答 pH = 10.35

解説 本文64頁式(21)に各値を代入し，$[OH^-]$ を求める．

$$[OH^-] = \sqrt{K_b C} \quad (21)$$
$$= \sqrt{(5.0 \times 10^{-5}) \times (1.0 \times 10^{-3})}$$
$$= \sqrt{5.0} \times 10^{-4} \text{(mol/L)}$$

つぎに，本文58頁式(5)からpHを求める．

$$pH = -\log[H^+] = -\log \frac{K_w}{[OH^-]} \quad (5)$$
$$= -\log \frac{1.0 \times 10^{-14}}{\sqrt{5.0} \times 10^{-14}} = -\log \frac{1.0 \times 10^{-10}}{\sqrt{\frac{10}{2}}}$$
$$= 10 + \frac{1}{2}\log 10 - \frac{1}{2}\log 2$$
$$= 10 + 0.5 - \frac{1}{2} \times 0.3$$
$$= 10.35$$

例題5 図は三塩基酸（H_3Y）の各分子種のモル分率とpHの関係を示したものである．次の記述の正誤について，正しい組合せはどれか．

a 曲線の交点 A では，H_3Y と H_2Y^- のモル比は 1:1 である．
b 点 D の pH では，ほとんどが H_2Y^- として存在し，点 E の pH では，ほとんどが HY^{2-} として存在している．
c 曲線の交点 B の pH 値は，H_2Y^- の pK_a 値である．
d pH 14 では，ほとんどが Y^{3-} であり，HY^{2-} は 10% 以下である．
e 三種の化学種 H_2Y^-，HY^{2-}，Y^{3-} が同量存在するのは pH 7 である．

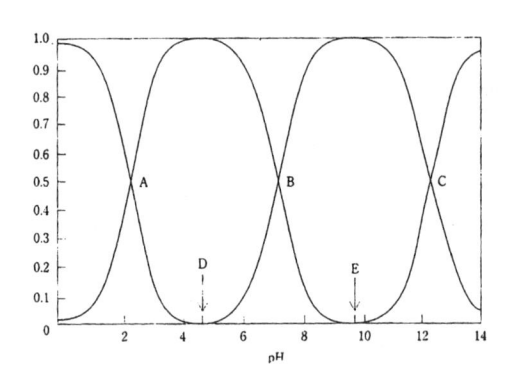

	a	b	c	d	e
1	正	正	誤	誤	誤
2	正	誤	正	誤	正
3	正	正	正	正	誤
4	誤	正	誤	正	正
5	誤	正	誤	誤	正

薬剤師国試（90回）

解答 3

解説 pH が大きくなると

$$H_3Y \rightleftharpoons H^+ + H_2Y^- \rightleftharpoons 2H^+ + HY^{2-} \rightleftharpoons 3H^+ + Y^{3-}$$

へ解離するため，グラフの山の頂点は低い pH から H_3Y, H_2Y^-, HY^{2-}, Y^{3-} である．

a（○） 交点 A は，H_3Y と H_2Y^- のモル分率が等しく 0.5 である．

b（○） $H_3Y \rightleftharpoons H^+ + H_2Y^-$ の右辺となる．

c（○） $H^+ + H_2Y^- \rightleftharpoons 2H^+ + HY^{2-}$ の中間点である．

d（○）

e（×） pH 7 では交点 B（H_2Y^- と HY^{2-} のモル分率が等しい）であり，$[H_2Y^-] = [HY^{2-}]$ となる．

例題 6 解離定数に関する記述の正誤について，正しい組合せはどれか．

a pK_a の値が小さいほど，酸性の強さは小さい．

b pK_b の値が大きいほど，塩基性の強さは大きい．

c pK_a の値は，解離している分子種と解離していない分子種が等モル量存在している溶液の pH に等しい．

d 25 ℃における弱電解質水溶液では，$pK_a \times pK_b = 14$ として取り扱える．

e pK_b 8 の塩基性薬物は，pH 9 の水溶液においてはほとんどがイオン型で存在している．

	a	b	c	d	e
1	正	正	誤	誤	正
2	誤	誤	正	誤	正
3	正	正	誤	正	誤
4	誤	誤	正	誤	誤
5	誤	正	正	正	正

薬剤師国試（88 回）

解答 4

解説 a（×） 本文 59 頁式（8）参照

b（×） 本文 65 頁式（23）参照

c（○） 本文 66 頁の説明参照

d（×） 本文 66 頁の説明参照

e（×） $pK_b = 8$ なので，$pK_a = 6$ である．本文 66 頁式（30）において

$$\log \frac{[分子型]}{[イオン型]} = pH - pK_a = 9 - 6 = 3$$

したがって[分子型]/[イオン型] = 10^3 で，この薬物はほとんど分子型で存在している．

第4章　酸・塩基の強さと構造

例題1　次の化合物の酸性の強さを比較したもののうち，正しいものの組合せはどれか．

a　$CH_3COOH > (CH_3)_3CCOOH$
b　$CH_2(COOC_2H_5)_2 > CH_2(COCH_3)_2$
c　

p-ニトロフェノール > p-クレゾール（OH, NO$_2$ / OH, CH$_3$）

d　$CH_3NH_3^+$ > ピリジニウム($C_5H_5N^+H$)

1　(a, b)　2　(a, c)　3　(a, d)
4　(b, c)　5　(b, d)　6　(c, d)

薬剤師国試（88回）

$CH_3-\underset{\underset{O}{\|}}{C}-CH_2-\underset{\underset{O}{\|}}{C}-CH_3 \xrightarrow{-H^+} CH_3-\underset{\underset{:\overset{-}{O}:}{\|}}{C}=CH-\underset{\underset{O}{\|}}{C}-CH_3$

エノラートイオン

c（○）　本文 104 頁参照．
d（×）　塩基とその共役酸はどのような組合せでも pK_a と pK_b の関係は pK_a + pK_b = 14.00 となる．したがって，強い塩基(pK_b は小さいものほど強い) の共役酸の酸性の強さ（pK_a の小さいものほど強い）は弱くなる．

	pK_b	pK_a
CH_3NH_2	3.36	10.64
ピリジン	8.75	5.25

注：$CH_3NH_2 + H_2O \rightleftharpoons CH_3NH_3^+ + OH^-$
　　　塩基　　　　　　　　その共役酸

解答　2
解説　a（○）　本文 100 頁参照．
b（×）　ケトンとエステルの電子求引性を比較すると，ケトンのほうがエノラートイオンが安定化し，プロトンを放出しやすい．

例題2　次の化合物 a〜e について，その共役塩基の塩基性の強いものから順にならべた．正しい組合せはどれか．

256

	a	CH$_3$CH$_3$
	b	HCO$_2$H
	c	H$_2$O
	d	NH$_3$
	e	H$_2$SO$_4$

共役塩基の強さの順
強 ←——→ 弱

1	a	b	c	d	e
2	e	b	d	c	a
3	a	c	d	b	e
4	e	c	b	d	a
5	a	d	c	b	e

薬剤師国試（90回）

[解答] 5

[解説] 共役塩基（アニオン）の塩基性の強いものとは，共役塩基がアニオンとして不安定で，プロトンと再結合しやすいものをいう．

$$HA \rightleftarrows H^+ + A^-$$
　　酸　　　　HA の共役塩基

したがって，酸性度の順とその共役塩基の塩基性度の順は逆となる．

酸性度の順

　H$_2$SO$_4$ > HCO$_2$H > H$_2$O > NH$_3$ > CH$_3$CH$_3$
　　e　　　　b　　　　c　　　d　　　　a

共役塩基の塩基性度の順

　HSO$_4^-$ > HCO$_2^-$ > HO$^-$ > NH$_2^-$ > CH$_3$CH$_2^-$
　　e　　　　b　　　　c　　　d　　　　a

第6章　化学平衡

例題 1　ある薬物のアルブミンに対する結合定数を，半透膜の袋を用いた平衡透析法により測定した．袋の内液中のアルブミンの濃度を 2.4 mmol/L，外液中の薬物初濃度を 1.0 mmol/L とし，平衡状態に達したときの外液中の薬物濃度を測定したところ，0.3 mmol/L であった．薬物の結合定数 K（L/mmol）として最も近い値は次のどれか．ただし，アルブミン1分子当たりの薬物の結合部位数を1とする．また，内液及び外液の容積は同じで，薬物もアルブミンも容器や膜には吸着しないものとする．

1　0.05　**2**　0.1　**3**　0.3　**4**　0.5　**5**　0.7

薬剤師国試（90回）

［解答］ 5

［解説］ 本文 126 頁式（7）に各値を代入して解く．

$[D]_f = 0.3$〔mmol/L〕

内液中の総薬物濃度（$[D\cdot P] + [D]_f$）は，

$[DP] + [D]_f = 1.0 - 0.3 = 0.7$〔mmol/L〕

したがって，

$[D\cdot P] = 0.7 - 0.3 = 0.4$〔mmol/L〕

$[P] = 2.4 - 0.4 = 2.0$〔mmol/L〕

$$K = \frac{[D\cdot P]}{[D]_f \cdot [P]} \tag{7}$$

$$= \frac{0.4}{2.0 \times 0.3} = 0.667 \text{〔L/mmol〕}$$

第7章　酸塩基触媒反応

例題1　水溶液中の分解1次速度定数が次式で表される薬物がある．

$$k = k_H[H^+] + k_{OH}[OH^-]$$

ここで，k_H は水素イオンによる触媒定数，k_{OH} は水酸化物イオンによる触媒定数である．$k_H = 1.0 \times 10^2$ L/mol·hr，$k_{OH} = 1.0 \times 10^4$ L/mol·hr 及び水のイオン積 $k_W = 1.0 \times 10^{-14}$ とすれば，この薬物を最も安定に保存できるpHはどれか．

1 9.0　**2** 8.0　**3** 7.0　**4** 6.0　**5** 5.0

薬剤師国試（91回）

[解答]　4

[解説]　最も安定に保存できるpHは，k が最小の値をとるときである．$[OH^-] = 1.0 \times 10^{-14}/[H^+]$ であるので，

$$k = 1.0 \times 10^2[H^+] + 1.0 \times 10^{14} \times 1.0 \times 10^{-14}/[H^+]$$
$$= 10^2[H^+] + 10^{-10}/[H^+]$$

k は $10^2[H^+] = \dfrac{10^{-10}}{[H^+]}$ のとき，最小値を示すので，

$$[H^+]^2 = 10^{-12}, \quad [H^+] = 10^{-6}$$

よって，この薬物を最も安定に保存できるpHは，

$$pH = -\log[H^+] = -\log 10^{-6} = 6$$

第8章 薬物速度論

例題1 ある薬物300mgをヒトに静脈内投与したところ，下の片対数グラフに示す血中濃度と時間の関係が得られた．この薬物を6時間ごとに300 mgをくり返し急速静脈内投与して得られる定常状態での平均血中薬物濃度（μg/mL）に最も近い値はどれか．

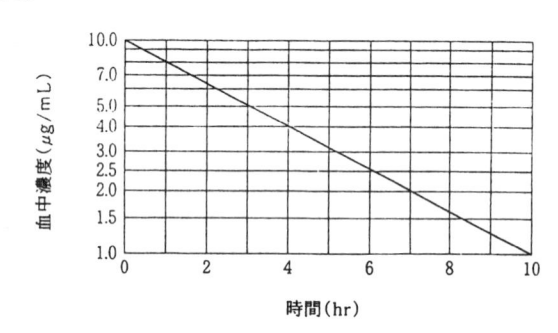

1 1.8　**2** 3.6　**3** 7.2　**4** 14.4　**5** 28.8

薬剤師国試（91回）

解 答 3

解 説 本文153頁式(11)より，分布容積 V_d はグラフの切片から $C_0 = 10$ [mg/L] なので，

$$V_d = \frac{D}{C_0} = \frac{300\,[\text{mg}]}{10\,[\text{mg/L}]} = 30\,[\text{L}]$$

となる．半減期がグラフより3〔hr〕なので，消失速度定数 k_e は本文156頁式(19)から，

$$k_e = \frac{0.693}{t_{1/2}} = 0.231\,[\text{hr}^{-1}]$$

この薬物を6時間ごとに300〔mg〕を繰り返し投与して得られる定常状態での平均血中薬物濃度 $\overline{C}_{ss}$ は本文198頁式(78)を用い，F（バイオアベイラビリティ）＝ 100％であるので，$F = 1.0$ を代入して求める．

$$\overline{C}_{ss} = \frac{F \cdot X_0}{k_e \cdot V_d \cdot \tau} \tag{78}$$

$$= \frac{300\,[\text{mg}]}{0.231\,[\text{hr}^{-1}] \times 30\,[\text{L}] \times 6\,[\text{hr}]}$$

$$= 7.215\,[\text{mg/L}(\mu\text{g/mL})]$$

ここで，X_0 は薬物投与量，τ は投与間隔である．

例題2 ある薬物10 mgを静脈内注射後，経時的に血中濃度を測定し，片対数グラフにプロットしたとき次の図を得た．1-コンパートメントモデルで解析したとき，全身クリアランス（L/hr）に最も近い値はどれか．ただし，必要ならば $\log 1.7 = 0.230$，$\log 3 = 0.477$，$\log 5 = 0.699$ として計算せよ．

総合演習

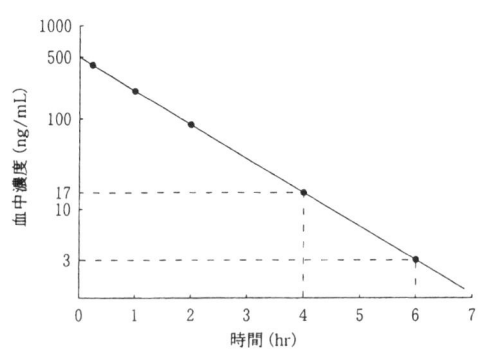

[グラフ: 縦軸 血中濃度 (ng/mL)、対数目盛 1000, 500, 100, 17, 10, 3；横軸 時間 (hr) 0〜7。点は約 (0, 500), (1, 200), (2, 90), (4, 17), (6, 3) を通る直線]

1 3.2 **2** 17 **3** 50 **4** 260 **5** 320

薬剤師国試（90回）

【解答】 2

【解説】 本文 155 頁式 (16) におけるグラフの縦軸の切片より，$C_0 = 500$ 〔ng/mL〕，4〔hr〕後の血中濃度 17〔ng/mL〕を式 (16) に代入すると，

$$\log C = -\frac{k_e}{2.303} t + \log C_0 \quad (16)$$

$$\log 17 = -\frac{k_e}{2.303} \times 4 + \log 500$$

∴ $k_e = 0.846$ 〔hr^{-1}〕

また，4時間から 2〔hr〕後の血中濃度を式 (16) に代入すると，

$$\log 3 = -\frac{k_e}{2.303} \times 2 + \log 17$$

∴ $k_e = 0.867$ 〔hr^{-1}〕

本文 166 頁式 (25) に本文 165 頁式 (35) を代入すると，

$$CL_{tot} = k_e \cdot \frac{X_0}{C_0}$$

上式に各値を代入し求める．$k_e = 0.846$ 〔hr^{-1}〕を用いると，

$$CL_{tot} = 0.846 \times \frac{10 \text{〔mg〕}}{500 \text{〔ng/mL〕}}$$

$$= 16.9 \text{〔L/hr〕}$$

$k_e = 0.867$ 〔hr^{-1}〕を用いると，$CL_{tot} = 17.3$ 〔L/hr〕となる．

例題 3 薬物 A は線形 1-コンパートメントモデルに従い，肝代謝と腎排泄によって体内から消失する．薬物 A をある患者に静脈内注射したところ，消失半減期は 2 時間であり，また未変化体の累積尿中排泄量は投与量の 40 %であった．その後この患者が代謝酵素の誘導を起こす薬物 B を服用し，薬物 A の肝クリアランスが 2 倍に増大した．

この時の薬物 A の消失速度定数〔hr^{-1}〕として，最も近い数値は次のうちどれか．ただし，薬物 B を服用することによって薬物 A の腎クリアランスや分布容積は変化しないものとする．

1 0.42 **2** 0.55 **3** 0.70 **4** 1.2 **5** 1.8

薬剤師国試（87回）

【解答】 2

【解説】 本文 156 頁例題 105 参照．

$$k_e = \frac{0.693}{t_{1/2}} = \frac{0.693}{2} = 0.347 \text{〔hr}^{-1}\text{〕}$$

$$k_e = k_m + k_u$$

総 合 演 習

$k_u = k_e \times 0.4 = 0.139 \,[\mathrm{hr}^{-1}]$
$k_m = k_e \times 0.6 = 0.208 \,[\mathrm{hr}^{-1}]$

薬物Bの併用で肝クリアランスが2倍に増大したので，患者の新たな消失速度定数 k_e' は，

$k_e' = 2k_m + k_u = (2 \times 0.208 + 0.139) \,[\mathrm{hr}^{-1}]$
$\quad\quad = 0.555 \,[\mathrm{hr}^{-1}]$

例題4 クリアランスに関する記述の正誤について，正しい組合せはどれか．

a 薬物の消失速度は，血中薬物濃度に依存しない．
b 組織クリアランス値は，その組織の血流速度より大きくならない．
c 一般にヒトでは，糸球体ろ過速度（GFR）の指標としてクレアチニンの腎クリアランスが用いられる．
d 多くの薬物の全身クリアランスは，臨床上用いられている薬用量の範囲では，一定値を示す．

	a	b	c	d
1	誤	正	正	正
2	正	誤	正	正
3	誤	正	誤	誤
4	正	正	誤	誤
5	誤	誤	正	正

薬剤師国試（89回）

[解答] 1

[解説] a（×） 薬物の消失速度 $\dfrac{dX}{dt}$ は本文151頁式（1）に示すように，その濃度 X に比例する．

$$\frac{dX}{dt} = -k_e X \quad\quad\quad (1)$$

b（○） 組織クリアランス（本文166頁）には腎クリアランス，肝クリアランスがある．本文166頁式（39）において $C_{out} = 0$ のとき $CL_{org} = Q$ となり，それ以上にはならない．
c（○） クレアチニンは内因性物質で測定が容易なので，腎機能の指標として広く用いられている．
d（○） 多くの薬物は臨床範囲内で線形性を示し，一定値を示す．

例題5 線形1-コンパートメントモデルに従い，肝代謝と腎排泄によって体内から消失する薬物Aを，ある患者に急速静注したときの体内動態データを次に示す．この患者の糸球体ろ過速度（GFR）を 100 mL/min としたとき，薬物Aの血漿タンパク非結合形分率に最も近い値はどれか．ただし，薬物Aは腎尿細管で分泌・再吸収を受けず，血漿タンパク非結合形のみが糸球体で自由にろ過されるものとする．

投与量（mg）	100
血漿中濃度時間曲線下面積（hr·mg/L）	40
未変化体の尿中総排泄量（mg）	25
代謝物の尿中総排泄量（未変化体相当量に換算：mg）	75

1　0.10　　2　0.25　　3　0.40　　4　0.75　　5　0.90

薬剤師国試（90回）

[解答] 1

[解説] 本文173頁式(52)に各値を代入し，CL_r を求める.

$$CL_r = \frac{X_u}{AUC} \quad (52)$$

$$= \frac{25}{40} = 0.625 \,[\text{L/hr}] = 10.4 \,[\text{mL/min}]$$

血漿タンパク非結合形分率を f とすると，

$$CL_r = GFR \times f$$

$$\therefore \quad f = \frac{CL_r}{GFR} = \frac{10.4}{100} = 0.104$$

となる.

例題6 患者の血漿クレアチニン濃度が 1.0 mg/dL，24 時間採取した尿の総量が 1.8 L，尿中クレアチニン濃度は 0.60 mg/mL であった．この患者のクレアチニンクリアランス〔mL/min〕に最も近い値は次のどれか．

1 75 **2** 100 **3** 120 **4** 160 **5** 200

薬剤師国試（89回）

[解答] 1

[解説] 本文173頁式(53)に各値を代入して解く.

$$CL_r = \frac{U \cdot V}{P} \quad (53)$$

$$= \frac{0.6\,[\text{mg/mL}] \times 1.8\,[\text{L/24 hr}]}{1.0\,[\text{mg/dL}]}$$

$$= \frac{0.6\,[\text{mg/mL}] \times \frac{1.8 \times 1000}{24 \times 60}\,[\text{mL/min}]}{0.01\,[\text{mg/mL}]} = 75\,[\text{mL/min}]$$

例題7 ある患者において，全身クリアランスが 100 mL/min の薬物を含む散剤（薬物 100 mg/g）を繰り返し経口投与して，定常状態の血漿中濃度を 5 µg/mL としたい．この散剤を 6 時間毎に投与する場合，散剤の投与量（g）として正しいものはどれか．ただし，この散剤における薬物のバイオアベイラビリティは 100 ％とし，薬物の体内動態は線形 1-コンパートメントモデルに従うものとする.

1 0.6 **2** 1.0 **3** 1.4 **4** 1.8 **5** 2.2

薬剤師国試（92回）

[解答] 4

[解説] 本文198頁式(78)を D について整理すると下式になり，各値を代入し，D を求める.

$$\overline{C}_{ss} = \frac{F \cdot D}{CL_{tot} \cdot \tau} \quad (78)$$

$$D = \frac{\overline{C}_{ss} \cdot CL_{tot} \cdot \tau}{F}$$

$$= \frac{5\,[\mu\text{g/mL}] \times 100\,[\text{mL/min}] \times 6 \times 60\,[\text{min}]}{1}$$

$$= 18000\,[\mu\text{g}]$$

$$= 180\,[\text{mg}]$$

成分量として 180〔mg〕，散剤は 10 倍散であるから，

$$\frac{180\,[\mathrm{mg}]}{100\,[\mathrm{mg/g}]} = 1.8\,[\mathrm{g}]\ となる.$$

例題 8
数ヶ月間にわたって毎日ジゴキシン 0.25 mg 錠 1 錠を自宅で服用していた患者（体重 50 kg）が，ジゴキシン中毒の疑いで入院した．入院直後のジゴキシン服薬前の最低血中濃度が 4.0 ng/mL を示したので，服薬を中止した．ジゴキシン血中濃度が 4.0 ng/mL から 2.0 ng/mL に低下するにはどれくらいの時間を要するか．なお，ジゴキシン錠のバイオアベイラビリティは 0.7，分布容積は 4.8 L/kg であり，最低血中濃度は平均血中濃度とみなすことができる．

1 27 hr **2** 38 hr **3** 1.9 day
4 2.7 day **5** 3.8 day

薬剤師国試（85回）

[解答] 5

[解説] 本文 198 頁式（78）に各値を代入して k_e を求める．

$$\overline{C}_{ss} = \frac{F \cdot X_0}{k_e \cdot V_d \cdot \tau} \tag{78}$$

$$4.0\,[\mathrm{ng}] = \frac{0.7 \times 0.25\,[\mathrm{mg}]}{k_e \times 4.8\,[\mathrm{L/kg}] \times 50\,[\mathrm{kg}] \times 1\,[\mathrm{day}]}$$

$$\therefore\ k_e = 0.18\,[\mathrm{day}^{-1}]$$

次に，本文 158 頁式（18）より半減期を求める．

$$t_{1/2} = \frac{0.693}{k_e} \tag{18}$$

$$= \frac{0.693}{0.18\,[\mathrm{day}^{-1}]} = 3.8\,[\mathrm{day}]$$

例題 9
体重 60 kg の患者にシクロスポリン注射液を 1 日量 4 mg/kg で静脈内持続点滴したときの定常状態の全血中薬物濃度が 250 ng/mL であった．この患者のシクロスポリン全身クリアランス（L/hr）として最も適当な値はどれか．

1 0.025 **2** 0.4 **3** 2.5 **4** 25 **5** 40 **6** 400

薬剤師国試（88回）

[解答] 5

[解説] 本文 198 頁式（78）は以下の式（86）でも表される．

$$\overline{C}_{ss} = \frac{D}{CL_{tot} \cdot \tau} \tag{86}$$

ここで，D は維持投与量，CL_{tot} は全身クリアランス，τ は投与間隔である．

式（86）を変形して，

$$CL_{tot} = \frac{D}{\overline{C}_{ss} \cdot \tau} \tag{87}$$

式（87）に $D = 240\,[\mathrm{mg}]$，$\overline{C}_{ss} = 0.25\,[\mathrm{mg/L}]$，$\tau = 24\,[\mathrm{hr}]$ を代入すると，$CL_{tot} = 40\,[\mathrm{L/hr}]$ の値が得られる．

例題 10
ある薬物を同一被験者に 100 mg を急速静脈内投与，あるいは 200 mg を経口投与した後の血中濃度を

測定し，それぞれ表に示す結果を得た．ただし，この薬物は肝代謝のみで消失し，体内動態は線形性を示すものとする．肝血流速度を 100 L/hr として，経口投与時の門脈血中へ移行する割合（消化管透過率）（％）に最も近い値はどれか．

	急速静脈内投与	経口投与
投与量 (mg)	100	200
血中濃度時間曲線下面積 (mg·hr/L)	5	4

1 40 **2** 50 **3** 60 **4** 70 **5** 80

薬剤師国試（91回）

[解答] 2

[解説] 本文167頁式(25)を用いて全身クリアランス CL_{tot} を求める．

$$CL_{tot} = \frac{X_0}{AUC} \quad (25)$$

$$= \frac{100 [\text{mg}]}{5 [\text{mg·hr/L}]} = 20 [\text{L/hr}]$$

問題中の記述の「この薬物は肝のみで消失」より $CL_{tot} = CL_h$ となる．

肝抽出率（％）は本文167頁式(47)より，

$$E = \frac{CL_h}{Q_h} \times 100$$

$$= \frac{20 [\text{L/hr}]}{100 [\text{L/hr}]} \times 100$$

$$= 20 [\%]$$

バイオアベイラビリティ（BA）は本文203頁式(82)より，

$$BA = \frac{AUC_{po}/D_{po}}{AUC_{iv}/D_{iv}} \times 100 \quad (82)$$

$$= \frac{\frac{4 [\text{mg·hr/L}]}{200 [\text{mg}]}}{\frac{5 [\text{mg·hr/L}]}{100 [\text{mg}]}} \times 100 = 40 [\%]$$

消化管透過率（％）は203頁右側の式を用いて求める．

BA（％）＝ 消化管透過率（％）×（1－E）

40 ＝ 消化管透過率（％）×（1－0.2）

∴ 消化管透過率（％）＝ 50 [％]

例題 11 同一薬物を異なる剤形で投与したところ，下記の表の測定値が得られた．この薬物に関する記述のうち，正しいものの組合せはどれか．ただし，この薬物は肝臓でのみ代謝され，代謝物は消化管から吸収されない．また，未変化体と代謝物はいずれも腎臓から排泄される．

剤 形	注射剤	錠剤 A	錠剤 B
投与経路	静脈注射	経口投与	経口投与
投与量 (mg)	100	250	250
血中濃度時間曲線下面積(min·μg/mL)	200	400	300
尿中未変化体総排泄量 (mg)	40	80	60
尿中代謝物総排泄量（未変化体換算）(mg)	60	170	128

a 錠剤 A の絶対的バイオアベイラビリティは，80％である．

総合演習

b 錠剤Aに対する錠剤Bの相対的バイオアベイラビリティは，75％である．
c この薬物の腎クリアランスは，40 mL/minである．
d 錠剤Aを経口投与後の消化管壁の透過率は，80％である．

1 (a, b)　2 (a, c)　3 (a, d)
4 (b, c)　5 (b, d)　6 (c, d)

薬剤師国試（90回）

[解答] 1

[解説] a（○）本文206頁式（83）に代入し，求める．

$$BA(\%) = \frac{AUC_{po} \times D_{iv}}{AUC_{iv} \times D_{po}} \times 100$$

$$= \frac{400 (\mu g/mL) \cdot min \times 100 (mg)}{200 (\mu g/mL) \cdot min \times 250 (mg)} \times 100$$

$$= 80 (\%)$$

b（○）本文207頁式（8）に代入して求める．

$$\frac{AUC_{po} \times (B)}{AUC_{po} \times (A)} \times 100 = \frac{300 (\mu g/mL) \cdot min}{400 (\mu g/mL) \cdot min} \times 100$$

$$= 75 (\%)$$

c（×）本文173頁式（52）に代入して求める．

$$CL_r = \frac{X_U}{AUC} \tag{52}$$

$$= \frac{40000 (\mu g)}{200 (\mu g/mL) \cdot min} = 200 (mL/min)$$

d（×）この場合，錠剤は肝のみで代謝し，消化管における代謝はないものとする．錠剤Aは尿中排泄量80〔mg〕，代謝物総排泄量170〔mg〕なので両者の合計は250 mgとなり，投与量と同じで，消化管壁透過率（吸収率）は100〔％〕となる．注射剤の比40/60から錠剤Aでは80/120となり，50〔mg〕は初回通過効果で失ったことになる．錠剤Bでは250〔mg〕投与したが消化管壁透過率は（60＋128）から75〔％〕となる．また60〔mg〕未変化体（40％）から代謝物総排泄量は90〔mg〕（60％）となり，38〔mg〕が初回通過効果で失ったことになる．

例題12 ある薬物を同一被験者に急速静脈内投与，あるいは経口投与した後の血中濃度及び尿中排泄量を測定し，それぞれ表に示す結果を得た．ただし，この薬物は肝における代謝及び腎排泄のみで消失し，体内動態は線形を示すものとする．200 mgを経口投与したとき，肝初回通過効果により失われた薬物量（mg）に最も近い値はどれか．ただし，代謝物の総尿中排泄量に未変化体の量は含まれない．

	急速静脈内投与	経口投与
投与量 (mg)	50	200
未変化体の 血中濃度時間曲線下面積 (mg·hr/L)	0.5	0.3
代謝物の総尿中排泄量 （未変化体換算量） (mg)	40	144

1 16　　**2** 56　　**3** 114　　**4** 120　　**5** 160

薬剤師国試（92回）

[解答] 4

[解説] 本文203頁式(82)により，まず絶対的バイオアベイラビリティ（％）を求める．

$$BA = \frac{\frac{AUC_{po}}{D_{po}}}{\frac{AUC_{iv}}{D_{iv}}} = \frac{\frac{0.3}{200}}{\frac{0.5}{50}} \times 100 = 15 \,[\%]$$

この結果，この薬物200 mgを経口投与後，消化管から吸収され循環血中に入った薬物量は，

200 [mg] × 0.15 = 30 [mg]

となる．

そのうち代謝された薬物量 x mg は，

$AUC_{iv} : AUC_{po} = 40$ [mg] : x

0.5 : 0.3 = 40 : x

$x = 24$ [mg]

ここで，経口投与後に尿中に排泄された代謝物量は144 [mg] なので，肝初回通過効果で失った薬物量は 144 − 24 = 120 [mg] となる．

なお，未変化体の排泄量は，

24 [mg] × $\frac{1}{4}$ = 6 [mg]

である．したがって，(144 + 6) [mg] の薬物が消化管を通過したことになり，透過率は，

$$\frac{150}{200} \times 100 = 75 \,[\%]$$

となる．すなわち，200 [mg] 経口投与された薬物は門脈へ150 [mg] 入り，肝初回通過効果で120 [mg] 失い，30 [mg] が全身循環系に入る．

索引

ア行

アイリングプロット　29
アレニウス式　211
アレニウスの定義　54
アレニウスプロット　19
安定度定数　119
Arrhenius の式　19, 215
Arrhenius プロット　210
RPF　174

イオン強度　86
一次反応　6
　半減期　9
一次反応速度定数　6, 201
一般酸塩基触媒反応　138
イーディー・ホフスティープロット　43
Eadie–Hofstee の式　43
Eadie–Hofstee プロット　43

塩
　加水分解　77
塩基解離指数　65, 230

塩基触媒定数　146
AUC　161
オストワルドの希釈律　60

カ行

会合定数　119, 126
壊変速度　13
壊変定数　13
解離度　60, 63
化学平衡　118
化学平衡の法則　119
可逆反応　26
加水分解定数　77
加水分解度　77
片対数プロット　155
活性化エネルギー　22
活性化エンタルピー　28
活性化エントロピー　28
活性化自由エネルギー　28
活性化状態　209
活性複合体　22
活量係数　89
肝クリアランス　195
肝血流量　167
緩衝液　80, 223
緩衝価　84
緩衝作用　80, 223

緩衝能　84
緩衝溶液　80
肝抽出率　167
擬一次反応　14
基質定数　39
吸収速度　200, 236
吸収速度定数　201
競合阻害　45, 135
競合阻害剤　217
共通イオン効果　81
共鳴安定化　99
共鳴効果　99
共役塩基　55
共役酸　55, 227
　酸解離定数　65
Gibbs の自由エネルギー　28

クリアランス　160
クレアチニン　241

結合形薬物濃度　127
結合定数　126
血中濃度-時間曲線下面積　161
血中薬物濃度　154
血流速度　166

酵素触媒反応　218

酵素阻害剤複合体　45
酵素反応　30
固有クリアランス　167
コンパートメント　150
1-コンパートメントモデル　150

サ行

最大速度　32
酸塩基触媒反応　141
酸解離指数　59, 230
酸解離定数　59, 92, 225
糸球体ろ過速度　174
質量作用の法則　119
弱塩基
　溶解度　75
弱酸
　溶解度　70
しゃへい効果　99
受動拡散　123
受動輸送　114, 124
消失速度定数　151
触媒　23, 209
触媒定数　34
触媒部位活性　34
腎クリアランス　113, 173

腎血漿流量　174
腎排泄速度定数　151
GER　111
GFR　174

水素イオン指数　58, 222
水素イオン濃度　61
スクリーン効果　99
Scatchard's plot　134

生物学的半減期　156
生物学的利用率　208
絶対的バイオアベイラビリティ　203
遷移状態　22
遷移状態理論　27
全身クリアランス　160

臓器クリアランス　166
相対的バイオアベイラビリティ　207
総溶解度　70
阻害剤　45
阻害定数　45
速度パラメーター　34

タ行

代謝速度定数　151

代謝反応の速度定数 157
胆汁排泄速度定数 151
単純拡散 114
たん白結合率 124, 127

定常状態 31, 184
　血中薬物濃度 186
デバイ・ヒュッケルの極限法則 89
点滴静注 184
電離定数 59
電離度 56, 222, 225
電離平衡 224

等電点 225
特異性定数 36
特殊酸塩基触媒反応 138

ナ 行

二次反応 15, 217
　速度定数 18
　半減期 16
二重逆数プロット 132
尿中排泄速度 179, 193
尿中排泄速度定数 152, 173, 181
尿中薬物濃度 173

能動輸送 124

ハ 行

バイオアベイラビリティ 202
半減期 3, 9, 13, 210, 213
反応エンタルピー 23
反応次数 1
反応速度 1
反応速度定数 1, 209

比活性 32
非競合阻害 50, 135
非競合阻害剤 51, 217
非共有電子対 99
非局在化 101
非結合形薬物濃度 128
頻度因子 19
pH 58
pH-速度プロファイル 139
pH-分配仮説 110, 235

不競合阻害 49
複合体 119
複合体安定度定数 121
複合反応 24
ブレンステッド・ローリーの定義 54
分子内水素結合 102
分配係数 90
分配の法則 90
分布 123

分布容積 130, 153
平均活量 89
平均活量係数 89
平衡定数 26, 118
平衡透析 126
併発反応 25
Hanes-Woolf の式 44
Henderson-Hasselbalch の式 62, 66, 76, 114

崩壊定数 13
ボルツマン定数 27
Boltzmann 定数 27

マ 行

ミカエリス定数 31
水のイオン積 222
Michaelis 定数 31, 218
Michaelis-Menten の式 32, 33, 218

メソメリー効果 99

モル活性 34

ヤ 行

薬物速度論 150
薬物の注入速度 184

誘起効果 98
油水分配係数 93

溶解度 70

ラ 行

乱雑さ 209
ラインウィーバー・バークプロット 41
Langmuir-type の式 126
Lineweaver-Burk の式 40
Lineweaver-Burk プロット 41

律速段階 30

ルシャトリエの原理 81

零次反応 2, 210
　半減期 10
零次反応速度定数 2

―― 著者略歴 ――

坂本正徳（さかもと まさのり）
- 1937年　神奈川県生
- 1962年　明治薬科大学製薬学科卒業
- 1964年　大阪大学大学院薬学研究科修士課程修了
- 1967年　明治薬科大学講師
- 1972年　明治薬科大学助教授　薬学博士（大阪大学）
- 1976～77年　米国ジョージア工科大学留学（博士研究員）
- 1980年　明治薬科大学教授
- 2000年　明治薬科大学学長
- 2004年　九州保健福祉大学薬学部教授

主な著書
- 医薬品化学（共著，廣川書店）
- 創薬をめざす医薬品化学（共著，廣川書店）
- 生体成分の化学（共著，南江堂）
- 薬品製造学（共著，南江堂）
- 薬学生のための立体化学（共著，学文社）
- ポイント薬学計算第2版（著，廣川書店）
- ポイント化学計算第3版（著，廣川書店）
- ポイント基礎薬学計算（著，廣川書店）
- 大学院をめざす 現代有機化学（著，廣川書店）

ポイント NEW 薬学計算

―― 考え方から解き方まで ――

［第2版］

定価（本体 3,500 円＋税）

著　者　坂　本　正　徳　　平成11年9月5日　初版発行 ©
発行者　廣　川　節　男　　平成20年2月25日　第2版1刷発行
　　　　東京都文京区本郷3丁目27番14号

印　刷　モリモト印刷株式会社
製　本

発 行 所　株式会社　廣 川 書 店

〒113-0033　東京都文京区本郷3丁目27番14号
〔編集〕電話 03(3815)3656　FAX 03(5684)7030
〔販売〕　　 03(3815)3652　FAX 03(3815)3650

Hirokawa Publishing Co.

27-14, Hongō-3, Bunkyo-ku, Tokyo

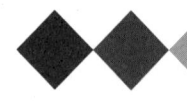

薬学生のための参考書

ポイント **化学計算**〔第3版〕―考え方から解き方まで―

坂本正徳 著　横Ａ５判　290頁　2,800円

ポイント **薬学計算**〔第2版〕―考え方から解き方まで―

坂本正徳 著　横Ａ５判　270頁　2,600円

ポイント **基礎薬学計算**―考え方から解き方まで―

坂本正徳 著　横Ａ５判　230頁　3,200円

廣川書店
Hirokawa Publishing Company

◆消費税が加算されます。

113-0033　東京都文京区本郷3丁目27番14号
電話03(3815)3652　FAX03(3815)3650